现代营养与健康

Modern Nutrition and Health

胡敏
陈芳 | 主编

U0258807

化学工业出版社

·北京·

内 容 简 介

　　本书从预防医学观点出发，围绕营养与人体健康这一主线，介绍了营养素与健康、食物中的天然活性物质与健康、营养组学、特定人群营养、公共营养、营养流行病学与疾病、食品安全等内容。 本书内容丰富、资料翔实，融入了营养学研究领域的新知识、新技术、新成果，可作为高等院校相关专业研究生或本科生的教材，也可作为营养学、食品科学与工程等相关专业科研人员的参考书。

图书在版编目（CIP）数据

现代营养与健康 / 胡敏，陈芳主编. — 北京：化
学工业出版社，2024.1
ISBN 978-7-122-44399-1

Ⅰ．①现… Ⅱ．①胡… ②陈… Ⅲ．①营养卫生-关
系-健康 Ⅳ．①R151.4

中国国家版本馆 CIP 数据核字（2023）第 213078 号

责任编辑：邱飞婵　　　　　　　　　　　文字编辑：李　平
责任校对：刘曦阳　　　　　　　　　　　装帧设计：史利平

出版发行：化学工业出版社（北京市东城区青年湖南街 13 号　邮政编码 100011）
印　　刷：北京云浩印刷有限责任公司
装　　订：三河市振勇印装有限公司
787mm×1092mm　1/16　印张 16　字数 389 千字　2024 年 4 月北京第 1 版第 1 次印刷

购书咨询：010-64518888　　　　　　　　售后服务：010-64518899
网　　址：http://www.cip.com.cn

凡购买本书，如有缺损质量问题，本社销售中心负责调换。

定　　价：49.00 元

编写人员名单

主　编　　胡　敏　　陈　芳

副主编　　李梦军　　潘　瑶

编　者　　胡　敏　　陈　芳　　李梦军　　潘　瑶

　　　　　罗　婷　　刘梦娇　　张博晖　　夏成成

　　　　　姚　昭　　钟春蓉　　刘海江　　刘诗浩

　　　　　冯　花　　张中伟

◀ 前 言 ▶

　　《现代营养与健康》从预防医学观点出发，围绕营养与人体健康这一主线，把营养学的基本理论与研究方法有机地结合起来，阐述了营养素与健康、食物中的天然活性物质与健康、营养组学、特定人群营养、公共营养、营养流行病学与疾病、食品安全等内容。为拓展研究生的科研素养，拓宽研究生的科研思路，本书着重阐述慢性疾病（诸如心脑血管疾病、糖尿病、骨质疏松症、癌症等）的流行病学特点、营养与疾病的关系等，并且综合性介绍营养学研究领域的新知识、新技术、新成果，特别在营养组学这一章中融入了营养学与其他学科相互交叉、渗透的有关研究成果。

　　本书编写以培养研究生综合素养为主线，突出研究生教学的需求和特点，力求做到简明扼要、由浅入深、循序渐进、实用有效；对重要概念及方法进行了全面细致的科学阐述，并提供了大量翔实的数据，有助于学生拓宽知识视野。

　　本书紧紧围绕国家研究生教育培养目标，根据研究生营养学教学的基本要求和课程特点编写而成，可作为高等院校相关专业研究生教材。限于编者水平，书中疏漏及不足之处在所难免，敬请广大读者提出宝贵意见，以便今后修订和完善。

　　衷心感谢为本书编写和出版提供支持与帮助的有关单位和个人。

　　本书为"南昌大学研究生教材出版资助项目"。

编者

2023 年 12 月

目 录

第一章 绪论

第一节 营养学概述 …………………… 1
一、营养及营养素的定义 …… 2
二、营养素的分类 ………… 2
三、膳食营养素参考摄入量 … 2
四、营养学的研究层次 …… 3

第二节 食物与人体生理活动 ………… 4
一、食物与新陈代谢 ……… 4
二、食物与机体内环境 …… 4
三、食物与大脑兴奋性 …… 5

第二章 营养素与健康

第一节 蛋白质 ………………… 7
一、概述 ………………… 7
二、氨基酸 ……………… 7
三、消化、吸收和代谢 …… 8
四、生理功能 …………… 9
五、食物蛋白质营养学评价 … 9
六、供给量及食物来源 …… 11

第二节 脂类 …………………… 11
一、概述 ………………… 11
二、分类和特点 ………… 11
三、消化、吸收和代谢 …… 12
四、生理功能 …………… 13
五、供给量及食物来源 …… 14

第三节 碳水化合物 …………… 15
一、概述 ………………… 15

二、分类和特点 ………… 15
三、消化、吸收和代谢 …… 17
四、生理功能 …………… 17
五、供给量及食物来源 …… 17

第四节 能量 …………………… 18
一、概述 ………………… 18
二、人体的能量消耗 ……… 18
三、人体一日能量需要量的确定 … 20
四、膳食能量供给 ………… 21

第五节 矿物质 ………………… 21
一、概述 ………………… 21
二、钙 …………………… 22
三、磷 …………………… 23
四、镁 …………………… 24
五、钾 …………………… 24

六、钠 ………………………… 25

七、铁 ………………………… 26

八、锌 ………………………… 27

九、碘 ………………………… 28

十、硒 ………………………… 29

十一、铬 ……………………… 30

十二、钼 ……………………… 31

十三、氟 ……………………… 31

十四、钴 ……………………… 32

第六节 维生素 …………………… 33

一、概述 ……………………… 33

二、维生素 A ………………… 33

三、维生素 D ………………… 35

四、维生素 E ………………… 36

五、维生素 C ………………… 37

六、维生素 B_1 ……………… 38

七、维生素 B_2 ……………… 38

八、烟酸 ……………………… 39

九、维生素 B_6 ……………… 40

十、叶酸 ……………………… 40

十一、维生素 B_{12} ………… 41

十二、生物素 ………………… 42

第三章　食物中的天然活性物质与健康

第一节 膳食纤维 …………………… 44

一、结构和理化性质 ………… 44

二、消化、吸收和利用 ……… 45

三、生物学作用 ……………… 46

四、摄入量 …………………… 47

五、食物来源 ………………… 47

第二节 萜类化合物 ………………… 48

一、番茄红素 ………………… 48

二、叶黄素 …………………… 50

三、植物固醇 ………………… 52

第三节 酚类化合物 ………………… 54

一、大豆异黄酮 ……………… 54

二、儿茶素 …………………… 56

三、槲皮素 …………………… 58

四、花色苷 …………………… 60

五、原花青素 ………………… 62

六、姜黄素 …………………… 63

七、白藜芦醇 ………………… 65

第四节 其他膳食活性成分 ………… 66

一、低聚果糖 ………………… 66

二、γ-氨基丁酸 ……………… 68

第四章　营养组学

第一节 概论 ………………………… 70

第二节 营养基因组学 ……………… 71

一、基因组与基因组学的概念 ……… 71

二、基因组学技术 …………… 71

三、基因组学在营养学中的应用 ……… 76

四、营养基因组学展望 ……… 78

第三节 营养转录组学 ……………… 78

一、转录组和转录组学的概念 ……… 79

二、转录组学的研究技术 ············ 79

三、转录组学的研究策略 ············ 80

四、转录组学在营养学中的应用 81

五、营养转录组学展望 ············ 81

第四节　营养蛋白质组学 ············ 81

一、蛋白质组及蛋白质组学的概念 ····· 82

二、蛋白质组学的研究技术 ········· 82

三、蛋白质组学的研究策略 ········· 85

四、蛋白质组学在营养学中的应用 ····· 85

五、营养蛋白质组学展望 ············ 87

第五节　营养脂质组学 ············ 87

一、脂质组与脂质组学的概念 ········ 88

二、脂质组学的研究方法 ············ 88

三、脂质组学的研究策略 ············ 92

四、脂质组学在营养学中的应用 ····· 92

五、营养脂质组学展望 ············ 93

第六节　营养代谢组学 ············ 93

一、代谢组学的基本概念 ············ 94

二、代谢组学的研究方法 ············ 94

三、代谢组学的研究策略 ············ 96

四、代谢组学在营养学中的应用 ····· 96

五、营养代谢组学展望 ············ 98

第七节　肠道微生物组学 ············ 99

一、肠道微生物及其功能 ············ 99

二、肠道微生物的形成发展及影响

　　因素 ············ 101

三、肠道微生物组学研究技术 ········ 103

四、肠道微生物组学在营养学中的

　　应用 ············ 105

五、肠道微生物组学展望 ············ 106

第五章　特定人群营养

第一节　婴幼儿营养 ············ 107

一、婴儿营养 ············ 107

二、幼儿营养 ············ 112

第二节　学龄前儿童营养 ············ 115

一、学龄前儿童的生理特点 ········· 115

二、学龄前儿童的营养需要 ········· 116

三、学龄前儿童的合理膳食原则 ····· 118

第三节　学龄儿童营养 ············ 118

一、学龄儿童的生理特点 ············ 118

二、学龄儿童的营养需要 ············ 118

三、学龄儿童的合理膳食原则 ········ 120

第四节　青少年营养 ············ 120

一、青少年的生理特点 ············ 121

二、青少年的营养需要 ············ 121

三、青少年的合理膳食原则 ············ 121

第五节　孕妇营养 ············ 122

一、孕期母体的生理变化 ············ 122

二、孕期的营养需要 ············ 123

三、孕期营养不良的影响 ············ 125

四、孕妇的合理膳食原则 ············ 127

第六节　哺乳期女性营养 ············ 128

一、乳母的生理特点 ············ 129

二、哺乳期的营养需要 ············ 129

三、哺乳期女性的合理膳食原则 ······ 131

第七节　老年人营养 ············ 132

一、老年人的生理代谢特点 ········· 132

二、老年人的营养需要 ············ 133

三、老年人的合理膳食原则 ············ 134

第六章　公共营养

第一节　合理营养 …………………… 136

第二节　膳食结构 …………………… 137

　一、世界不同地区的膳食结构………… 137

　二、我国的膳食结构………………… 138

第三节　中国居民膳食指南与膳食

　　　　宝塔 ……………………… 138

一、中国居民膳食指南……………… 138

二、中国居民平衡膳食宝塔………… 139

第四节　营养调查 …………………… 142

　一、营养调查的目的、内容、步骤…… 142

　二、营养调查方法………………… 143

　三、营养调查结果的分析评价……… 152

第七章　营养流行病学与疾病

第一节　概述 ………………………… 154

　一、营养流行病学的定义…………… 154

　二、营养流行病学的发展简史……… 154

　三、营养流行病学的应用…………… 155

　四、营养流行病学常用方法………… 156

第二节　营养与出生缺陷 …………… 159

　一、出生缺陷的概述………………… 159

　二、出生缺陷的流行状况…………… 160

　三、出生缺陷的影响因素…………… 161

　四、母亲营养与出生缺陷…………… 162

　五、出生缺陷的防控措施…………… 165

第三节　营养与肥胖 ………………… 166

　一、肥胖的概述……………………… 166

　二、肥胖的流行状况………………… 169

　三、肥胖的影响因素………………… 169

　四、营养因素与肥胖………………… 170

　五、肥胖的防控措施………………… 172

第四节　营养与心脑血管疾病 ……… 173

　一、营养与高血压…………………… 173

　二、营养与血脂异常………………… 176

　三、营养与冠心病…………………… 178

四、营养与脑卒中…………………… 180

第五节　营养与糖尿病 ……………… 182

　一、糖尿病的定义与分型…………… 182

　二、糖尿病的流行状况……………… 183

　三、糖尿病的影响因素……………… 183

　四、营养因素与糖尿病……………… 183

　五、糖尿病的防控措施……………… 186

第六节　营养与骨质疏松症 ………… 187

　一、骨质疏松症的定义与分类……… 187

　二、骨质疏松症的临床表现………… 188

　三、骨质疏松症的流行状况………… 188

　四、骨质疏松症的影响因素………… 189

　五、膳食营养成分与骨质疏松症…… 190

　六、骨质疏松症的预防干预措施…… 191

　七、骨质疏松症的治疗……………… 192

第七节　营养与痛风 ………………… 192

　一、痛风的定义与分类……………… 192

　二、痛风的临床表现………………… 193

　三、痛风的流行状况………………… 194

　四、痛风的影响因素………………… 194

　五、膳食营养成分与痛风…………… 196

六、痛风的预防干预措施 …………… 197

七、痛风的营养支持治疗 …………… 198

第八节 营养与脂肪性肝病 200

一、脂肪性肝病的概述 ………………… 200

二、脂肪性肝病的流行状况 ………… 200

三、脂肪性肝病的影响因素 ………… 201

四、膳食营养成分与脂肪性肝病 …… 202

五、脂肪性肝病的预防干预措施 …… 203

六、脂肪性肝病的营养支持治疗 …… 205

第九节 营养与癌症 …………………… 206

一、癌症的定义与分类 ……………… 206

二、癌症的流行状况 ………………… 207

三、癌症的影响因素 ………………… 208

四、膳食营养成分与癌症 …………… 209

五、癌症的预防干预措施 …………… 211

六、癌症患者的营养支持治疗 ……… 212

第八章 食品安全

第一节 概述 ………………………… 215

一、食品安全的基本概念 …………… 215

二、食品安全含义的六个层次 ……… 215

三、食品质量安全标志 ……………… 216

四、食品安全的主要内容 …………… 217

第二节 常见食品污染及其预防 218

一、微生物污染及其预防 …………… 218

二、化学性污染及其预防 …………… 225

第三节 食物中毒及其预防 ………… 230

一、食物中毒的概述 ………………… 230

二、细菌性食物中毒 ………………… 230

三、真菌及其毒素食物中毒 ………… 234

四、动植物性食物中毒 ……………… 235

五、化学性食物中毒 ………………… 236

附录

附录 A 中国居民膳食指南（2022）平衡膳食准则八条 ………………………… 238

推荐阅读文献

第一章 绪 论

在长期探索饮食与健康的关系过程中，人类形成了大量关于膳食、营养与健康的科学理论。早在三千多年前，我国古代西周时期的"食医"就是"四医"（食医、疾医、疡医、兽医）之首，是指专门从事饮食营养的医官。两千多年前《黄帝内经》就记载了"五谷为养，五果为助，五畜为益，五菜为充"的饮食理念。一千多年前，唐代孙思邈提出了"食疗"的概念和药食同源的观点，并强调了太过与不足的危害。此后的几百年间，陆续出现了一系列食疗专著如《食疗本草》《太平圣惠方》《饮膳正要》等，食疗学及其应用有了长足的发展。西方医学奠基人希波克拉底早在公元前四百多年就认识到了饮食营养与健康的关系，提出的"食物即药"的观点，与我国古代"药食同源"的理念不谋而合。现在人们知道，饮食与生存、健康和长寿的关系密切。人类在生长发育、维持生命和健康的过程中，必须不断地摄取一定量的食物，食物中的成分在机体内经消化吸收并通过一系列新陈代谢，供给人体必需的各类营养素。人体与食物是相互作用的，对于食物，不同的食物所含营养素的种类与数量不同，因此，膳食中食物组成是否合理，即提供营养素的数量与质量是否适宜，其比例是否合适，对于维持机体的生理功能、生长发育、保持健康、预防疾病和生命健康繁衍至关重要；而对于人体，不同生命状态下的人体对不同营养素的需要程度也是不同的。因此，人类对饮食的依赖是一把双刃剑，健康的膳食过程有利于机体的健康长寿，不合理的膳食方式和有害的饮食因素则给人们带来了健康隐患。

第一节 营养学概述

食物是人类赖以生存的物质基础。食物是指能够满足机体正常生理和生化需求，并能延续生命的物质。食物的来源可以是植物、动物或者其他生物（如真菌），抑或是发酵产品（如酒精）。通常，人们将食物原料称为食物，而将经过加工后制成的成品称为食品，但也可将其统称为食物或食品。《中国居民膳食指南（2022）》中将食物分为五大类。第一类为谷薯类，谷薯类是膳食能量的主要来源，也是多种微量营养素和膳食纤维的良好来源。第二类为蔬菜水果类，主要提供膳食纤维、矿物质、维生素及有益健康的植物化学物质。第三类为鱼、禽、肉、蛋等动物性食物，主要提供蛋白质、脂肪、矿物质、维生素 A、维生素 D 和 B 族维生素。第四类为奶类、大豆和坚果，奶类包括鲜奶、酸奶、奶酪等；大豆包括黄豆、青豆和黑豆，其常见的制品如豆腐、豆浆、豆干及腐竹等；坚果类如花生、核桃、杏仁等。该类食物主要提供蛋白质、脂肪、膳食纤维、矿物质、B族维生素和维生素 E。第五类为烹调油和盐，烹调油包括各种动植物油，主要提供能量。

不同种类的食物，其营养价值不同，而且食物的产地、品种、烹调方式等因素也均会影响食物的营养价值。为了满足人体对所有营养素的需要，膳食搭配应做到食物多样，荤素搭配，平衡膳食。

一、营养及营养素的定义

营养（nutrition）的定义是"机体通过摄取食物，经过体内消化、吸收和代谢，利用食物中对身体有益的物质作为构建机体组织器官、满足生理功能和体力活动需要的过程"。人体通过合理营养（rational nutrition）能使机体处于良好的健康状态，与合理营养相对的概念是营养不良（malnutrition）。营养不良既包括营养缺乏也包括营养过剩。

营养素（nutrient）是指人类在生命活动过程中需要不断地从外界环境中摄取食物，从中获得生命活动所需的营养物质。

二、营养素的分类

营养素是人体正常生长发育、健康成长的物质基础。膳食中营养素的摄入水平，会影响机体的生长发育以及机体的结构成分。人体所需的营养素根据其化学性质及生理作用，分为碳水化合物（carbohydrate）、脂类（lipids）、蛋白质（protein）、矿物质（mineral）、维生素（vitamin）五大类。根据人体的需要量或体内含量多少，可将营养素分为宏量营养素（macronutrients）和微量营养素（micronutrients）。

1. 宏量营养素

人体对宏量营养素需要量较大，包括碳水化合物、脂类和蛋白质，这三种营养素经体内氧化可以释放能量，又称为产能营养素（calorigenic nutrients）。碳水化合物是机体的重要能量来源，成年人所需能量的 50%～65% 应由食物中的碳水化合物提供。脂肪作为能源物质在体内氧化时释放的能量较多，可在机体大量储存。一般情况下，人体主要利用碳水化合物和脂类氧化供能，在机体所需能源物质供能不足时，可将蛋白质氧化分解获得能量。

2. 微量营养素

相对宏量营养素来说，人体对微量营养素需要量较少，包括矿物质和维生素。根据在体内的含量不同，矿物质又可分为常量元素和微量元素。维生素又可分为脂溶性维生素和水溶性维生素。

三、膳食营养素参考摄入量

膳食营养素参考摄入量（dietary reference intakes，DRIs）是指为了保证人体合理摄入各种营养素，避免缺乏和过量，在推荐膳食营养素供给量（recommended dietary allowance，RDA）的基础上发展起来的每日平均膳食营养素摄入量的一组参考值。制定 RDA 的目的是预防营养缺乏病，2000 年制定的 DRIs 把 RDA 的单一概念发展为包括平均需要量（estimated average requirement，EAR）、推荐摄入量（recommended nutrient intake，RNI）、适宜摄入量（adequate intake，AI）、可耐受最高摄入量（tolerable upper intake level，UL）在内的一组概念，其目的是预防营养缺乏病和防止营养素摄入过量对健康的危害。中国营养学会修订的 2013 版 DRIs 增加了与慢性非传染性疾病有关的三个参考摄入量：宏量营养素可接受范围（acceptable macronutrient distribution ranges，AMDR）、预防非传染性慢性病的建议摄入量［proposed intakes for preventing non-communicable chronic diseases（PI-NCD），简称建议摄入量（PI）］和特定建议值（specific proposed levels，SPL）。

1. 平均需要量

平均需要量（EAR）是指某一特定性别、年龄及生理状况群体中的所有个体对某种营养素需要量的平均值。即某一特定人群按照 EAR 水平摄入，可以满足这一群体中 50％个体需要量水平。

2. 推荐摄入量

推荐摄入量（RNI）是指可以满足某一特定性别、年龄及生理状况群体中绝大多数个体（97％～98％）需要量的某种营养素的摄入水平。长期按 RNI 水平摄入，可以满足绝大多数个体对某种营养素的需要，维持组织中有适当的营养素储备和机体健康。RNI 相当于传统意义上的 RDA。RNI 的主要用途是作为个体每日摄入该营养素的目标值。

3. 适宜摄入量

适宜摄入量（AI）是通过观察或实验获得的健康人群某种营养素的摄入量。当某种营养素的个体需要量研究资料不足而不能计算出 EAR，从而无法推算 RNI 时，可通过设定 AI 来代替 RNI。例如纯母乳喂养的足月产健康婴儿，从出生到 6 个月，他们的营养素全部来自母乳，故母乳中的营养素含量就是婴儿所需各种营养素的 AI。AI 和 RNI 的相似之处是两者都可作为目标人群中个体每日摄入某种营养素的目标值。

4. 可耐受最高摄入量

可耐受最高摄入量（UL）是某种营养素或食物成分的每日摄入量的安全上限，是一个健康人群中几乎所有个体都不会产生毒副作用的最高摄入量。UL 的主要用途是避免个体对某种营养素摄入过高而造成危害。

5. 宏量营养素可接受范围

宏量营养素可接受范围（AMDR）是指脂肪、蛋白质和碳水化合物理想的摄入量范围，该范围可以提供这些必需营养素的需要，并且有利于降低慢性病的发生危险，常用占能量摄入量的百分比表示。其显著的特点之一是具有上限和下限。

6. 预防非传染性慢性病的建议摄入量

膳食营养素摄入量过高或过低导致的慢性疾病一般涉及肥胖、糖尿病、高血压、血脂异常、脑卒中、心肌梗死以及某些癌症。预防非传染性慢性疾病的建议摄入量（PI-NCD 或 PI）是以非传染性慢性病的预防为目标，而提出的必需营养素的每日摄入量。

7. 特定建议值

特定建议值（SPL）是指某些疾病易感人群膳食中某些生物活性成分的摄入量达到或接近这个建议水平时，有利于维护人体健康。专用于营养素以外的其他食物成分而建议的有利于人体健康的每日摄入量。

四、营养学的研究层次

营养学的研究层次共有五层。

一是食物层次，即对各种食物进行类别划分。将食物分为谷类、薯类、水果类、蔬菜类、鱼类、禽类、畜肉类、蛋类、奶类、大豆类、坚果类和水等。

二是营养元素层次，即把营养成分分为宏量营养素和微量营养素，分别研究各种营养素的特性和功用。

三是化学结构层次，即研究各种营养元素的结构组成，在人体中的转化过程，进入更微小的领域。

四是分子原子研究层次，即对组成元素的分子/原子的结构进行探讨。

五是基因结构层次，即通过对物质最细结构领域与人体基因领域进行观察，了解物质之间的作用和原理。

近年来营养流行病学和营养组学的迅速发展，给营养学的实践、研究及技术进步带来新的机遇和挑战，现代营养学的理念获得不断更新、完善，驱动着营养学朝着更规范、更精准的方向发展，更好地服务于人类健康事业。

第二节　食物与人体生理活动

一般来说，食物的作用有两个：一是为机体提供能量和营养素，满足人体需要，即食物的营养作用；二是满足人们的感官要求，即满足人们不同的嗜好，如对食物色、香、味等的需要。此外，某些食物还可以具有第三种作用，即调节身体的生理作用。具有特定调节和改善人体生理活动的食品通常称为功能性食品（functional food），亦称为保健食品。

食物除为我们的身体提供各种生命活动所需的能量外，还与所有生命活动能否正常进行有关。如果食物摄入不合理，就会引起生命活动出现异常，甚至导致疾病和死亡的发生。

一、食物与新陈代谢

新陈代谢是人体与周围环境之间不断进行物质和能量交换的过程，新陈代谢包括物质代谢和能量代谢两个方面，与人的生长、发育、生殖等一系列的生理活动紧密相连。新陈代谢的物质代谢主要包括合成代谢和分解代谢两个方面。合成代谢是人体从外界环境中摄取营养物质，通过消化、吸收及一系列的化学变化，转化为自身物质的过程；反之，分解代谢是人体把自身的物质进行分解，转化为代谢废物排出体外的过程。伴随着物质新陈代谢过程的能量释放、转移和利用的过程则称为能量代谢，一般合成代谢是耗能的过程，能量通常由腺苷三磷酸（ATP）直接提供；分解代谢是产能的过程，蕴藏在糖、脂肪、蛋白质等分子内的化学能量，在其分解代谢过程中可释放出来，供机体利用。

处于不同生命阶段的人体，其新陈代谢各有不同。处在生长发育阶段的婴幼儿、青少年，机体需要更多的营养物质，新陈代谢旺盛，合成代谢占主导地位；孕妇、乳母处于特殊生理时期，需要额外的营养物质以满足胎儿及婴儿的需要，所以也是合成代谢占主导地位；中老年人身体功能日趋衰退，新陈代谢逐渐减慢，分解代谢开始占主导地位。因此，在不同生命阶段，应根据机体新陈代谢的实际情况加以调控。婴幼儿、青少年时期应多摄入优质蛋白质和充足的能量，而进入中老年时期后则应注意控制食物总量，避免因新陈代谢放缓和能量需要减少而形成的肥胖。

二、食物与机体内环境

人体的一切生命活动都是在一定环境条件中进行的。人体所处的环境分为外环境和内环境。人体生存所处的自然界叫作外环境，体内的绝大多数细胞并不与外环境直接接触。人体内的细胞外液构成了体内细胞生活的液体环境，这个液体环境叫作内环境。机体细胞主要浸浴和生存在细胞外液之中。细胞外液主要由血浆、组织液和淋巴组成。血浆是血细胞的内环境，也是沟通各部分组织液及外环境进行物质交换的场所。组织液是其他大部分细胞的内环境。细胞代谢所需氧气的摄取和二氧化碳的排出，营养物质的摄取和代谢产物的排出，都必须通过细胞外液进行。

由于新陈代谢的进行，体液中的各种化学成分和理化特性经常在一定范围内变化，处于动态平衡状态中。因此，内环境的相对稳定是细胞进行正常生命活动的必要条件。人体内环境稳定的调节涉及机体的多个器官、系统，总体表现为内环境的理化性质只在很小的范围发生变动，如平均体温维持在 $36 \sim 37 ℃$ 之间，血浆 pH 维持在 $7.35 \sim 7.45$ 之间，血糖浓度在 $3.9 \sim 6.1 mmol/L$ 范围内等，如果这种稳定性被破坏，机体将出现各种病症。所以临床上经常进行血液的化验，以其作为辅助诊断。

根据摄入食物不同，人体的血浆 pH 在 $7.35 \sim 7.45$ 之间波动。食品根据代谢产物的酸碱性，可以分为成碱性食品和成酸性食品。由于人体是一个弱碱性环境，为了更好地维持机体的 pH 值，平时人们应注意成碱性食品和成酸性食品的合理搭配，特别要注意保证成碱性食品的摄入。

1. 成碱性食品

成碱性食品是含有钾、钠、钙、镁等无机盐较多的食品，在体内最终代谢产物常呈碱性，有助于防止人体的体液偏酸化，如蔬菜类、水果类、乳类、多数豆类及其制品、茶、咖啡、葡萄酒等食品。

2. 成酸性食品

成酸性食品是含有硫、磷、氯等无机盐较多的食品，在体内最终代谢产物常呈酸性，如畜肉类、鱼类、蛋类、谷类及部分豆类和坚果类（如花生、豌豆、扁豆等）。油炸类、甜食类也是成酸性食品，特别强调的是，各种高糖分的饮料属极度酸性。糖尿病、癌症等与常吃成酸性食品有直接关系。

三、食物与大脑兴奋性

食物中的一些成分可以改变血液中某些神经递质的浓度。神经递质是一些在神经细胞间传递各种信息的化学物质，而机体的体力和情绪都会受这些神经递质的影响。

1. 常见的能够帮助克服情绪低落、提升体力的食物

（1）谷类　这类食物包括全麦面包、红薯、糙米、胚芽米等，其中含丰富的糖和 B 族维生素，有助于神经系统的稳定，并增加能量的代谢。

（2）蔬菜、水果　蔬菜、水果中所含有的丰富维生素和植物化学物质能使大脑保持良好的兴奋性及工作状态。如辣椒中含有的"辣椒素"可以刺激人体神经末梢，使心跳加快、精力充沛；吃特别辣的食物可以促进大脑产生"内啡肽"，这种物质能使人感到快乐和幸福。

（3）海鱼　包括鲑鱼、金枪鱼、沙丁鱼等，这些鱼中含有一些对情绪有益的脂肪酸，特别是 ω-3 脂肪酸，能阻断神经传导路径，增加 5-羟色胺的分泌量，使人的心理焦虑减轻。

2. 常见的能引起情绪低落、心情郁闷的食物

（1）油炸食品　油炸食品因富含饱和脂肪酸，摄食后在肠胃道需要较长的时间才能消化，血液向消化系统集中，致使供应大脑的血液相对不足，导致大脑反应变慢，注意力无法集中。

（2）动物内脏及其制品　动物内脏及其制品因富含胆固醇，会导致血液内的胆固醇增高，令血液流动速度减慢，机体无法得到足够的氧气支持，人容易感到疲劳、困倦，提不起精神。

（3）高糖食物　糖在人体内分解产生能量时，会产生丙酮酸和乳酸等代谢产物，这些代谢产物需要由含维生素 B_1 的酶分解为二氧化碳和水，然后排出体外。一旦维生素 B_1 不足，丙酮酸、乳酸等代谢产物就会蓄积在人体内。如果在脑组织中蓄积过多，则会使人出现莫名的心情压抑等坏情绪。

3. 其他与情绪有关的食品

（1）咖啡和茶叶　咖啡和茶叶中含有的咖啡因可以暂时促进多巴胺等神经递质的分泌，增加人的警觉性和注意力。但过多的咖啡因摄入，人会因为兴奋过度而无法维持正常思维，或在咖啡因血液浓度降低后，加重低落情绪。

（2）酒精　每天一杯红酒会让人心情放松，并且也有助于降低心脏病的发病风险，但过量的酒精摄入会刺激神经，导致失眠、注意力难以集中等问题。

小　结

本章主要介绍了营养及营养素的定义、营养素的分类、膳食营养素参考摄入量、营养学的研究层次、食物与人体生理活动的关系。

思考题

1. 制定膳食营养素参考摄入量的依据及意义是什么？
2. 试述营养学研究未来的发展趋势。

第二章　营养素与健康

第一节　蛋白质

一、概述

　　蛋白质是生命和机体的重要物质基础，生命现象总是与蛋白质同时存在。机体所有组织都有蛋白质参与其组成。蛋白质具有多种多样的结构，从而有各种各样的生物学功能，如酶、激素、血红蛋白、肌动球蛋白、抗体等都由蛋白质构成。蛋白质是构成细胞的主要物质。成人体内约含有 16.3% 的蛋白质。蛋白质含有的特殊元素是氮，食物蛋白质的含氮量平均是 16%，通常采用测定氮的方法计算蛋白质的量。人体内的蛋白质始终处于不断分解和不断合成的动态平衡中，以达到组织蛋白质更新和修复的目的，一般来说，成人体内每天约有 3% 的蛋白质被更新。

二、氨基酸

　　蛋白质是人体细胞、组织和器官的基本组成成分，是一切生命的物质基础。蛋白质作为生物大分子，由氨基酸按一定的排列顺序由肽键连接而成。由于排列顺序不同，肽链长度不一，以及其空间结构的差异，从而形成了各种功能各异的蛋白质分子。

（一）氨基酸及其分类

　　将氨基酸（amino acid）连接起来的键称为肽键（—CO—NH—）。含 10 个以下氨基酸残基的肽叫寡肽，含 10 个以上氨基酸残基的肽称为多肽。含 2 个或 3 个氨基酸残基的肽分别称为二肽和三肽，如谷胱甘肽是由谷氨酸、胱氨酸、甘氨酸构成的三肽。自然界中存在300 多种氨基酸，而构成人体蛋白质的氨基酸只有 20 种。

1. 必需氨基酸

　　人体不能合成或合成速度有限，必须由食物供给的氨基酸，称为必需氨基酸（essential amino acid）。构成人体蛋白质的氨基酸中，有 9 种为必需氨基酸，包括异亮氨酸、亮氨酸、赖氨酸、蛋氨酸、苯丙氨酸、苏氨酸、色氨酸、缬氨酸、组氨酸。组氨酸是婴儿的必需氨基酸。

2. 条件必需氨基酸

条件必需氨基酸（conditionally essential amino acid）又称半必需氨基酸。条件必需氨基酸在正常情况下能够在体内合成并满足机体需要，但在某些特殊情况下，由于合成能力有限或需要量增加，不能满足机体需要，必须从食物中获取。半胱氨酸和酪氨酸在体内可分别由蛋氨酸和苯丙氨酸转变而成。当食物能提供足够的蛋氨酸和苯丙氨酸时，可不需摄入半胱氨酸和酪氨酸。但是当膳食中蛋氨酸和苯丙氨酸供给不足，或由于某些原因机体不能转化（如苯丙酮尿症患者），半胱氨酸和酪氨酸就必须从食物中获取。因此，在计算氨基酸的需要量的时候，常将蛋氨酸和半胱氨酸、苯丙氨酸和酪氨酸合并计算。

3. 非必需氨基酸

非必需氨基酸（nonessential amino acid）即人体可以自身合成，不一定需要从食物中直接供给的氨基酸。

（二）氨基酸模式和限制氨基酸

1. 氨基酸模式

不同食物蛋白质的必需氨基酸在种类和含量上均存在着差异，这种差异在营养学上用氨基酸模式（amino acid pattern）来反映。蛋白质中各种必需氨基酸的构成比例称为氨基酸模式。食物蛋白质氨基酸模式与人体蛋白质氨基酸模式越接近，必需氨基酸在体内的利用率就越高，这种食物的蛋白质营养价值就高。动物蛋白质以及大豆蛋白质的氨基酸模式与人体蛋白质氨基酸模式较接近，它们的必需氨基酸在体内的利用率较高，被称为优质蛋白质。其中鸡蛋蛋白质的氨基酸模式与人体蛋白质氨基酸模式最接近，称为参考蛋白质。

2. 限制氨基酸

食物蛋白质中一种或几种必需氨基酸含量相对较低，会导致其他必需氨基酸在体内不能被充分利用，使蛋白质营养价值降低。这一种或几种含量相对较低的必需氨基酸被称为限制氨基酸（limiting amino acid），含量最低的氨基酸被称为第一限制氨基酸。植物性食物的蛋白质中，赖氨酸、蛋氨酸含量相对较低，所以植物性食物的蛋白质营养价值也相对较低。为了提高植物性蛋白质的营养价值，往往将两种或两种以上的食物混合食用，从而达到以多补少、提高膳食蛋白质营养价值的目的。这种不同食物间相互补充其必需氨基酸不足的作用称蛋白质互补作用（protein complementary action），如肉类和大豆蛋白可弥补米、面蛋白质中赖氨酸的不足。

三、消化、吸收和代谢

食物蛋白质未经消化不能吸收，蛋白质水解成氨基酸才能被吸收。胃内消化蛋白质的酶是胃蛋白酶，小肠是蛋白质消化的主要部位。蛋白质在小肠内消化主要依赖于胰腺分泌的各种蛋白酶，包括胰蛋白酶、糜蛋白酶等。蛋白质被水解为可被吸收的氨基酸。氨基酸在体内主要是用来合成蛋白质。氨基酸分解代谢，合成尿素后，经肾脏随尿排出。

氮平衡是指氮的摄入量和排出量的关系，氮的摄入量和排出量的关系可用下式表示：

$$B = I - (U + F + S)$$

式中，B 代表氮平衡；I 代表摄入氮；U 代表尿氮；F 代表粪氮；S 代表皮肤等氮损失。

蛋白质不能在机体内蓄积储存，过多的蛋白质只能以尿素的形式排出。当摄入的氮多于排出的氮时，认为是正氮平衡，新生儿、婴儿、幼儿、儿童青少年、孕妇等人群应该维持正氮平衡；当摄入的氮少于排出时，则认为是负氮平衡，老年人、消耗性疾病患者处于负氮平衡，此时应注意减轻或改变负氮平衡，以保持健康，促进疾病康复和延缓衰老。正常成人应该维持在零氮平衡并富裕5％。

四、生理功能

1. 蛋白质是人体组织的构成成分

人体的任何组织和器官（包括坚硬骨骼、牙齿、指甲和液态的血液等）都是以蛋白质作为重要物质组成的。因此，人体的生长需要蛋白质，新陈代谢需要蛋白质，损伤后的修复等也需要蛋白质。

2. 蛋白质是构成人体生理活性物质的重要物质

如酶、激素、血红蛋白、肌动球蛋白、抗体等都由蛋白质构成。蛋白质对水盐代谢、酸碱平衡、维持胶体渗透压等都起到重要的作用。视觉的形成、血液的凝固、人体的运动等都与蛋白质有关。

3. 供给能量

每1g食物蛋白质能提供16.74kJ（4.0kcal）的能量，人体每天所需能量的10％～15％由蛋白质提供。

五、食物蛋白质营养学评价

食物蛋白质评价要从蛋白质的"量"和"质"方面全面评价，质的方面主要是从食物蛋白质被人体消化吸收和利用程度来体现。

1. 蛋白质含量

蛋白质含量是一个基础指标，因为没有数量，也无从谈起质量。常见食物的蛋白质含量：谷类40g/500g，豆类150g/500g，蔬菜5～10g/500g，畜肉类80g/500g，蛋类60g/500g，鱼类50～60g/500g。食物中蛋白质含量测定一般用凯氏定氮法，先测定食物中的氮含量，再乘以蛋白质的换算系数6.25，即可以得到食物蛋白质的含量。这是因为，一般来说，食物中含氮量占蛋白质16％，其倒数为6.25，所以由氮计算蛋白质的换算系数为6.25。

2. 蛋白质消化率

蛋白质消化率是指食物蛋白质可被消化酶分解的程度。蛋白质消化率越高，被机体吸收利用的可能性越大，其营养价值也越高。

$$蛋白质消化率(\%)=\frac{食物氮-(粪氮-粪代谢氮)}{食物氮}\times100\%$$

上式计算结果又称为蛋白质的真消化率。粪代谢氮（又称粪内源性氮）是指肠道黏膜细胞和死亡的肠道微生物所含的氮，一般以0.9～1.2g/d计。在实际工作中，往往不考虑粪代谢氮。不计算粪代谢氮的蛋白质消化率，则称为表观消化率。

常见食物的蛋白质消化率：奶类97％～98％，肉类92％～94％，蛋类98％，米饭82％，面包79％，马铃薯74％，玉米窝窝头66％。

3. 蛋白质利用率

蛋白质利用率用于反映消化吸收后的蛋白质被机体真正利用的程度，包括生物价和蛋白质净利用率。

（1）生物价（biological value，BV） 蛋白质生物价是指食物蛋白质在体内被吸收后，在体内储留的氮量与吸收的氮量之间的比值，即表示蛋白质被吸收后，在体内被利用的程度。生物价是表示蛋白质在机体真正被利用情况的最常用指标，生物价较高，表示被吸收后的氨基酸主要用于合成机体蛋白质，而避免过多由肝肾代谢，从而减轻了肝肾负担。

$$生物价（\%）=\frac{储留氮}{吸收氮}\times100\%$$

吸收氮＝食物中含氮总量－（粪氮－粪代谢氮）

储留氮＝吸收氮－（尿氮－尿内源性氮）

尿内源性氮来源于尿道黏膜细胞上皮的脱落和尿内微生物所含的氮。蛋白质生物价受多种因素影响。实验条件不同，实验结果可能有很大的出入。如饲料中蛋白质的含量不同可以很大程度地影响实验结果，对动物生长发育也有很大影响。

（2）蛋白质净利用率（net protein utilization，NPU）　蛋白质净利用率是指摄入蛋白质在体内被利用的综合情况，即在一定条件下，体内储留蛋白质在摄入蛋白质中所占的比例。

$$蛋白质净利用率（\%）=生物价\times消化率=\frac{储留氮}{食物氮}\times100\%$$

结合蛋白质含量、蛋白质消化率、蛋白质利用率三者可以较全面地评价蛋白质的营养。

4. 蛋白质功效比值

蛋白质功效比值（protein efficiency ratio，PER）用以测定生长发育中幼小动物每摄入1g蛋白质所增长的体重（g）来表示蛋白质在体内被利用的程度。一般可将初断奶的大鼠用含有9%蛋白质的饲料喂养28天，然后计算相当于动物每摄入1g蛋白质所增加的体重。增加较多者，蛋白质营养价值较高。

$$蛋白质功效比值=\frac{动物体重增加量（g）}{摄入食物蛋白质质量（g）}$$

5. 氨基酸评分

被测食物中某种必需氨基酸的实际含量与参考蛋白质中该种氨基酸的含量之比，是该种氨基酸的评分。被测食物中各种必需氨基酸与参考蛋白质模式的一系列比值就是该种蛋白质的氨基酸评分（amino acid score，AAS）。氨基酸评分反映蛋白质构成和利用率的关系，能够发现限制氨基酸。

$$氨基酸评分=\frac{被测蛋白质每克氮（或蛋白质）中氨基酸量（mg）}{理想模式或参考蛋白质中每克氮（或蛋白质）中氨基酸量（mg）}$$

氨基酸评分方法简单，缺点是没有考虑食物蛋白质的消化率。

经消化率修正的氨基酸评分＝氨基酸评分×真消化率

除上述方法和指标外，还有一些较少用的蛋白质营养评价方法和指标，如相对蛋白质值（relative protein value，RPV）、净蛋白质比值（net protein ratio，NPR）和氮平衡指数（nitrogen balance index，NBI）等。表2-1列出几种常见食物的蛋白质质量。

表 2-1　几种常见食物的蛋白质质量

食物	生物价（BV）/%	蛋白质净利用率（NPU）/%	蛋白质功效比值（PER）	氨基酸评分（AAS）
全鸡蛋	94	84	3.92	1.06
全牛奶	87	82	3.09	0.98
鱼	83	81	4.55	1.00

食物	生物价 (BV)/%	蛋白质净利用率 (NPU)/%	蛋白质功效 比值(PER)	氨基酸评分 (AAS)
牛肉	74	73	2.30	1.00
大豆	73	66	2.32	0.63
大米	63	63	2.16	0.59
土豆	67	60	—	0.48

数据来源：孙长颢. 营养与食品卫生学 . 7 版 . 北京：人民卫生出版社，2012：50.

六、供给量及食物来源

蛋白质广泛存在于动植物性食物中。动物性蛋白质质量好、利用率高，但同时富含饱和脂肪酸和固醇，而植物性蛋白质利用率较低，因此，注意蛋白质互补，适当进行搭配是非常重要的。我国居民由于以植物性食物为主，所以成人蛋白质推荐量为 1.16g/(kg • d)。中国营养学会推荐成人蛋白质的 RNI 为：男性 65g/d，女性 55g/d。

含蛋白质较多、蛋白质质量较好的食物为畜肉类、鱼类、奶类、蛋类、干豆类。大豆可提供丰富的优质蛋白质，其对人体健康的益处也越来越被认可；牛奶也是优质蛋白质的重要食物来源，我国人均牛奶的年消费量很低，所以应大力提倡我国各类人群增加牛奶和大豆及其制品的消费量。

第二节　脂类

一、概述

脂类是一大类具有重要生物学作用的有机化合物，它们均能溶于有机溶剂而不溶于水。脂类是甘油三酯（脂肪）（triglycerides，TG）、磷脂（phospholipids）和固醇类（sterols）的总称。食物脂类中 95％是甘油三酯，5％是其他脂类。在人体内储存的脂类中 99％是甘油三酯。

脂肪受营养状况的影响很大，称为"动脂"，正常人按体重计含脂肪为 10％～20％，主要存在于腹腔、皮下等脂肪组织。类脂包括磷脂和固醇类，占总脂量的 5％，是细胞膜、机体组织器官，尤其是神经组织的重要组成成分，不受营养状况和体力活动的影响，称为"定脂"。

二、分类和特点

1. 脂肪

脂肪也称甘油三酯或中性脂肪，由一分子甘油和三分子脂肪酸形成。人体内的脂肪主要分布在腹腔、皮下以及肌肉纤维之间。由于动物性食物中的甘油三酯碳链较长、饱和程度高，因此熔点较高，在常温下呈固态，称作脂；植物性食物中的甘油三酯不饱和程度高，其熔点低，称为油。

（1）脂肪酸（fatty acid）

① 按照碳链长度可以分为长链脂肪酸（含 14～24 碳）、中链脂肪酸（含 8～12 碳）、短

链脂肪酸（6 碳以下）。食物中的脂肪酸多数以 18 碳为主。

② 按照其含有的不饱和键的数量分为饱和脂肪酸、单不饱和脂肪酸、多不饱和脂肪酸。畜禽动物中饱和脂肪酸和单不饱和脂肪酸含量较多，多不饱和脂肪酸含量少。水产品如深海鱼、贝类则含丰富的多不饱和脂肪酸，如二十碳五烯酸（EPA）和二十二碳六烯酸（DHA）。人体中不饱和脂肪酸的含量约为饱和脂肪酸的 2 倍。膳食中最常见的单不饱和脂肪酸是油酸，最主要的多不饱和脂肪酸是亚油酸和 α-亚麻酸，主要存在于植物油中。通常植物油中含不饱和脂肪酸多，但椰子油、棕榈油等饱和脂肪酸的含量较高。

③ 按空间结构分类，脂肪酸可分为顺式脂肪酸和反式脂肪酸。在自然状态下，大多数的不饱和脂肪酸为顺式脂肪酸，只有少数的是反式脂肪酸（主要存在于牛奶和奶油中）。将不饱和脂肪酸的不饱和双键与氢结合变成饱和键，随着饱和程度的增加，液态油可变为固态脂，这一过程称为氢化。氢化作用一方面可以提高脂肪的抗氧化作用（饱和脂肪酸对氧化的耐受性高于不饱和脂肪酸），另一方面可以改变脂肪中脂肪酸的空间结构，如植物油氢化过程中，有一些未被饱和的不饱和脂肪酸的空间结构发生变化，由顺式转化为反式，称为反式脂肪酸。而反式的不饱和脂肪酸不具有必需脂肪酸的生物活性。反式脂肪酸的含量一般随植物油的氢化程度增加而增加，如人造奶油可能含 7%～18% 的反式脂肪酸。

（2）必需脂肪酸（essential fatty acid，EFA）　某些多不饱和脂肪酸是人体生长发育与正常生理活动所必需的，人体不能自身合成，必须依靠食物供给，故称为必需脂肪酸。一般认为，亚油酸（C18：2）、α-亚麻酸（C18：3）是必需脂肪酸。

2. 磷脂

除甘油三酯外，磷脂是体内最多的脂类。磷脂按其组成结构可以分为两类：一类是磷酸甘油酯，即甘油三酯中一个或两个脂肪酸被磷酸或含磷酸的其他基团所取代的一类脂类物质，常见有卵磷脂、脑磷脂、肌醇磷脂等，其中最重要的是卵磷脂，它是由一个磷酸胆碱基团取代甘油三酯中一个脂肪酸而形成的；另一类是神经鞘磷脂，其分子结构中含有脂肪酰基、磷酸胆碱和神经鞘氨醇，但不含甘油。神经鞘磷脂是膜结构的重要磷脂，它与卵磷脂并存于细胞膜外侧。人红细胞膜的磷脂中 20%～30% 为神经鞘磷脂。

3. 固醇类

固醇类物质是一种重要的固醇化合物，广泛存在于动物和植物性食物中。最重要的固醇类物质是胆固醇。胆固醇是细胞膜的重要成分，也是人体内许多重要活性物质的合成材料，如胆汁、睾酮、肾上腺素等，因此肾上腺皮质中胆固醇含量很高。胆固醇还可在体内转变成 7-脱氢胆固醇，后者在皮肤中经紫外线照射可转变成维生素 D_3。人体自身可以合成内源性胆固醇，主要在肝脏和小肠内合成。人体胆固醇合成代谢受能量及胆固醇摄入的多少、膳食脂肪摄入的种类、甲状腺素水平、雌激素类水平、胰岛素水平等影响和调节。体内胆固醇增多时可负反馈抑制肝及其他组织中胆固醇合成限速酶的活性，使胆固醇的合成降低。碳水化合物和脂肪等分解产生的乙酰辅酶 A 是体内各组织合成胆固醇的主要原料。研究表明，人体内的胆固醇水平升高主要是由于内源性胆固醇合成增加。

三、消化、吸收和代谢

1. 脂肪

脂肪必须分解为单酸甘油和脂肪酸才能被人体吸收。脂肪与胆汁结合乳化成为乳糜微粒，经胰脂肪酶水解，成为单酸甘油、脂肪酸，吸收进入肠黏膜细胞，在细胞内重新合成甘油三酯，与蛋白质结合，形成脂蛋白（脂蛋白-乳糜微粒、低密度脂蛋白）转运。

乳糜微粒：甘油单酯和长链脂肪酸在小肠黏膜细胞中重新合成甘油三酯，加上磷脂、胆固醇和蛋白质形成乳糜微粒，从淋巴系统进入血液循环，最后被肝脏吸收。

极低密度脂蛋白（VLDL）（前 β-脂蛋白）：由食物中的脂肪和内源性脂肪、蛋白质等构成，反映血浆中甘油三酯的浓度。

低密度脂蛋白（LDL）：VLDL 随血流不断供给机体需要，甘油三酯减少，同时聚集了血中的胆固醇，形成胆固醇多而甘油三酯少的 LDL。LDL 可以向机体提供各种脂类的需要，反映胆固醇的血浆浓度。LDL 过多可以引起动脉粥样硬化等疾病。

高密度脂蛋白（HDL）（α-脂蛋白）：其主要功能是将体内的胆固醇、磷脂运回到肝脏进行代谢，因此起到保护作用。

2. 胆固醇

胆固醇可以直接被吸收；胆固醇酯需要先水解为胆固醇和脂肪酸再分别被吸收。

3. 磷脂

磷脂的消化和吸收与甘油三酯相似。

四、生理功能

1. 甘油三酯的生理功能

（1）体内甘油三酯的生理功能

① 体内的能量贮存形式。当摄入的能量过多时均可以转化为脂肪的形式贮存起来。当机体需要时，脂肪细胞的脂肪分解酶立即分解甘油三酯，释放出甘油、脂肪酸，以供机体的需要。因为氧的比率较碳水化合物低，脂肪在代谢过程中需要更多的氧，同时可以产生更多的能量。脂肪细胞贮存和供应能量的特点为：a. 可以不断地贮存脂肪，没有上限，因此能量摄入过多，不断地累积脂肪，会导致越来越胖。b. 机体不能利用脂肪分解的二碳化合物合成葡萄糖，因此，神经系统、血细胞不能由脂肪供能，饥饿时只能动用蛋白质来供能。

② 维持体温。皮下脂肪具有保温作用，炎热时节对散热有不良影响。

③ 保护作用。有支撑和垫的作用，以保护体内的重要脏器。

④ 更有效地利用碳水化合物，节约蛋白质。充足的脂肪能促进碳水化合物的能量代谢，保护蛋白质不作为能量热消耗，脂肪的这种功能称为节约蛋白质作用。

⑤ 机体的重要组成成分。生物膜是双层脂质膜。磷脂、胆固醇等也是构成细胞的重要组成成分。

⑥ 促进脂溶性维生素的消化、吸收和转运。

⑦ 内分泌作用。脂肪组织所分泌的因子有瘦素、肿瘤坏死因子、雌激素、胰岛素样生长因子等。

（2）食物中甘油三酯的生理功能

① 增加饱腹感，食物中脂肪含量越多，胃排空的时间越长。

② 改善食物的感官性状。

③ 提供脂溶性维生素。

（3）必需脂肪酸的生理功能

① 是磷脂的重要组成部分，参与生物膜的合成。

② 是合成前列腺素的前体。

③ 与胆固醇的代谢有关。胆固醇与脂肪酸酯化成酯参与运输，在 LDL、HDL 中，胆固醇和亚油酸形成亚油酸胆固醇酯，然后被转运和代谢。

④ 必需脂肪酸对 X 线引起的皮肤损伤有保护作用。

⑤ 动物精子形成与必需脂肪酸有关；长期缺乏可导致不孕、不授乳以及生长、发育受阻。

2. 胆固醇的生理功能

胆固醇是形成维生素 D、类固醇激素［性激素（如睾酮）、肾上腺素（如皮质醇）］、胆汁盐、细胞膜等不可缺少的物质。

3. 磷脂的生理功能

磷脂是细胞膜的构成物质，还参与机体的脂肪运输。磷脂缺乏会造成细胞膜受损，出现毛细血管的脆性增加和通透性增加，使皮肤对水的通透性增加，水盐代谢紊乱，产生皮疹。

五、供给量及食物来源

膳食中的脂肪来源于动物脂肪组织、肉类以及植物的种子。动物性脂肪含有饱和脂肪酸和单不饱和脂肪酸，而多不饱和脂肪酸含量较少；植物油主要含有不饱和脂肪酸。水产品含有相对较多的多不饱和脂肪酸，特别是海产品。单不饱和脂肪酸的代表是油酸，在茶油和橄榄油中含量达 80% 以上。研究显示，与多不饱和脂肪酸相比，单不饱和脂肪酸在降低血胆固醇、甘油三酯及低密度脂蛋白胆固醇（LDL-C）等方面的作用与多不饱和脂肪酸相近，但大量摄入亚油酸在降低 LDL-C 的同时高密度脂蛋白胆固醇（HDL-C）也在降低，而大量摄入油酸则没有这种情况，同时单不饱和脂肪酸没有多不饱和脂肪酸的促进脂质过氧化、促癌等潜在不良作用。地中海国家冠心病发病率低于欧美国家，原因就是居民使用的食用油主要是富含油酸的橄榄油。我国居民应该增加单不饱和脂肪酸的摄入。对于饱和脂肪酸，虽然不易产生有害的（过）氧化物，但可使血中 LDL-C 水平升高，与心血管疾病的发生有关。有研究推荐饱和脂肪酸、单不饱和脂肪酸、多不饱和脂肪酸的适宜摄入比例为 (0.8~1)∶1.5∶1。

脂肪摄入过多可导致肥胖、心血管疾病等，应加以适当控制，我国建议成人脂肪摄入量占总能量的 20%～30%。磷脂含量较多的食物有蛋黄、动物肝脏、大豆、花生等，生长时期的婴幼儿需要量较大。胆固醇含量较高的食物是动物内脏、蛋黄、鱼子等，应该适当控制其摄入量。常见食物中脂类的含量见表 2-2。

表 2-2　常见食物中脂类的含量（每 100g）

种类	脂肪含量/g	饱和脂肪酸/g	单不饱和脂肪酸/g	多不饱和脂肪酸/g	胆固醇/mg
猪油（炼）	99.6	41.1	45.6	8.5	93
牛油（板油）	92.0	54.4	29.9	4.0	153
大豆油（代表值）	100	15.0	22.7	55.4	—
菜籽油	100	7.0	61.2	25.7	—
奶油	97.0	42.8	31.4	17.4	209
猪肉（代表值）	30.1	10.8	13.3	2.1	86
猪肝（山猪）	4.8	2.1	0.5	1.8	180
牛肉（代表值）	8.7	4.1	3.5	0.3	58

种类	脂肪含量/g	饱和脂肪酸/g	单不饱和脂肪酸/g	多不饱和脂肪酸/g	胆固醇/mg
羊肉(代表值)	6.5	4.2	2.4	0.8	82
鸡蛋黄(乌骨鸡)	19.9	6.3	7.9	2.7	2057
鲫鱼	1.6	0.4	0.5	0.2	130
鲤鱼	4.1	0.8	1.3	0.6	84

数据来源：中国食物成分表标准版（第6版）。

注："—"代表未检测。

第三节　碳水化合物

一、概述

碳水化合物又称糖类，是一大类由碳、氢、氧组成的有机化合物，是构成动物和植物的主要成分，也是人类能量的主要来源，对人类营养有着重要作用。每日膳食中最重要的碳水化合物是淀粉，其它碳水化合物还有糊精、糖原、纤维素和果胶等。

二、分类和特点

根据化学结构和生理作用，营养学上一般将碳水化合物分为糖（1～2个单糖）、寡糖（3～9个单糖）和多糖（≥10个单糖）。作为食物中的碳水化合物，又可以分成两类，即能够被人类机体消化吸收的碳水化合物和不能或很难被人类机体消化、吸收、利用的碳水化合物（纤维素等）。

1. 糖

糖类包括单糖、双糖和糖醇。

（1）单糖　单糖是最为简单的糖，每个分子含有3～7个碳原子，包括丙糖、丁糖、戊糖、己糖、庚糖。己糖包括葡萄糖（右旋）、果糖（左旋）、半乳糖和甘露糖。食物中最常见的单糖是葡萄糖和果糖。葡萄糖最早在葡萄中发现，天然形式的较少，是构成食物中众多糖类的基本单位。淀粉全部是由葡萄糖构成，人体只能代谢利用D型葡萄糖，而不能利用L型葡萄糖。果糖主要存在于水果和蜂蜜中，还能与葡萄糖结合生成蔗糖。在糖类中果糖的甜度最高，其甜度是蔗糖的1.2～1.5倍。半乳糖是哺乳动物的乳汁中乳糖的组成成分，常以D型半乳糖苷的形式存在于大脑和神经组织中。

（2）双糖　双糖由两分子的单糖缩合而成。蔗糖由一分子的葡萄糖和一分子的果糖组成，主要来源于甘蔗和甜菜。水解的溶液称为转化糖，用于食品加工。乳糖是哺乳动物乳汁中的主要糖类，由一分子葡萄糖和一分子半乳糖组成，对幼年动物和婴儿有一定作用。麦芽糖由两个葡萄糖以 α-1,4 糖苷键连接构成，常来自大麦淀粉。海藻糖由两个葡萄糖以 α-1,1 糖苷键连接构成，常来自真菌和细菌中，人体只能吸收一小部分。

（3）糖醇　糖醇是单糖还原后的产物，广泛存在于生物中，特别是植物中。因为糖醇的代谢不需要胰岛素，所以常用于糖尿病患者的膳食。常用的糖醇主要有甘露糖醇、麦芽糖醇、乳糖醇、木糖醇等。甘露糖醇和半乳糖醇是甘露糖和半乳糖氢化而获得的醇类，常用作食品改进剂。

2. 寡糖

寡糖是由 3～9 个单糖构成的一类小分子多糖。寡糖中的化学键不能被人体的消化酶分解，通常不易消化，当大量摄入时可能造成胀气、肠道不适等。虽然在小肠内不能被消化吸收，但可刺激结肠有益菌繁殖，抑制有害菌生长，因此又被称为"益生元"。

（1）蜜三糖（棉子糖）　由葡萄糖、果糖、半乳糖构成。见于蜜糖。

（2）水苏四糖　存在于豆类的四糖，摄入豆类后，因为它不易消化，在结肠被细菌发酵，产气。

（3）低聚果糖　由一个葡萄糖和多个果糖结合而成，存在于水果、蔬菜中，尤以洋葱、芦笋中含量较高。

（4）异麦芽低聚糖　在天然食物中含量极少，主要存在于某些发酵食品，如酒、酱油中。

3. 多糖

多糖由 10 个或 10 个以上葡萄糖分子组成。

（1）糖原　是动物体内的多糖贮存形式，也称动物淀粉，由 3000～60000 个葡萄糖分子以 α-1,4 糖苷键连接构成，并有侧链。糖原能溶解于水，在体内酶的作用下能迅速分解出葡萄糖，快速供给能量。存在于肝脏的称为肝糖原，存在于肌肉中的称为肌糖原。糖原可维持正常的血糖浓度，在动物的肝脏和贝壳类软体动物中含量较多。

（2）淀粉　由葡萄糖分子作为单位组成，有直链淀粉和支链淀粉。淀粉是最常见的多糖，贮存在植物种子、根茎中，由成千上万个葡萄糖分子以 α-1,4 糖苷键连接而成。人类的消化酶能够分解 α-1,4 糖苷键的淀粉，因此淀粉是碳水化合物的来源。新鲜的植物种子和根茎中所含的淀粉不溶于水，加热后能促进溶解，并成为相对稳定的液体，冷却后，呈糊状。加热和水的存在使淀粉颗粒膨胀，使包裹它们的细胞膜开裂，这样消化液容易对其起作用。故淀粉类食物要加热至沸点才容易消化。淀粉经分解成为葡萄糖单位数目较少的分子，称为糊精。

（3）膳食纤维　膳食纤维主要包括纤维素、木质素、果胶、树胶等。

① 纤维素：它的结构与淀粉相似，但是以 β-1,4 糖苷键连接成的直链聚合物，不能被淀粉酶分解，因为淀粉酶只对 α-1,4 糖苷键有分解作用。

② 半纤维素：半纤维素是多糖和纤维素紧密结合的产物，可用碱性溶液将其分离，存在于植物组织中，最大的一类有戊聚糖类、木聚糖类、阿拉伯木糖类；另一类为己糖的聚糖化合物——半乳聚糖；还有酸性半纤维素，它含有半乳糖醛酸或葡萄糖醛酸，这种物质在小肠不能被消化。

③ 木质素：是植物木质化过程中形成的非碳水化合物，由苯丙烷单体聚合而成。主要存在于蔬菜的木质化部分和种子，如草莓籽、老化的胡萝卜、花茎甘蓝等。

④ 果胶：它不是纤维状而是无定型物质，存在于水果（柑橘、苹果）和蔬菜中。果胶分解后生成甲醇和果胶酸。

⑤ 树胶和海藻酸盐类：它们主要存在于海藻、植物渗出液和种子中，具有凝胶性、稳定性和乳化性能，因此常被用于食品加工，使食品稠度、黏性增加。

⑥ 抗性淀粉（resistant starch，RS）：是膳食纤维的一种，是在人类小肠内不能吸收、在大肠内被发酵的淀粉及其分解产物。RS 可以分为三类：

a. RS_1：这类淀粉的颗粒被食物的一些成分包裹着，影响消化酶直接接触，消化较慢。如全谷粒、部分碾碎的谷粒、种子、豆粒。

b. RS_2：生淀粉粒，如马铃薯、青香蕉所含的淀粉。RS_2 只有糊化后才可被 α-淀粉酶消化。

　　c. RS₃：又称变性淀粉，是直链和支链淀粉在经过烹煮或糊化处理时变性而成，也不能被 α-淀粉酶消化。

三、消化、吸收和代谢

　　膳食中的碳水化合物主要是淀粉，α-淀粉酶是消化碳水化合物的主要酶。唾液中含有 α-淀粉酶，食物在口腔中即开始被消化。碳水化合物的消化主要在小肠进行，来自胰液的 α-淀粉酶以及小肠黏膜上皮细胞刷状缘上含有丰富的 α-淀粉酶、麦芽糖酶等，把膳食中的碳水化合物水解为葡萄糖、乳糖、果糖。葡萄糖在体内首先分解为丙酮酸，在无氧情况下，丙酮酸还原为乳酸，这个过程称为葡萄糖的无氧酵解。在有氧的情况下，丙酮酸进入线粒体，氧化脱羧后进入三羧酸循环，最终被彻底氧化成二氧化碳及水，这个过程称为葡萄糖的有氧氧化。当碳水化合物的摄入量大于需要量时，碳水化合物可转化为脂肪酸、脂肪、胆固醇，还可以转化为各种非必需氨基酸。

四、生理功能

1. 能量来源

　　碳水化合物是人体最重要的能量来源，每克碳水化合物在人体内可以产生 16.81kJ（4kcal）能量。特别是葡萄糖能够很快氧化，供给能量满足机体的需要。60% 以上的能量应该来源于碳水化合物。糖原能贮存和提供能量。糖原是肌肉和肝脏贮存碳水化合物的形式，当机体需要时能及时地转化为葡萄糖供机体使用，红细胞和大脑、神经组织只能利用葡萄糖供能。

2. 机体的组成成分

　　碳水化合物是构成人体组织的重要物质，如黏蛋白、糖蛋白、糖脂、核糖等都是人体所必需的。一些重要的生理功能物质如抗体、酶和激素都需要碳水化合物的参与。

3. 调节血糖

　　碳水化合物的含量、类型和摄入总量是影响血糖的主要因素。不同类型的碳水化合物，即使摄入的总量相同，也会产生不同的血糖反应。

4. 节约蛋白质作用和抗生酮作用

　　当机体的碳水化合物供给量不足时，只能通过转化蛋白质来供给能量的需要。蛋白质和碳水化合物一起被摄入时，机体内贮留的氮比单独摄入蛋白质时的量要多，即碳水化合物具有节约蛋白质作用。当机体的碳水化合物供给量不足时，脂肪酸氧化不足产生过多酮体，过多的酮体则可引起酮血症、酸中毒。因此碳水化合物有抗生酮作用。人体每天至少需要 50～100g 碳水化合物。

5. 提供膳食纤维

　　膳食纤维不仅本身具有重要的功能，而且在肠道益生菌的作用下发酵所产生的短链脂肪酸和肠道菌群有着广泛的生理作用。膳食纤维具有增加饱腹感、促进排便、降低血糖和血胆固醇、改变肠道菌群等作用。

五、供给量及食物来源

　　碳水化合物是最易摄入的能量，膳食中碳水化合物的主要存在形式是淀粉。膳食中淀粉的来源主要是粮谷类和薯类食物。粮谷类一般含碳水化合物 60%～80%，薯类为 15%～

29%，豆类为 40%～60%。碳水化合物适宜摄入量（AI）为总能量的 50%～65%。限制精制糖的摄入量，精制糖应占总能量的 10% 以下。膳食纤维的 AI 为 25～30g/d。

第四节　能量

一、概述

人体维持恒定的体温需要消耗能量，人体的各种活动，包括心跳、呼吸、走路、工作等，都需要能量。目前，我国法定的能量计量单位是焦耳（J），营养学常用的是千焦耳（kJ）；以前常用卡（cal）和千卡（kcal）；它们之间的换算关系是 1cal＝4.184J，1J＝0.239cal。每克蛋白质、脂肪、碳水化合物在体内氧化分解时产生的能量称为能量系数（energy coefficient）。蛋白质的能量系数为 16.74kJ（4kcal）/g；脂肪的能量系数为 37.56kJ（9kcal）/g；碳水化合物的能量系数为 16.81kJ（4kcal）/g。

食物中的产能营养素不可能全部被消化吸收，消化率也各不相同；消化吸收后，在体内也不一定完全彻底被氧化分解产生能量，特别是蛋白质。每克蛋白质、脂肪、碳水化合物在体外能量计中充分氧化燃烧分别产生能量 23.64kJ、39.54kJ、17.15kJ，它们在体内的消化率分别是 92%、95%、98%。蛋白质的最终代谢产物还有尿素、尿酸、肌酐，这些含氮物质在体外还可以产生 5.44kJ 的能量。1g 碳水化合物可产生 16.81kJ（4kcal）的能量；1g 脂肪可产生 37.56kJ（9kcal）的能量；1g 蛋白质可产生 16.74kJ（4kcal）的能量；1g 乙醇可产生 29.3kJ（7kcal）的能量。酒精吸收快，但是在体内氧化产生的能量只能以热的形式向外释放，不能用于机体做功，是"空热"。

二、人体的能量消耗

能量平衡是产能和耗能的平衡，膳食摄取的营养要与人体的各种散热、劳动、活动需要的能量平衡。摄入量大于消耗就可能导致肥胖，摄入量小于消耗则可能导致消瘦。

1. 基础代谢

基础代谢（basal metabolism）又称为基础能量消耗（basal energy expenditure，BEE），是指维持生命的最低能量消耗，即人体在安静和恒温条件下（一般 18～25℃），禁食 12h，静卧，放松而又清醒时的能量消耗。基础代谢占人体总能量消耗的 60%～70%。为了确定基础代谢的能量消耗，必须首先测定基础代谢率（basal metabolic rate，BMR）。基础代谢率就是指人体处于基础代谢状态下，每小时每平方米体表面积的能量消耗。中国人正常基础代谢率平均值见表 2-3。

表 2-3　中国人正常基础代谢率平均值

单位：[MJ/(m² · h) 或 kcal/(m² · h)]

年龄/岁	11～15	16～17	18～19	20～30	31～40	41～50	＞51
男	195.5 (46.7)	193.4 (46.2)	166.2 (39.7)	157.8 (37.9)	158.7 (37.7)	154.1 (36.8)	149.1 (35.6)
女	172.5 (41.2)	181.7 (43.4)	154.1 (36.8)	146.5 (35.1)	146.4 (35.0)	142.4 (34.0)	138.6 (33.1)

数据来源：孙长颢. 营养与食品卫生学. 7 版. 北京：人民卫生出版社，2012.

（1）用体表面积计算　体表面积$(m^2)=0.00659\times$身高$(cm)+0.012\times$体重$(kg)-0.1603$。

（2）直接公式计算

男：$BEE=66.47+13.7\times$体重$(kg)+5.0\times$身高$(cm)-6.8\times$年龄（岁）。

女：$BEE=65.60+9.5\times$体重$(kg)+1.8\times$身高$(cm)-4.7\times$年龄（岁）。

或成人按每千克体重$4.184kJ(1kcal)/h$估算。

（3）影响基础代谢的因素

① 体格：体表面积大者，散发能量多。肌肉发达者基础代谢水平高。男性的基础代谢能量消耗比女性高$5\%\sim10\%$。

② 不同生理、病理状况：儿童和孕妇的基础代谢能量消耗相对较高。儿童年龄越小基础代谢能量消耗越高。生病发热时基础代谢增加，能量消耗增加。

③ 环境条件：寒冷、过多摄食、精神紧张都可以使基础代谢水平增高。

④ 兴奋神经的食物、药物：刺激中枢神经，使兴奋性增加，基础代谢增加。

⑤ 内分泌：甲状腺素、肾上腺素能使基础代谢率增加。

2. 身体活动

一般情况下，各种身体活动（physical activity），即运动的生热效应所消耗的能量占人体总能量消耗的$15\%\sim30\%$，或更多。人体能量消耗变化最大的部分是身体活动的能量消耗，是保持能量平衡的最重要部分。身体活动按强度可分为三级，即轻体力活动、中等体力活动和重体力活动。

3. 食物热效应

在摄食过程中，机体对食物中的营养素进行消化、吸收、代谢和转化时需要消耗的能量称为食物热效应（thermic effect of food，TEF），即食物特殊动力作用（specific dynamic action，SDA）。在此过程中同时伴随着体温升高和散热增加。不同成分的食物的热效应不等。脂肪的食物热效应消耗本身产生能量的$0\sim5\%$，碳水化合物为$5\%\sim10\%$，而蛋白质则为$20\%\sim30\%$。

（1）食物热效应的机制

① 食物消化、肠蠕动、消化腺分泌等需要消耗能量。

② 食物多余的能量转化为ATP时要消耗能量。

③ 供能营养素在体内合成代谢需要消耗能量。

（2）食物热效应差异的主要原因

① 各种营养素转变成为ATP储存的量不同，其余的转变成为能量释放。

② 食物中的脂肪转化为人体的脂肪要消耗的能量，比葡萄糖转化为糖原或脂肪消耗的能量要低。食物中的蛋白质转化为人体蛋白质、脂肪消耗的能量最多。它们的排序为：蛋白质的热效应＞碳水化合物的热效应＞脂肪的热效应。

（3）影响食物热效应的因素

① 食物的成分（蛋白质、脂肪、碳水化合物的比例）。

② 进食量（成正比）。

③ 进食频率（成正比）。

④ 进食速度（成正比）。

4. 特殊生理阶段的能量消耗

婴幼儿、儿童、青少年等时期需要积累能量供生长发育需要；孕妇也需要额外的能量以满足胎儿生长发育和孕妇子宫、乳房与胎盘的发育及母体脂肪储存等；乳母产生乳汁及乳汁自身含有的能量等也需要额外能量消耗。

三、人体一日能量需要量的确定

能量需要量（estimated energy requirement，EER）是个体或人群能长期保持良好的健康状态，维持良好的体型及理想活动水平所需要的膳食能量摄入量。因此，人群的能量推荐摄入量与其他营养素不同，可以直接等同于该人群的能量平均需要量。确定 EER 时，需要充分考虑性别、年龄、体重、身高、体力活动和生长发育等因素。对于孕妇和乳母而言，EER 还应该包括胎儿组织沉积、泌乳过程的能量需要量。确定能量需要量的方法主要有基础能量消耗计算法和膳食调查计算法。

1. 基础能量消耗计算法

以估算基础能量消耗（BEE）为重要基础，再与身体活动水平（physical activity level，PAL）的乘积来估算成年人总能量消耗（total energy expenditure，TEE），推算出成人的 EER。

目前，最为公认的推算 BEE 的公式是 Schofield 公式，见表 2-4。按照此公式计算我国人的基础代谢偏高，且我国尚缺乏人群基础代谢的研究数据，因此，中国营养学会建议将 18～59 岁人群按此公式计算的结果减去 5%，作为该人群的基础代谢能量消耗参考值。

表 2-4　按体重计算基础能量消耗（BEE）的公式

年龄/岁	男		女	
	BEE/(kcal/d)	BEE/(MJ/d)	BEE/(kcal/d)	BEE/(MJ/d)
18～30	$15.057W+692.2$	$0.0629W+2.89$	$14.818W+486.6$	$0.0619W+2.03$
30～60	$11.472W+873.1$	$0.0479W+3.65$	$8.126W+845.6$	$0.0340W+3.53$
>60	$11.711W+587.7$	$0.0490W+2.457$	$9.082W+658.5$	$0.0379W+2.753$

资料来源：孙长颢.营养与食品卫生学.8版.北京：人民卫生出版社，2017.

注：W=体重（kg）。

人体活动水平或劳动强度的大小直接影响着机体能量需要量。中国营养学会专家委员会在制订 DRIs（2023 年）时，将中国人群成人身体活动强度分为三级，即轻体力活动水平（PAL 1.40）、中等力活动水平（PAL 1.70）和重体力活动水平（PAL 2.00），见表 2-5。但如果有明显的体育运动或重体力休闲活动者，PAL 增加 0.30。

表 2-5　中国成年人身体活动水平分级

活动水平	PAL	生活方式	从事的职业或人群
轻度	1.40	静态生活方式/坐位工作,很少或没有重体力的休闲活动；静态生活方式/坐位工作,有时需要走动或站立,但很少有重体力的休闲活动	办公室职员或精密仪器机械师；实验室助理、司机、学生、装配线工人
中等	1.70	主要是站着或走着工作	家庭主妇、销售人员、侍应生、机械师、交易员
重度	2.00	重体力职业工作或重体力休闲活动方式	建筑工人、农民、林业工人、矿工；运动员

资料来源：中国营养学会.中国居民膳食营养素参考摄入量（2023 版）.

注：有明显体育运动量或重体力休闲活动者（每周 4～5 次，每次 30～60min），PAL 增加 0.30。

由于基础代谢率随着年龄增长而降低，中国营养学会对 50 岁以上的人群各 PAL 组的基础能量消耗进行了调整，较 18～49 岁人群组 BEE 下调 5%（按照千克体重计），见表 2-6。

表 2-6　中国 18～64 岁成年人能量需要量

| 性别 | 年龄/岁 | 体重/kg | 基础能量消耗（BEE） | | 轻体力活动水平（PAL 1.40） | 中等体力活动水平（PAL 1.70） | 重体力活动水平（PAL 2.00） |
			/(kcal/d)	/(kcal/kg)	/(kcal/d)	/(kcal/d)	/(kcal/d)
男性	18～	65.0	1510	23.2	2150	2550	3000
	30～	63.0	1481	23.5	2050	2500	2950
	50～64	63.0	1407	22.3	1950	2400	2800
女性	18～	56.0	1223	22.0	1700	2100	2450
	30～	56.0	1209	21.6	1700	2050	2400
	50～64	55.0	1148	20.9	1600	1950	2300

资料来源：中国营养学会. 中国居民膳食营养素参考摄入量（2023 版）.

2. 膳食调查计算法

健康人在食物供应充足、体重不发生明显变化时，能量摄入量基本可反映出其能量的需要量。详细记录一段时间内（一般 5～7 天）食物摄入的种类和数量，借助《食物成分表》可以计算出被调查人群平均每日的能量需要量，间接估算出人群每日的能量需要。

四、膳食能量供给

健康的成人应该保持人体的能量平衡。基础代谢和食物热效应不会有太大的变化，而体力劳动强度是最大的影响因素。能量的摄入与健康的关系密切。能量供给量不足可导致消瘦、易疲劳、体力下降、工作效率下降、抵抗力下降、早衰、蛋白质-能量营养不良等，蛋白质-能量营养不良是典型的能量与营养素缺乏病。反之，能量供给量过多可导致肥胖、高血压病、心脏病、糖尿病等病症。能量是由三大产能营养素供给的，中国营养学会建议中国成年人膳食中碳水化合物提供的能量占总能量的 50%～65%，脂肪占 20%～30%，蛋白质占 10%～15% 为宜。年龄越小，脂肪供能占总能量的比重应适当增加，但成年人脂肪供能不宜超过总能量的 30%。

第五节　矿物质

一、概述

人体组织中几乎含有自然界存在的各种元素。这些元素除了组成有机化合物的碳、氢、氧、氮外，其余的元素均称为矿物质，矿物质占人体重量的 5% 左右。按矿物质在体内的含量可以分为常量（宏量）元素和微量元素。凡体内含量大于体重 0.01% 的矿物质称为常量元素或宏量元素，包括钙、磷、钠、钾、氯、镁、硫；凡体内含量小于体重 0.01% 的矿物质称为微量元素，微量元素中以铁的含量为最高，还有锌、碘、铜、钴、氟、钼、锰、硒、铬等。矿物质在机体内不能生成、不能转化，但是可以从各种途径排出人体，如粪、尿、汗、毛发、指甲、皮肤、肠、黏膜的脱落细胞，因此每天需要补充一定量的矿物质。矿物质在体内随着年龄的变化而变化，且其在体内的分布极不均匀。各种食物中都含有数量不同的矿物质，从食物中摄取矿物质是人体获得矿物质的主要途径。根据膳食习惯、生活方式以及人体的生长特点，中国人较容易出现钙、铁、锌的缺乏。

矿物质的主要生理功能：

（1）构成人体组织的重要成分，如骨骼、牙齿中的钙、磷、镁。

（2）（与蛋白质等一起）维持细胞内外的通透性、控制水分、维持渗透压以及酸碱平衡，维持神经肌肉的兴奋性（K^+、Na^+、Ca^{2+}）。

（3）构成酶的辅基、激素、维生素（钴）、蛋白质和核酸的成分，参与酶系的激活。

二、钙

钙（calcium）是人体含量最多的矿物质，占体重的 1.5%～2.0%，成人体内约有 1200g 钙，其中绝大多数（99%）集中在骨骼和牙齿。人体内的钙主要以羟基磷灰石结晶的形式出现，少量为无定形钙，无定形钙是羟基磷灰石的前体。其余 0.5% 的钙与枸橼酸螯合或与蛋白质结合，另外 0.5% 为离子状态存在于软组织、细胞外液和血液中，称为混溶钙池，它与骨骼钙维持动态平衡，对机体许多生理功能都起到直接作用。当钙摄入过少、消耗过多时，人体以损失骨骼的钙含量来维持混溶钙池和血钙的平衡。

1. 生理功能

（1）钙是人体内最丰富的矿物质，以羟基磷灰石结晶形式存在于骨骼和牙齿中。成人每年更新 2%～4%，幼儿骨骼需要每 1～2 年更新一次。40～50 岁以后每年骨骼的钙含量减少 0.7%。

（2）心肌和骨骼肌的收缩都需要钙离子的参与。神经冲动传导到神经接头，释放神经递质时需要钙离子的激发。细胞膜上的钙结合部位能影响细胞膜的通透性和稳定性。

（3）促进体内某些酶的活性以及激素的分泌。

（4）参与血液的凝固。凝血酶原在钙离子的催化下转变为凝血酶，后者将纤维蛋白原转化为纤维蛋白，使血液凝固。

（5）酸碱平衡等也需要钙的参与。

2. 吸收、代谢与排泄

（1）小肠的上部是吸收钙的主要部位。婴幼儿时期钙的吸收率为 50%，儿童期为 40%，成人为 20%，老年人为 15%，不被人体吸收的钙在粪便中排出。影响钙吸收的因素有：

① 机体缺钙时，如长期低钙摄入、生长期、骨折愈合期，钙的吸收率增加。

② 维生素 D 能帮助钙的吸收。

③ 蛋白质分解出来的氨基酸（特别是赖氨酸、精氨酸）与钙形成可溶性钙有利于钙的吸收。

④ 脂肪消化不良时，未被吸收的脂肪酸与钙形成钙皂，影响钙的吸收。

⑤ 乳糖可以与钙螯合，形成低分子量可溶性络合物而有利于钙的吸收。

⑥ 酸性物质可增加钙的溶解度，促进钙吸收；止酸剂可减少钙吸收。

⑦ 草酸和植酸可以与钙形成不溶性钙盐，减少钙吸收，如蕹菜、菠菜、竹笋等含草酸较高。

（2）体内的钙代谢受体内的钙量以及内分泌系统的调控。

（3）体内钙大部分通过肠黏膜上皮细胞的脱落、消化液分泌而排入肠道，有部分重吸收。正常膳食时有20％的钙从尿中排出，一般每天排出100～200mg钙。补液、酸中毒、高蛋白质饮食、高镁膳食、甲状腺素、肾上腺皮质激素、甲状旁腺激素、维生素D以及长期卧床等都对钙的排泄有影响。乳母通过乳汁每日排出150～300mg钙。在妊娠期间有30g的钙由母亲转输给胎儿。

3. 缺乏与过量

我国居民钙摄入量普遍偏低，因此钙缺乏病是常见的营养性病症。钙缺乏主要表现为骨骼的病变，在儿童表现为佝偻病，成年人则表现为骨质疏松症。

钙为毒性最小的一类元素，但过量摄入钙也可能产生不良影响。高钙尿是肾结石的一个重要危险因素。此外，当钙与碱同时大量服用时可出现十分罕见的高钙血症，表现为肌张力松弛、便秘、多尿、恶心、昏迷，甚至死亡，临床上称"乳碱综合征"。症状表现可能有很大差异，其严重程度取决于钙和碱摄入量的多少和持续时间。

4. 供给量和食物来源

钙的摄入量与蛋白质的摄入量有关，认为每摄入100g蛋白质需要1g钙。高温作业需要较多的钙；阳光不足地区，钙吸收不良，需要较多的钙摄入。成人钙的需要量为800mg/d。不同的生长时期，钙的摄入量也不相同。钙的可耐受最高摄入量（UL）为2000mg/d。

奶及奶制品含钙量高且吸收率高，是钙的良好来源。其他食物如虾皮、海带、豆类、芝麻等钙含量也较高。常见食物的钙含量见表2-7。

表 2-7　常见食物的钙含量　　　　　　　　　　　　　　　　　　　单位：mg/100g

食物名称	钙含量	食物名称	钙含量
酸奶(全脂)	128	纯牛奶(全脂)	107
虾皮	991	花生仁(炒)	284
海带(干)	348	黄豆	191
白芝麻	620	黑豆	224
榛子(炒)	815	黑芝麻	780

数据来源：中国食物成分表标准版（第6版）。

三、磷

磷（phosphorus）是机体重要的元素，成人体内含磷量为600～900g。体内的磷85％～90％以羟基磷灰石形式存在于骨骼和牙齿中，其余10％～15％与蛋白质、脂肪、糖类及其他有机物结合，分布在细胞膜、骨骼肌、皮肤、神经组织及体液中。

1. 生理功能

（1）构成骨骼和牙齿的重要成分　在骨的形成过程中每2g钙需要1g磷，形成无机磷酸盐。

（2）参与能量代谢　高能磷酸化合物如三磷酸腺苷及磷酸肌酸等为能量载体，在细胞内能量的转换、代谢中，以及作为能源物质在生命活动中起重要作用。

（3）组成生命的重要物质　磷是组成环腺苷酸、环鸟苷酸、肌醇三磷酸、核酸、磷蛋白、多种酶等的成分。

（4）调节酸碱平衡。

2. 吸收与代谢

磷的吸收部位在小肠，代谢过程与钙相似，主要排泄途径是经肾脏。

3. 缺乏与过量

一般情况下，机体不会由于膳食原因出现磷缺乏或磷过量。在一定特殊情况下，如早产儿仅喂以母乳，因母乳含磷量较低，可出现佝偻病样骨骼异常。

4. 食物来源

磷在食物中分布广泛，无论动物性食物或植物性食物，都含有丰富的磷。

四、镁

成年人体内含镁（magnesium）20～38g，其中60％～65％存在于骨骼，27％分布于肌肉、心、肝、胰等组织。镁主要分布在细胞内，细胞外液的镁不超过1％。

1. 生理功能

（1）激活多种酶的活性　镁作为多种酶的激活剂，参与体内300多种酶促反应。

（2）对钾、钙离子通道的作用　镁可封闭不同钾离子通道的外向性电流，阻止钾的外流；另外，镁作为钙阻断剂，具有抑制钙离子通道的作用，当镁浓度降低时，钙进入细胞增多。

（3）促进骨骼生长和影响神经肌肉的兴奋性。

（4）影响胃肠道功能。

（5）调节激素作用。

2. 吸收与代谢

人体摄入的镁30％～50％在小肠吸收。成人肠道的吸收及肾脏的排泄可调节镁在机体内的稳态平衡。

3. 缺乏与过量

饥饿、蛋白质-能量营养不良及长期肠外营养等因素可引起镁的摄入不足，胃肠道感染、肾病及慢性酒精中毒等也可造成机体镁的不足。镁缺乏可引起神经肌肉兴奋性亢进。

一般情况下不易发生镁中毒。

4. 食物来源

绿叶蔬菜、大麦、黑米、荞麦、口蘑、木耳、香菇等食物含镁较丰富。

五、钾

成人体内钾（potassium）含量约50mmol/kg，主要存在于细胞内，约占总量的98％，其他存在于细胞外。

1. 生理功能

（1）参与碳水化合物、蛋白质的代谢　葡萄糖和氨基酸经过细胞膜进入细胞合成糖原和蛋白质时，必须有适量的钾离子参与。

（2）维持细胞内正常渗透压　由于钾主要存在于细胞内，因此钾在细胞内渗透压的维持中起主要作用。

（3）维持神经肌肉的应激性和正常功能　细胞内的钾离子和细胞外的钠离子联合作用，可激活 Na^+-K^+-ATP酶，产生能量，维持细胞内外钾钠离子浓度梯度，产生膜电位，膜去极化时在轴突产生动作电位，激活肌肉纤维收缩并引起突触释放神经递质。

（4）维持心肌的正常功能　心肌细胞内外的钾浓度与心肌的自律性、传导性和兴奋性有密切关系。

（5）维持细胞内外正常的酸碱平衡　当细胞失钾时，细胞外液中钠离子与氢离子可进入细胞内，引起细胞内酸中毒和细胞外碱中毒，反之，细胞外钾离子内移，可引起细胞内碱中毒与细胞外酸中毒。

2. 吸收与代谢

摄入的钾大部分由小肠吸收，吸收率约为 90%。肾脏是维持钾平衡的主要调节器官，约 90% 的钾经肾脏排出。

3. 缺乏与过量

体内缺钾，会造成全身无力、疲乏、心搏减弱、头昏眼花，严重缺钾还会导致呼吸肌麻痹致死亡。此外，低钾会使胃肠蠕动减慢，导致肠麻痹，加重厌食，出现恶心、呕吐、腹胀等症状。

钾离子紊乱是临床上最常见的电解质紊乱之一，且常与其他电解质紊乱同时存在。血钾高于 5.5mmol/L 称为高钾血症，高于 7.0mmol/L 则为严重高钾血症。高钾血症有急性与慢性两类，急性发生者为急症，应及时抢救，否则可能导致心搏骤停。临床表现主要为心血管系统和神经肌肉系统症状，其严重性取决于血钾升高的程度和速度、有无其他血浆电解质和水代谢紊乱合并存在。

4. 食物来源

大部分食物都含有钾，但蔬菜和水果是钾的良好的来源。

六、钠

钠（sodium）是人体肌肉组织和神经组织的重要成分之一。钠主要以盐的形式广泛分布于陆地和海洋中。

1. 生理功能

（1）调节体内水分与渗透压　钠主要存在于细胞外液，是细胞外液中的主要阳离子，约占阳离子总量的 90%，与对应的阴离子构成渗透压。钠对调节细胞外液渗透压与维持体内水量的恒定，是极其重要的。此外，钠在细胞内液中同样构成渗透压，维持细胞内水分的稳定。钠、钾含量的平衡，是维持细胞内外水分恒定的根本条件。

（2）维持酸碱平衡　钠在肾小管重吸收时与 H^+ 交换，清除体内酸性代谢产物，保持体液的酸碱平衡。钠离子总量影响着缓冲系统中碳酸氢盐的比例，因而对体液的酸碱平衡也有重要作用。

（3）钠泵的作用　钾离子的主动运转，由 Na^+-K^+-ATP 酶驱动，使钠离子主动从细胞内排出，以维持细胞内外液渗透压平衡。钠与 ATP 的生成和利用、肌肉运动、心血管功能、能量代谢都有关系，钠不足均可影响其作用。此外，糖代谢、氧的利用也需要钠的参与。

（4）增强神经肌肉兴奋性　钠、钾、钙、镁等离子的浓度平衡，对于维护神经肌肉的应激性是必需的，满足需要的钠可增强神经肌肉的兴奋性。

2. 吸收与代谢

钠主要在小肠上段吸收，进入人体的钠部分通过血液输送到胃液、肠液、胆汁以及汗液中。每日从粪便中排出的钠不足 10mg，在正常情况下，钠主要从肾脏排出。钠还可以从汗中排出，不同环境温湿度下，不同个体汗中钠的浓度变化较大。

3. 缺乏与过量

人体内钠在一般情况下不易缺乏。但在某些情况下，如禁食、少食，膳食钠限制过严而摄入量非常低时，或在高温、重体力劳动、过量出汗、胃肠疾病、反复呕吐、腹泻使钠过量丢失时，可发生钠缺乏。

钠摄入量过多、尿中 Na^+/K^+ 比值增高，是引发高血压的重要因素。研究表明，尿 Na^+/K^+ 比值与血压呈正相关，而尿钾与血压呈负相关。在高血压病家族人群中较普遍存在对盐敏感的现象，而对盐不敏感的或较耐盐者，在无高血压病家族史者中较普遍。正常情况下，钠摄入过多并不蓄积，但某些情况下，如误将食盐当作食糖加入婴儿奶粉中喂哺，则可引起中毒甚至死亡。急性钠中毒，可出现水肿、血压上升、血浆胆固醇升高、脂肪清除率降低、胃黏膜上皮细胞受损等。

4. 食物来源

钠普遍存在于各种食物中，一般动物性食物钠含量高于植物性食物，但人体钠的主要来源为食盐，加工、制备食物过程中加入的钠或含钠的复合物（如谷氨酸钠、碳酸氢钠等），以及酱油、盐渍食品或腌肉或烟熏食品、酱咸菜类、发酵豆制品、咸味休闲食品等。

七、铁

铁（iron）是人体必需微量元素中含量最多的一种，总量在 $4 \sim 5g$。体内铁的水平随年龄、性别、营养状况和健康状况的不同而异，人体铁缺乏是世界性的主要营养问题。铁可分为功能铁和储存铁两类。功能铁主要存在于血红蛋白中，占 $60\% \sim 75\%$；3% 在肌红蛋白；1% 为含铁酶类。储存铁以铁蛋白和含铁血黄素形式贮存在肝、脾、骨髓中，占 25%。

1. 生理功能

铁是血红蛋白、肌红蛋白、细胞色素 a 和某些呼吸酶的辅酶的成分，参与二氧化碳、氧的转运、交换和组织呼吸过程。与红细胞的成熟有关，铁进入幼红细胞内，与卟啉结合形成血红素，与珠蛋白结合形成血红蛋白。铁能催化胡萝卜素转化为维生素 A，参与嘌呤与胶原蛋白的合成、抗体的产生以及脂类从血液中的转移、药物在肝脏的解毒等。铁与抗感染以及淋巴细胞的转化率有关。

2. 吸收与代谢

膳食中的铁在整个消化道内被吸收，主要在十二指肠和空肠上端。铁主动转运到身体各部分并贮存在黏膜细胞内。铁吸收的量与铁存在的状态有关，血红素铁（色素铁）和二价铁容易被吸收。动物性食物中铁的含量比植物性食物要高，吸收率也要高，可达 $20\% \sim 30\%$。肉类食物含有大量的血红素铁，血红素铁的生物利用度高，有效吸收率为 $15\% \sim 35\%$。非血红素铁主要存在于植物性食物、奶和奶制品中，需要消化、解离出三价的铁，再还原为二价铁后被人体吸收，其吸收率的大小与共同进食的食物中影响铁吸收的因素有关。植物性食物中含有的植酸、草酸和膳食纤维都可以抑制铁的吸收，所以非血红素铁的平均吸收率仅为 $2\% \sim 3\%$。混合性膳食中铁的吸收率为 $10\% \sim 20\%$。还原性物质、维生素 B_2、单糖、有机酸、胃酸等能够促进铁的吸收，体内缺铁时，铁的吸收量增加。能抑制铁吸收的因素有抗酸药物、植酸、草酸、膳食纤维等。机体可对吸收的铁进行储存和再利用。体内剩余的铁以铁蛋白和含铁血黄素形式储存。胎儿体内储存的铁可供其六个月的消耗。

3. 缺乏与过量

长期膳食中铁供给不足，可引起体内缺铁或导致缺铁性贫血，多见于婴幼儿、孕妇及乳母。缺铁的主要原因为机体需要量增加且膳食铁摄入不足；其他如月经过多、痔疮、消化道溃疡、肠道寄生虫等疾病引起的出血，也是铁缺乏的重要原因。缺铁性贫血的临床表现为食欲缺乏、烦躁、乏力、面色苍白、心悸、头晕、眼花、免疫功能降低、指甲脆薄、反甲等。

铁的过量蓄积可发生血色病。

4. 供给量和食物来源

健康成年女性在月经期间铁每日约损失 2mg，所以成年女性每日铁的参考摄入量稍高于成年男性。中国营养学会建议成人膳食铁的 RNI 为男性 12mg/d，女性 18mg/d，孕早期 18mg/d，孕中期 25mg/d，孕晚期 29mg/d，乳母 24mg/d；UL 为 42mg/d。

常见食物的铁含量见表 2-8。

表 2-8　常见食物的铁含量　　　　　　　　　　　　　　　　单位：mg/100g

食物名称	铁含量	食物名称	铁含量
黑木耳(干)	97.4	猪肝	22.6
扁豆	19.2	蛏子	33.6
鸭血(白鸭)	30.5	紫菜(干)	54.9
虾米	11.0	蘑菇(干)	51.3
白芝麻	14.1	黑芝麻	22.7

数据来源：中国食物成分表标准版（第 6 版）。

八、锌

成人体内含锌（zinc）1.5～2.5g，主要存在于肌肉、骨骼和皮肤。按单位重量计算，以视网膜、脉络膜、前列腺含锌为最高，其次为肌肉、皮肤、肝脏、肾脏、心脏、脑。血液中的锌含量为红细胞占 75%～88%，血浆占 12%～22%，白细胞占 3%。锌主要以金属酶、碳酸酐酶和碱性磷酸酶等的组成成分形式存在和发挥生理功能。

1. 生理功能

（1）锌是很多金属酶的组成成分和激活剂　六大酶系中近 200 多种酶的活性与锌有关。

（2）促进生长发育与组织再生　锌是维持 RNA 多聚酶、DNA 多聚酶及反转录酶等活性所必需的，与蛋白质和核酸的合成，以及细胞的生长、分裂和分化等过程都有关系。锌对胎儿的生长发育也非常重要，对于促进性器官和性功能的正常发育亦是必需的。锌可能是细胞凋亡的一种调节剂。

（3）促进食欲　锌参与唾液蛋白的合成，对味觉与食欲有激发作用。

（4）参与维生素 A 的代谢和生理作用　锌对促进视黄醇的合成和构型转化，参与维生素 A 的动员和稳定血浆维生素 A 浓度，以及维持暗适应都起到重要作用。

（5）参与免疫功能　直接影响胸腺细胞的增殖，使胸腺正常发育，以维持细胞免疫功能的完整。

（6）维持生物膜的结构和功能　锌能维持细胞膜的稳定，影响其屏蔽功能、转运功能以及膜受体功能。

（7）对激素的作用　锌不仅对激素的产生、储存和分泌有作用，而且可以影响激素受体的效能和靶器官的反应。

2. 吸收与代谢

锌主要在小肠吸收，肠道依赖金属运载蛋白吸收锌。体内缺锌时，其吸收率增加。肠道内锌浓度可直接影响锌吸收。影响膳食中锌吸收的因素很多，植酸、半纤维素、铜、钙、镉可以抑制锌的吸收，蛋白质、维生素 D 则可促进其吸收。当体内锌处于平衡状态时，膳食中约 90％的锌由粪便排出，锌主要通过胆道-粪便排出，其次还有尿、汗、头发。毛发可用于测定锌，但应注意取样的部位以及毛发长度等的影响，发锌不再作为判断个体锌营养状况的可靠指标；血浆锌含量相对稳定，但可受多种生理病理状态影响，只有当严重锌缺乏时血浆锌浓度才具有诊断意义，对于边缘性或轻、中度锌缺乏时不建议作为人体的诊断指标。

3. 缺乏与过量

锌缺乏病表现为生长迟缓、免疫力降低、伤口愈合慢、皮炎、性功能低下、食欲缺乏、味觉异常、异食癖、暗适应减慢等；男性的第二性征发育和女性生殖系统的发育演变延缓，女性月经初潮延迟或闭经；骨骼发育受影响；脑功能受影响，智商降低；也可出现嗜睡症、抑郁症和应激性症状。

体内的锌过量对人体有危害。补锌太多，成年后还易发展成冠心病、动脉粥样硬化等。另外，锌摄入量过多，会在体内蓄积引起中毒，出现恶心、吐泻、发热等症状，引起上腹疼痛、精神不振，还可能造成急性肾功能衰竭，严重的甚至突然死亡。

4. 供给量和食物来源

中国营养学会推荐膳食锌的 RNI：成年男性为 12.0mg/d，成年女性为 8.5mg/d，孕妇为 10.5mg/d，乳母为 13mg/d。锌的无可见不良反应水平（NOAEL）为 30mg。

动物性食物中锌的生物利用率大于植物性食物，前者为 35％～40％，后者为 1％～20％。锌的来源较广泛，贝壳类、红色肉类及其内脏均为锌的良好来源。常见食物的锌含量见表 2-9。

表 2-9　常见食物的锌含量　　　　　　　　　　单位：mg/100g

食物名称	锌含量	食物名称	锌含量
生蚝	71.20	牛肉（前腱）	7.61
扇贝（鲜）	11.69	猪肝	5.78
螺蛳	10.27	口蘑	9.04
山核桃（熟）	12.59	南瓜子（炒）	7.12
西瓜子（炒）	6.73	黑芝麻	6.13

数据来源：中国食物成分表标准版（第 6 版）。

九、碘

成人体内含碘（iodine）15～20mg，甲状腺组织含碘最高，碘的含量为 8～15mg，占体内总碘量的 70％～80％。碘在人体的功能也是通过甲状腺素的功能体现出来的。

1. 生理功能

碘在体内主要参与甲状腺素的合成，它的功能也在甲状腺素上表现出来。

（1）促进生物氧化，协调氧化磷酸化过程，调节能量转换。

（2）促进蛋白质合成和神经系统发育，对胚胎发育期和出生后早期生长发育，特别是智力发育尤为重要。

（3）促进糖和脂肪代谢，包括促进三羧酸循环和生物氧化，促进肝糖原分解和组织对糖的利用。

（4）调节组织中的水钠代谢，缺乏甲状腺素可引起组织水钠潴留。

（5）促进维生素的吸收和代谢，包括促进烟酸的吸收利用及 β-胡萝卜素向维生素 A 的转化。

（6）活化酶，包括细胞色素酶系、琥珀酸氧化酶系等。

2. 吸收与代谢

食物中的碘必须被离子化才能吸收，进入胃肠道后 1h 内大部分被吸收，3h 全部被吸收。钙、铬、氟可以抑制碘的吸收。吸收的碘迅速运至血浆与蛋白质结合，并分布到全身各组织。代谢中分解脱落的碘，部分被重新利用，其余经尿液（90%）或胆汁（10%）排出。乳汁中含有一定量的碘。贮存的碘可供机体 2～3 个月的内分泌激素使用。正常情况下，碘的摄入与排出呈动态平衡。

3. 缺乏与过量

缺碘可导致智力低下、呆傻等智力障碍。缺碘可导致地方性甲状腺肿，俗称粗脖子病。严重缺碘可导致地方性克汀病，这主要是由于胎儿期及婴儿期严重缺碘，患者呆傻、矮小、听力障碍、瘫痪，呈现特殊丑陋面容。孕妇缺碘可导致早产、流产、死产、先天畸形儿、先天听力障碍儿等。缺碘不是很严重时，虽未出现典型的克汀病的症状，但仍有智力低下或发育滞后，即所谓的亚克汀病。

碘过量可使甲状腺功能亢进症的发病危险性提高；可以使隐性甲状腺自身免疫疾病转变为显性疾病；长期碘过量可使甲状腺功能减退症和亚临床甲状腺功能减退症的患病危险性提高。

4. 供给量和食物来源

中国营养学会推荐成人膳食碘的 RNI 为 $120\mu g/d$，UL 为 $600\mu g/d$。

食物中碘含量随地球化学环境变化会出现较大差异，也受食物烹调加工方式的影响。海产品的碘含量高于陆地食物，陆地动物性食物高于植物性食物。海带、海藻、鱼虾及贝类都是常见的富碘食物，特别是海带。

十、硒

硒（selenium）在人体内的总量为 14～21mg，广泛分布于所有的组织和器官，浓度以肝、胰、肾、脾、牙釉质以及指甲为高，脂肪组织最低。体内大部分硒主要以两种形式存在，一种是来自膳食的硒蛋氨酸，它在体内不能合成，作为一种非调节性储存形式存在，当膳食中硒供给中断时，硒蛋氨酸可向机体提供硒；另一种形式是硒蛋白中的硒半胱氨酸，为具有生物活性的化合物。

1. 生理功能

（1）抗氧化作用 硒是谷胱甘肽过氧化物酶（glutathione peroxidase，GSH-Px）的重要组成成分，有清除自由基（包括过氧化氢）的作用，与维生素 E 的抗氧化作用具有协同性。维生素 E 主要防止不饱和脂肪酸氧化，而硒主要促进细胞内的过氧化物的分解，从而起到共同保护细胞及细胞膜的作用。

（2）与金属有很强的亲和力 硒能与汞、甲基汞、镉、铅结合，形成金属硒蛋白复合物而解毒，并排出体外。

（3）保护心血管、维护心肌的健康。

（4）促进生长、保护视力、抗肿瘤的作用　白内障患者和糖尿病失明者，补充硒后视力有明显改善。缺硒地区的肿瘤发生率明显较高，如胃癌。

2. 吸收与代谢

硒主要在小肠吸收，人体对食物中硒的吸收良好。蛋氨酸硒的吸收率高于无机硒。溶解度大的硒吸收率大，植物中硒的生物利用率高于动物中的硒。维生素 A、维生素 E、维生素 C、维生素 B_2、蛋氨酸可促进其吸收。硒与蛋白质结合后转运到人体各器官和组织。硒大部分从尿排出，粪便中的硒是未吸收的，汗液和肺部也有排出。

3. 缺乏与过量

硒缺乏已被证实是发生克山病的重要原因。克山病临床主要症状为心脏扩大、心功能失代偿、心力衰竭或心源性休克、心律失常、心动过速或过缓等。生化检查可见血浆硒浓度下降，红细胞谷胱甘肽过氧化物酶活性下降。此外，缺硒与大骨节病也有关。

硒摄入过量可致中毒。主要表现为头发变干、变脆、易断裂及脱落。

4. 供给量和食物来源

中国营养学会推荐膳食硒的 RNI 为 $60\mu g/d$，UL 为 $400\mu g/d$。

海产品和动物内脏是硒的良好食物来源，如鱼子酱、海参、牡蛎、蛤蜊和猪肾等。食物中的含硒量随地域不同而异，特别是植物性食物的硒含量与地表土壤层中硒元素的水平有关。

十一、铬

铬（chromium）在人体主要以三价铬的形式存在，正常人体内总共含有 5～10mg 的铬，而且在体内分布广泛。一般组织中铬随年龄增长而下降。

1. 生理功能

（1）加强胰岛素的作用　糖代谢中铬作为一个辅助因子，是葡萄糖耐量因子（GTF）的重要组成成分。GTF 能刺激葡萄糖的摄取，促进葡萄糖转化为脂肪等。

（2）预防动脉粥样硬化　铬能提高高密度脂蛋白，降低血清胆固醇。动物缺铬时，血清胆固醇较高，喂铬以后可使血清胆固醇降低。

（3）促进蛋白质代谢和生长发育　DNA 和 RNA 的结合部位有大量三价铬，在核酸的代谢或结构中发挥作用。缺铬动物生长发育停滞。营养不良的儿童补充铬后，其生长速率显著增加。

2. 吸收与代谢

无机铬化合物在人体的吸收率很低，其范围为 0.4%～3% 或更少。维生素 C 能促进铬的吸收。铬随粪便、尿液排出。

3. 缺乏与过量

铬缺乏病尚无独立的临床表现，而是出现血脂、胆固醇和血糖升高，使人易患心脑血管病和糖尿病，严重危害人类健康。

铬中毒是指六价铬污染环境而引起的人体中毒，如长期从事铬酸盐工业生产的工人，易患皮肤溃疡、接触性皮炎、皮肤癌；长期吸入铬酸盐粉尘者可诱发肺癌。铬中毒时还可出现口腔炎和齿龈炎等。对铬中毒的治疗目前尚无特效疗法，一般是对症处理。饮食营养要加强，增加富含维生素 C 的新鲜蔬菜和水果；也有人认为大量吃糖可增加尿中铬的排出。

4. 供给量及食物来源

中国营养学会推荐成人膳食铬的 AI 男性为 $35\mu g/d$，女性为 $30\mu g/d$。

铬广泛存在于食物中，膳食铬主要来源于谷类（$346\mu g/kg$）、肉类及鱼贝类（$458\mu g/kg$）。

十二、钼

人体钼（molybdenum）总量约为 9mg，分布于全身各组织器官，其中肝、肾和皮肤含钼量较高。

1. 生理功能

钼主要作为酶的辅助因子而发挥作用，是黄素依赖酶的组成成分。黄素依赖酶的主要作用有：催化组织内嘌呤化合物的氧化代谢及尿酸的形成；催化肝脏铁蛋白中铁的释放，促进铁与血浆中 β-球蛋白形成运铁蛋白并顺利转运至肝和骨髓及其他组织细胞。

2. 吸收与代谢

食物中的钼很容易被吸收，吸收率达 $88\%\sim93\%$。膳食中各种硫化物可干扰钼的吸收。人体吸收的钼大部分很快更新并以钼酸盐形式从尿中排出，尿钼的排泄是调节体内钼稳态的重要机制。也有部分钼随胆汁经肠道排出。

3. 缺乏与过量

钼缺乏时，体内能量代谢过程发生障碍，可致心肌缺氧、坏死。缺钼时，肝脏内的黄嘌呤氧化酶活力降低，尿酸排泄减少，可形成肾结石和尿道结石。钼还可加强氟的防龋作用，缺钼可导致龋齿的发生。钼还参与铁的代谢，缺钼可导致缺铁，缺铁可致婴儿脑细胞数减少或功能低下，影响小儿智力发育，并可引起缺铁性贫血。

钼在自然界中分布较为分散，而且不均衡，某些地区土壤中钼含量过高，聚集到植物内，人食用后可发生中毒。过多的钼可使体内的黄嘌呤氧化酶的活性激增，发生痛风、关节痛和畸形，肾脏受损使血中尿酸过多等。钼中毒还表现为生长发育迟缓、体重下降、毛发脱落、动脉粥样硬化等。

4. 供给量和食物来源

中国营养学会推荐我国成人钼的 RNI 为 $25\mu g/d$，UL 为 $900\mu g/d$。

钼广泛存在于各种食物中，动物肝、肾含量最丰富，奶及奶制品、干豆和谷类含钼也较丰富。

十三、氟

正常人体内含氟（fluorine）总量约为 2.6g，主要存在于骨骼和牙齿中，少量分布在毛发、指甲及其他组织。人体的氟含量与环境和膳食中氟的水平有关，高氟地区人群体内的氟含量高于一般地区人群。

1. 生理功能

（1）维持骨骼和牙齿结构稳定性　适量的氟有利于钙和磷的利用，促进骨的形成和增强骨质坚硬性，加速骨骼生长。

（2）防治龋齿　氟可与牙釉质中羟基磷灰石作用，在牙齿表面形成一层坚硬且具有抗酸性腐蚀的氟磷灰石晶体保护层，减少酸性物质生成，起到防治龋齿的作用。

2. 吸收与代谢

从膳食摄入的氟有 75％～90％ 由胃肠道迅速吸收进入血液，以离子形式分布到全身。大部分骨骼组织中的氟离子迅速与骨盐羟基磷灰石晶体表面上的 OH^- 或 CO_3^{2-} 交换，形成氟磷灰石沉积在骨和牙齿钙化组织。氟与骨骼之间形成一种可逆性的螯合代谢池，根据生理需要可经离子交换或骨重建过程缓慢动员释放，因此氟在骨骼中沉积与年龄呈负相关。

3. 缺乏与过量

氟缺乏可能影响骨的形成，研究发现，氟的摄入不足可引起老年人骨质疏松症发病率增加。

过量氟可引起中毒，急性中毒多见于特殊职业环境，慢性中毒多为高氟地区居民长期摄入含氟高的饮水而引起。氟中毒主要是对骨的危害，可引起氟骨症。氟骨症的主要临床表现为腰腿及关节疼痛、脊柱畸形、骨软化或骨质疏松等。另外，氟斑牙也是氟中毒的主要危害，常见牙齿失去光泽，出现白垩色、黄色、棕褐色或黑色斑点，牙面凹陷剥落，牙齿变脆，易于碎落等。氟过量还会引起神经系统损伤，主要临床表现是记忆力减退、精神不振、失眠和易疲劳等。儿童摄入过量的氟可能会出现智力发育障碍等情况。

4. 供给量和食物来源

中国营养学会推荐成人氟的 AI 为 1.5mg/d，UL 为 3.5mg/d。

饮用水是氟的主要来源，饮用水中氟含量取决于地理环境中氟元素水平。食物中除茶叶、海鱼、海带、紫菜等少数食物中氟含量较高外，其他含氟量均较低。

十四、钴

钴（cobalt）可经消化道和呼吸道进入人体，一般成年人体内钴含量为 1.1～1.5mg。进入人体的钴最初贮存于肝和肾，然后贮存于骨、脾、胰、小肠以及其他组织。

1. 生理功能

钴作为维生素 B_{12} 的组成成分，其功能通过维生素 B_{12} 的作用来体现，主要是促进红细胞的成熟。钴可能有拮抗碘缺乏的作用，产生类似甲状腺的功能。

2. 吸收与代谢

钴主要在小肠中吸收，主要经肾脏排出，少量从粪便和汗液排出。

3. 缺乏与过量

缺钴可致红细胞的生长发育受干扰，发生巨幼细胞贫血（即恶性贫血）、急性白血病、骨髓疾病等。钴通过维生素 B_{12} 参与核糖核酸及造血系统有关物质的代谢，人体若缺钴及维生素 B_{12}，红细胞的生长和发育将发生障碍，不仅数量减少，而且体积大（巨）、不成熟（幼）、血红蛋白含量少，不合格的红细胞进入血液，即发生巨幼细胞贫血。白血病是造血系统的一种恶性肿瘤，近年来对其发病机制进行了大量的研究，结果显示其发病可能与体内钴等微量元素缺乏有关。

调查和研究发现，人类或动物如果过量摄入钴，都是有害的。高钴同样会引起红细胞增多、皮肤过敏等不良反应，甚至中毒。

4. 供给量和食物来源

我国未制定钴的参考摄入量。

活性钴在海产品如海带、紫菜、鱿鱼等食物中含量较高，动物性食物如肝、肾含量也较高。

第六节　维生素

维生素是指维持机体正常生理功能及细胞内特异代谢反应所必需的一类微量的物质（低分子有机化合物），而且是只能从食物中摄取的物质。维生素化学结构各不相同，在生理上既不是构成各种组织的主要原料，也不是体内的能量来源，但在机体物质和能量代谢过程中发挥着重要作用。

一、概述

维生素的种类繁多，自然界存在的常见维生素有十几种，通常按其溶解性分为脂溶性维生素（fat-soluble vitamins，FSV）和水溶性维生素（water-soluble vitamins，WSV）。脂溶性维生素包括维生素 A、维生素 D、维生素 E、维生素 K。水溶性维生素包括 B 族维生素和维生素 C。水溶性维生素常以辅酶或酶基的形式参与各种酶系，其营养水平可以通过测定血、尿的水平来反映。脂溶性维生素在机体内不易代谢和排泄，易储存于体内（主要在肝脏），容易出现中毒；水溶性维生素可被快速代谢和排泄，不易在体内蓄积，而不易出现中毒。维生素缺乏按其原因可以分为原发性和继发性维生素缺乏；按缺乏的程度可以分为临床缺乏病和亚临床缺乏病。

二、维生素 A

维生素 A 类是指具有视黄醇生物活性的一大类物质，包括维生素 A 和维生素 A 原。动物体内具有视黄醇生物活性的维生素 A 包括视黄醇、视黄醛、视黄酸。植物中不含有维生素 A，而在红、黄、绿色植物中含有"前维生素 A"，即类胡萝卜素，它在人体内可以转化为维生素 A，因此又称为维生素 A 原，如 α-胡萝卜素、β-胡萝卜素、β-隐黄素、γ-胡萝卜素等。其中 β-胡萝卜素的转化生物效价最高。β-胡萝卜素化学性质活泼，是一种黄色的脂溶性物质，是维生素 A 的前体。

1. 生理功能

（1）参与感光物质构成，维持夜间正常视力　视杆细胞的视紫红质是由 11-顺式视黄醛与视蛋白结合的复合物，当接受暗光时视紫红质的空间结构发生一系列变化，视杆细胞的膜电位发生变化，激发神经冲动，神经冲动传到中枢，产生视觉。在这个过程中要消耗维生素 A。

（2）维持上皮细胞组织结构健全，增强机体抗病能力　维生素 A 可以促进表皮细胞分化为分泌黏液的细胞，该细胞对维持上皮组织的健康起着重要作用。

（3）促进生长和骨骼发育　正常的骨生长是成骨细胞和破骨细胞之间的平衡，维生素 A 能促进未成熟的细胞转化为骨细胞，骨细胞增多，成骨细胞能使骨细胞分解，骨骼重新成型。

（4）抗癌作用　维生素 A 能促进上皮细胞正常分化。自由基、过氧化是致癌作用的机制之一，维生素 A 是抗氧化剂，具有清除体内自由基的功能，这也是维生素 A 的抗癌机制。

（5）提高机体免疫力　维生素 A 通过调节细胞和体液免疫提高免疫功能，该作用可能与增强巨噬细胞和自然杀伤细胞的活力以及改变淋巴细胞的生长或分化有关。因此，维生素 A 又被称为"抗感染"维生素。

β-胡萝卜素的功能主要有以下几点。

（1）补充维生素 A 的不足　β-胡萝卜素是维生素 A 的前体，当体内维生素 A 不足时会自动转化，当体内不缺维生素 A 时自动停止转化，是安全的维生素 A 来源。

（2）抗氧化作用　β-胡萝卜素是抗氧化物，是氧的清除剂，具有抗氧化作用，能保护并刺激免疫系统。

（3）作为营养色素　β-胡萝卜素具有良好的着色性能，着色范围是黄色、橙红，着色力强，色泽稳定均匀，能与 K、Zn、Ca 等元素并存而不变色，尤其适合与儿童食品配伍。在食品工业中被广泛应用。

2. 吸收与代谢

食物中维生素 A 与脂肪酸结合，形成维生素 A 酯，维生素 A 酯在肠腔的水解酶作用下，水解为游离的视黄醇后进入肠壁。维生素 A 与视黄醇酯结合蛋白（RBP）、血浆中的前白蛋白（PA）结合、转运。视黄醇可以被氧化成视黄醛、视黄酸，但是视黄酸不能被还原，视黄醛和视黄醇可以互相转变，而且可以在体内贮存。β-胡萝卜素广泛存在于深绿色和黄色植物中。β-胡萝卜素吸收后转变为维生素 A，其转变为维生素 A 的比率平均是 6：1，计算摄入量时要按此计算。

3. 缺乏与过量

维生素 A 缺乏最早出现的症状为暗适应能力下降。进一步发展可引起夜盲症、眼干燥症，甚至失明。

过量维生素 A 可引起急性中毒、慢性中毒及致畸。维生素 A 慢性中毒比急性中毒常见，症状为恶心、呕吐、头痛、肌肉失调、肝大等。孕妇在妊娠早期每天大剂量摄入过量维生素 A，娩出畸形儿的相对危险度增加。大量摄入类胡萝卜素一般不会引起毒性作用，但可引起胡萝卜素血症，致使黄色色素沉着在皮肤和皮下组织，引起肤色黄染。停止摄入富含胡萝卜素的食物后，可在 2～6 周内逐渐退黄。

4. 供给量和食物来源

（1）维生素的计量单位　膳食中的维生素 A 常用的计量单位为视黄醇当量（RE）、视黄醇活性当量（RAE）。但视黄醇当量可能高估了维生素 A 原的作用，故中国营养学会用视黄醇活性当量作为维生素 A 的推荐计量单位。

膳食或食物中总视黄醇活性当量（μgRAE）＝全反式视黄醇（μg）＋1/2 补充剂纯品全反式的 β-胡萝卜素（μg）＋1/12 膳食全反式 β-胡萝卜素（μg）＋1/24 其他膳食维生素 A 原类胡萝卜素（μg）。

（2）供给量及来源　我国成人维生素 A 的 RNI，男性为 770μgRAE/d，女性为 660μgRAE/d，怀孕中晚期及乳母在 660μgRAE/d 基础上，分别再增加 70μgRAE/d、600μgRAE/d。成人、孕妇、乳母的 UL 均为 3000μgRAE/d。动物性食物含有较多的维生素 A，见表 2-10；植物性食物含有较多的胡萝卜素，胡萝卜素主要存在于深绿色或红黄色的蔬菜和水果中，见表 2-11。

表 2-10　部分富含维生素 A 的动物性食物　　　　　单位：μgRAE/100g

食物名称	总维生素 A	食物名称	总维生素 A
羊肝	20972	鸭蛋黄	1980
鸡肝	10414	鸡蛋黄	438

食物名称	总维生素 A	食物名称	总维生素 A
猪肝	6502	河蚌	243
全脂奶粉（代表值）	380	河蟹	389

数据来源：中国食物成分表标准版（第 6 版）。

表 2-11　部分富含胡萝卜素的植物性食物　　　　　　单位：μg/100g

食物名称	胡萝卜素	食物名称	胡萝卜素
胡萝卜（黄）	4010	芹菜（叶）	2930
胡萝卜（红）	4130	菠菜	2930
西蓝花	7210	芥蓝	3450
豌豆苗	2667	辣椒（红、小）	1390
南瓜	890	刺梨	2900
芒果	897	蜜橘	1660
哈密瓜	920	木瓜	870

数据来源：中国食物成分表标准版（第 6 版）。

三、维生素 D

维生素 D 是具有钙化醇活性的一大类物质（约有 10 种该类化合物），包括维生素 D_2、维生素 D_3。维生素 D_3 由人体从食物中摄入或在体内合成（由胆固醇转变为 7-脱氢胆固醇储存在皮下，在紫外线作用下转化为维生素 D_3），又有"阳光维生素"之称。维生素 D 的特殊点如下：人类皮肤有足够阳光照射时，皮肤能合成足够的维生素 D；仅存在于少数食物中。

1. 生理功能

（1）促进小肠对钙、磷的吸收　　1,25-$(OH)_2$-D_3 进入肠黏膜上皮，诱导基因表达，产生钙结合蛋白（CBP）。钙结合蛋白是参加钙运输的载体，它还能增加肠黏膜对钙的通透性，将钙主动转运通过黏膜细胞，进入血液循环。

（2）促进肾脏对钙、磷的重吸收　　1,25-$(OH)_2$-D_3 能促进肾小管对钙、磷的重吸收，减少丢失。促进磷的重吸收比促进钙的重吸收的作用明显。

（3）促进骨质钙化和骨质溶解　　增加破骨细胞的活性，或促进各种细胞转化为破骨细胞，破骨细胞的活性加大可致溶骨和血液的钙浓度增加。维生素 D 能促进钙、磷的周转以及骨质更新，具有维持血液的钙、磷水平的作用。

（4）共同调节血钙平衡　　在低血钙时，甲状旁腺激素释放增加，与降钙素等共同调节血钙水平。血中钙、磷降低时可以刺激 1,25-$(OH)_2$-D_3 羟化增加。

（5）参与机体多种功能的调节　　维生素 D 具有激素的功能，可调节生长发育、细胞分化、免疫、炎症反应等。

2. 吸收与代谢

食物中的维生素 D 在小肠吸收，经淋巴入血，与特殊的载体蛋白——维生素 D 结合蛋白（DBP）结合转运到肝脏，在肝脏经维生素 D_3-25-羟化酶催化后经过第一次羟化生成 25-(OH)-D_3 后转运到肾脏进行第二次羟化，成为有生物活性的 1,25-$(OH)_2$-D_3 后，再转运到各组织。肝、肾功能不全者由于影响其活化，而影响钙的代谢。维生素 D_3 主要储存在脂肪组织中，其次为肝脏、大脑、肾、肺、骨骼和皮肤。维生素 D_3 的分解主要在肝脏，主要经胆汁排出。

3. 缺乏与过量

维生素 D 缺乏可引起婴幼儿佝偻病，成年人骨质软化症、手足痉挛症，老年人骨质疏松症。

维生素 D 过多症主要表现为食欲缺乏、体重减轻、恶心、呕吐、腹泻、头痛、多尿、烦躁等症状，严重的维生素 D 中毒可导致死亡。

4. 供给量和食物来源

维生素 D 的量一般用国际单位（IU）来表示，也有用重量单位（μg）来表示的。1IU 维生素 D 相当于 $0.025\mu g$ 的维生素 D。婴儿、儿童、青少年、成人、乳母、孕妇维生素 D 的 RNI 均为 $10\mu g/d$，65 岁以上老年人为 $15\mu g/d$。当骨科手术、骨折时因为钙的需要量增加，也应该较多地摄入维生素 D。

维生素 D 主要存在于海水鱼、动物肝脏、蛋黄等动物性食品及鱼肝油制剂中。

四、维生素 E

维生素 E 又称生育酚，是具有 α-生育酚生物活性的一类物质，可作为"抗不育维生素"。维生素 E 易受氧、紫外线、碱、铁盐、铅盐的破坏，对酸、热稳定，长期反复加热和油脂酸败会导致维生素 E 失活。

1. 生理功能

（1）抗氧化作用　维生素 E 有很强的抗氧化性，可以保护多不饱和脂肪酸（PUFA）不被氧化，从而调节人体的脂质代谢，治疗和预防心脑血管疾病。维生素 E 还可防止维生素 A、维生素 C 被氧化。

（2）促进蛋白质合成　表现为促进人体的新陈代谢，增强机体的耐力，维持骨骼肌、心肌、平滑肌、外周血管、中枢神经、视网膜的正常结构和功能。

（3）预防衰老　抗过氧化，清除自由基，减少脂褐质形成，提高免疫力。

（4）与动物的生殖有关　动物缺乏维生素 E 时，其生殖器官受损伤导致不育。临床常用于先兆流产和习惯流产的治疗。

（5）调节血小板的黏附力和聚集作用，可以降低发生心脑血管疾病的危险性。

2. 吸收与代谢

维生素 E 主要在小肠上部吸收，吸收率一般为 70%。维生素 E 很少通过胎盘，故新生儿组织中储存较少，易缺乏。大部分维生素 E 储存在脂肪细胞，少量储存在肝脏、肺脏、心脏、肌肉等组织。

3. 缺乏与过量

维生素 E 缺乏在人类较为少见，但可出现在低体重的早产儿。严重时表现为视网膜退行性改变、溶血性贫血、肌无力等。

在脂溶性维生素中，维生素 E 的毒性相对较小。大剂量维生素 E 有可能导致中毒症状，如肌无力、视物模糊、恶心、腹泻等。

4. 供给量和食物来源

维生素 E 的活性可用 α-生育酚当量（α-TE）表示。我国成人维生素 E 的 AI 是 14mg α-TE/d，乳母的 AI 是 17mg α-TE/d。

维生素 E 在自然界的分布很广，一般情况下不会出现缺乏。维生素 E 含量丰富的食品是植物油（大豆油、玉米油、棉籽油、红花油）、麦胚、硬果、种子等。

五、维生素 C

维生素 C 又称抗坏血酸，具有酸味，溶于水，结晶很稳定。水溶液易被大气中的氧所氧化，微量重金属可以加速其氧化。

1. 生理功能

（1）抗氧化作用　维生素 C 是机体重要的可逆性还原剂，以它的还原价来参加体内的各种生物化学反应；作为辅助因子使元素离子处于还原状态；保护体液中抗氧化剂的活性。

（2）促进铁和钙的更好利用　维生素 C 可使三价的铁还原为二价，以利于吸收，帮助铁转运；防止钙沉淀，有利于吸收。

（3）促进叶酸的利用　维生素 C 能促进无活性的叶酸转变为有活性的亚叶酸。

（4）参与酪氨酸的氧化　维生素 C 激活对羟基苯丙酮酸氧化酶，促进酪氨酸的氧化和代谢，参与三羧酸循环。

（5）促进胆固醇代谢　维生素 C 可加快将胆固醇从血液中清除，促进胆固醇在肝脏转化为胆酸，在肝脏参与胆固醇的羟化作用。

（6）抗肿瘤作用　维生素 C 可减少多环芳烃致癌物与 DNA 结合，阻断亚硝胺的形成，从而起到预防肿瘤的作用。

（7）清除自由基　维生素 C 是一种重要的自由基清除剂，可清除 $O_2 \cdot$ 和 $OH \cdot$ 等自由基，发挥抗衰老作用。

（8）其他作用　维生素 C 能刺激机体产生干扰素，增强抗病毒的能力；促进合成 IgG、IgM 等抗体；激活羟化酶，使胶原的赖氨酸和脯氨酸羟化胶原交链，合成、稳定原胶原，保护结缔组织。

2. 吸收、转运与代谢

维生素 C 主要在小肠吸收，吸收率与摄入量有关。当摄入量不足 100mg 时，吸收率为 $80\% \sim 90\%$；摄入 180mg，吸收 70%；摄入 1500mg，只吸收 50%；如摄入 12000mg，仅 16% 被吸收。肾上腺的维生素 C 含量很高，其次为大脑、肝脏。过量的维生素 C 主要经尿排出，还可从粪便和汗液排出。尿中的维生素 C 大多转变为其他代谢产物，如草酸、苏氨酸等。长期大量摄入维生素 C，会使肾脏中草酸积累，很可能导致结石。

3. 缺乏与过量

维生素 C 缺乏可致胶原蛋白合成受阻，引起坏血病。早期表现为疲劳、倦怠，牙龈肿胀、出血，伤口愈合缓慢等，严重时可出现贫血、假性瘫痪，甚至内脏出血而危及生命。

长期服用大剂量维生素 C（每日 2～3g）可引起停药后坏血病，还可引起尿酸盐、半胱氨酸盐或草酸盐结石。此外，大量应用（每日用量 1g 以上）可引起腹泻、皮肤红而亮、头痛、尿频（每日用量 600mg 以上时）、恶心呕吐、胃痉挛等。

4. 供给量和食物来源

维生素 C 极易被氧化，在储存、加工、烹调时容易破坏、损失，在制定供给量时要考虑损失，故各国的供给量相差较大。在高温、寒冷、缺氧条件下工作或职业性接触毒物（铅、苯、汞等）和应急状态时，要增加维生素 C 的供给。我国成人维生素 C 的 RNI 为 100mg/d，预防非传染性慢性病的建议摄入量（PI-NCD）为 200mg/d，UL 为 2000mg/d。

维生素 C 主要来自新鲜水果和蔬菜，如柑橘、酸枣、柠檬、猕猴桃、苋菜、辣椒、番茄、芥菜等的含量较高。

六、维生素 B₁

维生素 B_1 又称硫胺素、抗脚气病因子和抗神经炎因子。维生素 B_1 为白色结晶，易溶于水，微溶于乙醇。易受热和氧化而被破坏，特别是在碱性的环境中，故在食物中加碱，容易使维生素 B_1 破坏；酸性环境中稳定。维生素 B_1 在体内主要以焦磷酸硫胺素（TPP）的形式存在。

1. 生理功能

（1）辅酶功能　焦磷酸硫胺素是维生素 B_1 的主要活性形式，在体内的能量代谢中具有重要作用，它参与两个重要的反应。

① 参与能量代谢：TPP 是碳水化合物代谢中氧化脱羧酶的辅酶，参与碳水化合物彻底氧化，产生大量的能量。

② 参与戊糖、脂肪和胆固醇合成：TPP 也可作为转酮醇酶的辅酶参与转酮醇作用，这是磷酸戊糖通路中的重要反应。转酮醇作用不是碳水化合物氧化供能的主要途径，但它是核酸合成中戊糖以及脂肪酸合成中还原型辅酶Ⅱ的重要来源。

（2）非辅酶功能　TPP 可能具有调控某些离子通道的作用。

2. 吸收、转运与代谢

主要在十二指肠、空肠吸收，在低浓度时主要靠载体的主动转运。维生素 B_1 以不同形式存在于各种组织细胞内，以肝脏、肾脏、心脏含量最高。维生素 B_1 很容易通过肾脏排出。

3. 缺乏与过量

维生素 B_1 缺乏的初期症状有疲乏、淡漠、食欲差、恶心、忧郁、急躁、沮丧、腿麻木和心电图异常。典型缺乏病为脚气病。临床上主要分为成人脚气病（包括干性脚气病、湿性脚气病、混合型脚气病三型）和婴儿脚气病。

长期口服维生素 B_1 尚未引起任何不良反应发生，它的毒性是非常低的。已知每日摄入 $50\sim500mg$ 维生素 B_1 的情况下，未见不良反应。维生素 B_1 无可见不良反应水平（NOAEL）及最低不良反应水平（LOAEL）未被确定。

4. 供给量和食物来源

维生素 B_1 的需要量与碳水化合物代谢有关，它在人体内不能大量贮存，需要每日给予补充，其需要量与年龄、体力劳动的强度、环境温度以及身体状况有关。健康成年人 0.5mg 的维生素 B_1 能满足 1000kcal 能量的需要。我国维生素 B_1 的 RNI 成年男性为 1.4mg/d，女性为 1.2mg/d。

动物内脏的维生素 B_1 含量较高，粮谷类、豆类、干果、坚果等的含量也较多。不良的加工方法可影响维生素 B_1 的含量，粮食霉变、过度碾磨、水洗过度等都会导致维生素 B_1 的损失，所以应尽量避免在食物加工中丢失。

七、维生素 B₂

维生素 B_2 又称核黄素，其化学性质稳定，耐酸、耐碱、不易氧化，但在碱性和光照条件下不稳定。维生素 B_2 易溶于水，切碎的菜，长时间的水煮会破坏其中的维生素 B_2。光照牛奶4h可破坏70％的维生素B_2。

1. 生理功能

维生素B_2以黄素单核苷酸（FMN）和黄素腺嘌呤二核苷酸（FAD）的形式作为多种黄素酶的重要辅基。在生物氧化过程中具有传递电子的作用。

2. 吸收、转运与代谢

食物中的维生素B_2必须在肠道被水解后释放出来才能被吸收。维生素B_2的吸收依靠主动转运过程，主要在胃肠道吸收。维生素B_2主要从尿中排出，粪便、汗也有排出。

3. 缺乏与过量

通常轻微缺乏维生素B_2不会出现明显症状，但是严重缺乏维生素B_2时会出现口腔-生殖系统综合征，即表现为眼、口腔、阴囊的病变。长期缺乏还会导致儿童生长迟缓，轻中度缺铁性贫血。严重缺乏时常伴有其他B族维生素缺乏症状。

维生素B_2摄取过多，可能引起瘙痒、麻痹、流鼻血、灼热感、刺痛等。如正在服用抗肿瘤药（如甲氨蝶呤）的患者，过量地服用维生素B_2会减低这些抗肿瘤药的效用。

4. 供给量和食物来源

维生素B_2的供给量与能量代谢有密切关系。根据不同年龄组生理状况和劳动强度等情况而定，按0.5mg维生素B_2为1000kcal能量需要的标准。我国维生素B_2的RNI成年男性为1.4mg/d，女性为1.2mg/d。

动物的内脏（肝、肾、心）、蘑菇、鳝鱼和蛋、奶是维生素B_2的丰富来源，植物性食物也有。

八、烟酸

烟酸又称维生素B_3、尼克酸、抗癞皮病因子等。烟酸在体内以烟酰胺形成存在，烟酸和烟酰胺总称为维生素PP，它们在体内具有相同的生理活性。对酸、碱、光和热稳定，一般烹调很少被破坏。

1. 生理功能

烟酸是一系列以辅酶Ⅰ（NAD）和辅酶Ⅱ（NADP）为辅基的脱氢酶类的必要成分，几乎参与细胞内生物氧化的全部过程。烟酸与核酸的合成有关。烟酸还是葡萄糖耐量因子（GTF）的重要成分。

2. 吸收与代谢

烟酸和烟酰胺在胃肠道被迅速吸收，在肠黏膜细胞内转化为辅酶形式，低浓度时以易化扩散方式吸收，高浓度时以被动扩散方式吸收，其代谢产物从尿中排出。

3. 缺乏与过量

烟酸缺乏可引起癞皮病（烟酸缺乏症）。其典型症状是皮炎、腹泻和痴呆。

目前尚未发现因食源性烟酸摄入过多而引起中毒的报告。所见烟酸的副作用多系临床大剂量使用烟酸治疗高脂血症患者所致，如头晕目眩、颜面潮红、皮肤瘙痒等。

4. 供给量和食物来源

烟酸的参考摄入量应考虑能量的消耗和蛋白质的摄入量。烟酸除直接从食物中摄取外，还可在体内由色氨酸转化而来。人体内平均60mg的色氨酸可以转化为1mg烟酸。因此膳食中烟酸的参考摄入量应以烟酸当量（NE）表示。

$$烟酸当量(mg\ NE) = 烟酸(mg) + 1/60\ 色氨酸(mg)$$

我国的供给量中，成人每消耗 1000kcal 能量，需要 5mg 烟酸。我国烟酸的 RNI 成年男性为 15mgNE/d，女性为 12mgNE/d；UL 为 35mgNE/d。

烟酸在食物中分布较广，但多数食物中的含量不高。动物肝脏、动物肾脏、瘦肉、花生、茶叶等中的含量较高，它们都是预防和治疗烟酸缺乏症的食物。

九、维生素 B_6

维生素 B_6 又称吡哆素，包括吡哆醛、吡哆醇、吡哆胺。维生素 B_6 对热和酸稳定，容易被氧和紫外线破坏，对碱不稳定。

1. 生理功能

进入人体的维生素 B_6 主要以磷酸吡哆醛辅酶形式存在，是许多反应的辅酶。

（1）参与氨基酸代谢 脱羧酶、转氨酶、脱氨酶、脱硫转氨酶等都以磷酸吡哆醛为重要辅酶。另外，色氨酸转化为烟酸需要维生素 B_6。

（2）作用于 δ-氨基-γ-酮戊酸的合成 δ-氨基-γ-酮戊酸是形成卟啉的中间体，维生素 B_6 缺乏可以导致贫血。

（3）参与脂代谢和糖代谢、花生四烯酸生成以及肝糖原的分解。

（4）5-羟色胺的合成、γ-氨基丁酸的合成、牛磺酸等神经递质的合成都需要维生素 B_6 的参与，缺乏时由于这些递质的减少，可能出现相应的症状。

2. 吸收与转运

维生素 B_6 主要在空肠吸收。食物中的维生素 B_6 必须经非特异性磷酸酶水解后才能被吸收，不易被吸收；其在动物体内多以吡哆醛、吡哆胺的形式存在，较容易被吸收。

肝脏和肌肉中的维生素 B_6 含量较高。肌肉中的维生素 B_6 占总量的 80%～90%，血液中的含量仅有 $1\mu mol$。维生素 B_6 以尿中的 4-吡哆醇形式排出。在人体内，维生素 B_6 几乎没有储存。

3. 缺乏与过量

缺乏维生素 B_6 时会出现食欲缺乏、失重、呕吐等症状。严重缺乏会出现脂溢性皮炎、小细胞性贫血、惊厥、关节炎、小儿痉挛、忧郁、头痛、掉发、易发炎、学习障碍、衰弱等症状。

维生素 B_6 毒性较低，以食物来源摄入大量维生素 B_6 不会引起不良反应。

4. 供给量和食物来源

维生素 B_6 参与蛋白质的代谢，其供给量与蛋白质摄入量有关。肠道的细菌可以合成维生素 B_6，一般不会缺乏。怀孕、哺乳、高温作业等时应当增加供给量。我国成人维生素 B_6 的 RNI 为 1.4mg/d，妊娠期为 2.2mg/d，哺乳期为 1.7mg/d。

维生素 B_6 在食物中分布较广，动物性食物中含量较多，葵花子、畜肉类、鱼、蛋黄、动物肝脏、蔬菜等中的含量较多。谷物种子外皮含量较多。

十、叶酸

叶酸是含有蝶酰谷氨酸结构的一类化合物的统称。叶酸水溶液容易被光解破坏，在酸性溶液中对热不稳定，而在碱性和中性环境中很稳定。

1. 生理功能

叶酸在体内的活性形式是四氢叶酸。叶酸的重要生理功能是作为一碳单位的载体参与代谢。

（1）参与脱氧核糖核酸的合成与细胞分裂。

（2）参与嘌呤的合成。

（3）作用于氨基酸之间的相互转变，如组氨酸分解成为谷氨酸、丝氨酸转变为甘氨酸等。

2. 吸收与代谢

叶酸经过小肠黏膜上的酶水解，以单谷氨酸叶酸形式在小肠吸收。其在肠道的转运是载体介导的主动转运过程。不同食物中叶酸的生物利用率相差很大，莴苣为25%、豆类为96%，平均为40%～50%。人体叶酸总量为5～6mg，50%在肝脏，80%以四氢叶酸形式存在。成人平均每天代谢60μg，主要通过胆汁和尿排出。

3. 缺乏与过量

叶酸缺乏可引起情感改变，补充叶酸即可消失。孕妇缺乏叶酸，可使先兆子痫、胎盘早剥的发生率增高，患有巨幼细胞贫血的孕妇易出现胎儿宫内发育迟缓、早产及新生儿低出生体重。妊娠早期缺乏叶酸，还易引起胎儿神经管畸形（如脊柱裂、无脑畸形等）。叶酸缺乏可引起高同型半胱氨酸血症，从而增加患心血管病的危险性。小肠疾病能干扰食物叶酸的吸收和经肝肠循环的再循环过程，故叶酸缺乏是小肠疾病常见的一种并发症。

叶酸是水溶性维生素，一般超出成人最低需要量20倍也不会引起中毒。

4. 供给量和食物来源

叶酸与核酸、血红蛋白的生物合成有关，需要量受其代谢速度的影响，代谢失调或怀孕期间叶酸的需要量相对增加。叶酸的摄入量应以膳食叶酸当量（DFE）表示，叶酸当量的计算公式为：

$$DFE(\mu g) = 膳食叶酸(\mu g) + 1.7 \times 叶酸补充剂(\mu g)$$

我国成人叶酸的 RNI 为 $400\mu g$ DFE/d，孕妇为 $600\mu g$ DFE/d，乳母为 $550\mu g$ DFE/d。叶酸的 UL 为 $1000\mu g$ DFE/d。

叶酸在动物内脏（肝、肾）、水果、蔬菜中含量较丰富。

十一、维生素 B_{12}

维生素 B_{12} 又称氰钴胺素、钴胺素，是含三价钴的多环系物，对阳光、氧化剂、还原剂敏感，易被破坏。

1. 生理功能

维生素 B_{12} 常以辅酶形式起作用，可促进生长、保持神经组织健康以及维持血液的正常功能。维生素 B_{12} 和叶酸共同参与 DNA 的合成。

2. 吸收与代谢

维生素 B_{12} 的吸收受胃壁上一些特殊细胞分泌的"内因子"影响。大部分分布在肝脏，其次为肌肉、皮肤和骨骼。维生素 B_{12} 可以从尿、胆汁中排出。

3. 缺乏与过量

维生素 B_{12} 缺乏多因吸收不良引起，膳食维生素 B_{12} 缺乏较少见。膳食缺乏见于素食者，由于不吃肉食而发生维生素 B_{12} 缺乏。老年人和胃切除患者胃酸过少可引起维生素 B_{12} 的吸收不良。缺乏症状主要有恶性贫血（红细胞不足）、月经不调、眼及皮肤发黄、皮肤出现局部（很小）红肿（不痛不痒）并伴随蜕皮、恶心、食欲缺乏、体重减轻等。

维生素 B_{12} 是人体内每天需要量最少的一种维生素，过量的维生素 B_{12} 会产生副作用，如出现哮喘、荨麻疹、湿疹、面部水肿、寒战等过敏反应，也可能诱发神经兴奋、心前区痛和心悸。维生素 B_{12} 摄入过多还可导致叶酸的缺乏。

4. 供给量和食物来源

我国成人维生素 B_{12} 的 RNI 为 $2.4\mu g/d$。

自然界的维生素 B_{12} 都是由微生物产生的。维生素 B_{12} 广泛存在于动物性食物中，植物性食物中不含有维生素 B_{12}。人的肠道微生物可以合成维生素 B_{12}。

十二、生物素

生物素又称维生素 H、辅酶 R 等，是水溶性维生素，也属于 B 族维生素。它是合成维生素 C 的必要物质，是脂肪和蛋白质正常代谢不可或缺的物质，是一种维持人体自然生长、发育和正常人体功能健康必要的营养素。

1. 生理功能

生物素与酶结合参与体内二氧化碳的固定和羧化过程，与体内的重要代谢过程，如丙酮酸羧化转变成为草酰乙酸、乙酰辅酶 A 羧化成为丙二酰辅酶 A 等糖及脂肪代谢中的主要生化反应有关。

（1）构成视杆细胞内感光物质。

（2）维持上皮组织结构的完整和健全。

（3）增强机体免疫反应和抵抗力。

（4）维持正常生长发育。

2. 吸收与代谢

生物素从胃和肠道吸收。血液中生物素的 80% 以游离形式存在，分布于全身各组织，在肝、肾中含量较多。大部分生物素以原形由尿液排出，仅小部分代谢为生物素硫氧化物和双降生物素。

3. 缺乏与过量

生物素缺乏的体征，主要有皮炎、湿疹、萎缩性舌炎、感觉过敏、肌肉痛、倦怠、厌食、轻度贫血和脱发等。

生物素的毒性很低，用大剂量的生物素治疗脂溢性皮炎未发现蛋白质代谢异常或遗传错误及其他代谢异常。动物实验也显示生物素毒性很低。

4. 供给量和食物来源

中国成人生物素的 AI 为 $40\mu g/d$。

生物素和维生素 A、维生素 B_2、维生素 B_6、烟酸（维生素食品）一起使用功效更佳。食物来源主要是糙米、小麦、草莓、柚子、葡萄（葡萄食品）、啤酒、动物肝脏、蛋、瘦肉、乳及乳制品等。生物素在人体内仅停留 3～6h，所以必须每天补充。好吃生鸡蛋和饮酒的人需要额外补充生物素。

小　结

本章主要介绍了人体需要的各类营养素，包括蛋白质、脂类、碳水化合物、矿物质、维生素的生理功能、吸收与代谢、缺乏与过量的危害及食物来源等。还介绍了人体的能量消耗、能量需要量的确定和膳食能量供给等。

思考题

1. 评价食物蛋白质营养的指标主要有哪些？
2. 论述保持人体能量平衡的重要性。
3. 比较脂溶性维生素和水溶性维生素的代谢特点及生理活性的不同。
4. 我国人群较易缺乏的矿物质主要有哪些？

第三章 食物中的天然活性物质与健康

食物中的天然活性成分是指植物性食物中微量的非营养类生物活性物质，包括主要来自植物性食物的酚类化合物、萜类化合物、有机硫化物、植物多糖和类胡萝卜素等，也包括主要来源于动物性食物的 γ-氨基丁酸、褪黑素、辅酶 Q 及左旋肉碱等。它们不仅对癌症和心血管疾病等慢性疾病具有一定的防治作用，也为食物带来了不同风味和颜色，近年来备受关注。

第一节 膳食纤维

膳食纤维（dietary fiber，DF）是不能被人体小肠消化吸收，但能被大肠内的某些微生物部分或全部发酵的可食用的碳水化合物的总称，包括纤维素、半纤维素、果胶、树胶、寡糖、木质素以及相关的植物性成分。

20 世纪 70 年代，Denis Burkitt 和 Hugh Trowell 等提出粗粮或富含膳食纤维的食物可以预防一些慢性非传染性疾病，如肠癌、憩室病、阑尾炎、便秘、痔疮、糖尿病、心脏病、高胆固醇血症及肥胖病等疾病。通过多年的实验研究与流行病学调查研究，目前已确认了膳食纤维对人体健康有益，是防治结肠直肠癌、糖尿病等慢性非传染性疾病的有益因子之一。

一、结构和理化性质

1. 定义和分类

2010 年，世界卫生组织/联合国粮食及农业组织（WHO/FAO）将"膳食纤维"定义为：膳食纤维共性特点是指 10 个和 10 个以上聚合度（degree of polymerization，DP）的碳水化合物聚合物，且该物质不能被人体小肠内的酶水解，并对人体具有健康效益。中国食品安全国家标准《食品营养成分基本术语》（GB/Z 21922—2008）对膳食纤维定义为：植物中天然存在的、提取或合成的碳水化合物的聚合物，其聚合度（DP）≥3，不能被人体小肠消化吸收、对人体有健康意义，包括纤维素、半纤维素、果胶、菊粉及其他一些膳食纤维单体成分等。

膳食纤维按溶解性可分为可溶性膳食纤维（soluble dietary fiber，SDF）和不可溶性膳食纤维（insoluble dietary fiber，IDF）。可溶性膳食纤维指可溶于温水或热水，且其水溶液能被 4 倍 95％的乙醇再沉淀的一部分纤维，主要是细胞壁内的储存物质和分泌物，另外还包括微生物多糖和合成多糖，其组成主要是一些胶类物质，如果胶、树胶等，还有半乳甘露糖、葡聚糖、羧甲基纤维素和真菌多糖等。不可溶性膳食纤维是指不溶于温水或热水的那部分纤维，主要是细胞壁的组成部分，包括纤维素、木质素、壳聚糖、原果胶和植物蜡等（表 3-1）。

表 3-1　膳食纤维的分类

类型		成分	生理功能	主要食物来源
不可溶性膳食纤维	非碳水化合物	木质素	增加粪便体积	全谷物
	碳水化合物	纤维素	增加粪便体积	所有植物
		半纤维素	减少粪便在肠内停留的时间	小麦、黑麦、稻米、蔬菜
可溶性膳食纤维	碳水化合物	果胶、树胶	延缓胃排空时间	柠檬类水果、燕麦制品、
		植物胶	减缓葡萄糖的吸收	豆类、食品增稠剂等
		某些半纤维素	降低血胆固醇	

资料来源：Wardlaw G M. Contemporary Nutrition. 6th edition. WBC & McGrawHill，2006.

2. 理化性质

（1）持水性　由于膳食纤维的结构中含有大量的亲水基团，因此具有很强的水结合能力，一般而言，膳食纤维可结合自身重量 1.5～25 倍的水。结合水后的膳食纤维可延缓胃排空，增加饱腹感，同时，由于膳食纤维结合水后体积膨胀，可减少食糜与消化酶的接触，影响矿物质、脂肪、胆汁酸和葡萄糖等的消化和吸收。

另外，可溶性纤维通常会延长小肠转运时间，而不溶性纤维缩短小肠转运时间，食物在小肠存留时间缩短时，可导致营养物质与肠上皮细胞接触时间缩短，吸收减少；同时也加快肠内有害物质的排出，因此，膳食纤维对肠道消化功能的影响有利有弊。

（2）交换和吸附作用　膳食纤维分子表面带有很多活性基团，如羧基、羟基等侧链基团，可产生类似弱酸性阳离子交换树脂的离子交换作用，可与阳离子，尤其是有机阳离子进行可逆的交换。如钙、铜、铁和锌均可被谷类、玉米中的食物纤维和分离出的半纤维素、纤维素、果胶和木质素所结合，从而减少机体对离子的吸收。此外，膳食纤维还能吸附脂肪酸、胆固醇、胆汁酸，抑制微胶粒的形成，影响脂肪酸的吸收，并可阻断胆汁酸的肝肠循环，使胆汁酸不能被重新吸收，从而降低血清胆固醇水平。

（3）发酵特性　膳食纤维不能在肠内被消化，但能被肠内微生物不同程度地发酵分解。膳食纤维对于正常存在于人类大肠中微生物菌群的生长十分重要，低聚异麦芽糖、低聚果糖、低聚木糖等均是肠道内有益菌的发酵底物，可促进双歧杆菌和乳酸杆菌等有益菌生长。短链脂肪酸（short chain fatty acids，SCFAs）是膳食纤维在大肠内发酵的主要产物之一，主要包括乙酸、丙酸和丁酸。据估计在回肠末端内容物中 SCFAs 含量约为（13±6）mmol/kg，在降结肠达到约（80±11）mmol/kg。研究显示短链脂肪酸可影响全身多组织器官的功能，如调节下丘脑能量代谢中枢，改变机体能量代谢，降低糖尿病、肥胖及癌症的患病风险等。

二、消化、吸收和利用

膳食纤维在小肠内只能被部分或完全不能被消化吸收，必须通过大肠微生物的发酵后才能被再次吸收。

1. 消化吸收

大部分膳食纤维不能被小肠中的消化酶水解，因此水溶性的膳食纤维，如β-葡聚糖和果胶会延缓食物在胃内停留的时间，增强饱腹感，进而起到降低餐后血糖浓度、总胆固醇浓度和 LDL-C 浓度的有益作用，还能提高胰岛素敏感性。

2. 结肠发酵和吸收

膳食纤维在肠道微生物作用下分解，先水解成葡萄糖、半乳糖、木糖和糖醛酸等，再经过糖酵解，最终产生氢气、CO_2、甲烷和 SCFAs。这些降解产物可重新被小肠吸收入血，进而影响全身新陈代谢，例如细胞生长、分化，胆固醇合成，胰岛素敏感性，钠和水的吸收等。

3. 利用

一方面膳食纤维可在小肠被部分利用，为机体提供少量的能量供应；另一方面是通过结肠发酵产生的 SCFAs，重吸收进入血液为机体提供能量。FAO/WHO 推荐膳食纤维的能量系数平均值为 2kcal/g。实际上，不同纤维在人体内产生的能量各不相同，目前的研究显示每克膳食纤维产生的能量在 0～3kcal。杨月欣等（2007）通过人体试食实验，测定燕麦、小麦膳食纤维的膳食燃烧能、产能营养素和膳食纤维含量，得出膳食纤维能量转化系数范围为 1.7～4kcal/g。

三、生物学作用

1. 增强肠道功能

（1）预防便秘　膳食纤维具有促进肠道蠕动和吸水膨胀的作用，一方面可使肠道平滑肌保持健康和张力，另一方面可增加粪便含水量，有利于粪便排出。另外，膳食纤维发酵产生的 SCFAs 具有弱酸性，可降低肠道 pH 值，与产生的气体（如 CO_2 和 H_2）一起促进肠道生理蠕动。

（2）促进益生菌生长　益生元大多是指能选择性地刺激某些益生菌生长的膳食纤维，如抗性低聚糖、抗性淀粉、抗性糊精等。它们可刺激肠道有益菌（如双歧杆菌和乳酸杆菌）的生长，改变肠道菌群的总量和结构，改善结肠内微生物菌群的生长环境。

（3）免疫调节　膳食纤维发酵产生的 SCFAs，尤其是丁酸，具有抑制促炎性细胞因子活性的作用，也可刺激淋巴细胞活化和抑制细胞增殖，调节宿主免疫应答。

2. 调节血糖、血脂

膳食纤维，特别是可溶性膳食纤维可以减少小肠对糖的吸收，降低食物中糖的吸收速率，控制机体血糖升高速率，从而减少体内胰岛素的释放。由于胰岛素可促进胆固醇的合成，因此，膳食纤维的摄入可降低血浆胆固醇水平，尤其是 LDL-C。

3. 控制体重

研究显示，膳食纤维摄入与体质指数、体脂百分比和体重呈负相关。膳食纤维调节体重的作用可能与以下机制有关：增加唾液量、增加咀嚼次数、减少能量摄入、增加胃内的填充物、延缓胃内容物的排空、使葡萄糖的吸收趋于平缓、减少胰岛素的分泌、增加饱腹感、增加由粪便排出能量等。膳食纤维还能吸附脂肪酸、胆固醇、胆汁酸，影响营养物质的消化吸收，从而减少能量摄入；不可溶性膳食纤维还能增加粪便体积，促进肠道蠕动，缩短营养物质与肠上皮细胞接触时间，导致吸收减少，增加由粪便排出的能量。

4. 降低癌症风险

膳食纤维与肠癌的相关流行病学研究证实，蔬菜和水果的摄入量与肠癌的发病危险因素呈负相关，这与水果、蔬菜中富含膳食纤维有关。近年来的流行病学研究进一步证明了膳食纤维的摄入量与肠癌的发病危险性呈负相关。膳食纤维预防肠癌的可能机制：增加粪便量，缩短了粪便在大肠内存留的时间，稀释了致癌物；吸附胆酸或其他致癌物；细菌使膳食纤维分解产生短链脂肪酸，降低了粪便 pH，抑制致癌物的生成，影响与结肠癌有关的细胞分化及凋亡；改变了大肠中的菌相；增加了肠腔内的抗氧化剂。

研究显示富含纤维的膳食摄入量与乳腺癌的发病率或死亡率相关，全谷物对预防乳腺癌有效，而食物中的水果和蔬菜的摄入量却与之无关，但全谷物中的 B 族维生素、植酸和植物固醇等可能成为该实验中的混杂因素，需进一步证实。

四、摄入量

膳食纤维的实际摄入量因各国膳食结构和饮食习惯不同而有很大差别，如有的发展中国家每日摄入量可达 20～40g，而美国青年人群女子每日摄入量为 13g，男子为 17g，远远低于实际需求量。

世界各国提出的膳食纤维摄入量的参考值差别很大。WHO 报告的人群膳食目标推荐：每日至少要在包括水果、蔬菜和全谷物的膳食中摄入 25g 的膳食纤维。英国食品标准安全局基于非淀粉多糖对肠功能和粪便重量的影响，膳食纤维（以非淀粉多糖计）建议值是 18g/d，最高摄入量为 32g/d，儿童应适当减少。美国食品药品管理局制定总膳食纤维的 AI 为 14g/1000kcal，相当于 19～50 岁的女性 28g/d，男性 38g/d。澳大利亚建议膳食纤维摄入量为每日 25g。中国营养学会建议成年人膳食纤维的 AI 为 25～30g/d，其中非水溶性膳食纤维占 70%～75%，水溶性占 25%～30%。

虽然膳食纤维具有诸多益处，但过多摄入也会引发健康问题，比如：

（1）胃肠不适　当膳食纤维摄入量过多时（75～80g/d），会引起胃肠胀气和腹胀。对某些肠易激综合征患者、儿童和老年人更是如此。不同种类的膳食纤维引起胃肠不适的量是不同的，如葡聚糖、抗性糊精的胃肠耐受性相对较好，即使是单次剂量高达 50g/d 和 90g/d 的摄入量都未见副作用，可被较好接受。

（2）对其他营养素的影响　含有大量膳食纤维的食物因体积庞大且能量密度和营养密度低，能量和营养很难得到充足的摄入，因此非常不适合食欲较差的儿童和老年人食用。另外，膳食纤维具有阳离子交换作用，会影响某些矿物质（如锌、铁）的吸收。膳食纤维对维生素的吸收也有一定影响。

五、食物来源

食物中的膳食纤维来自植物性食物，如水果、蔬菜、豆类、坚果和各种谷类。由于蔬菜和水果中的水分含量较高，所含纤维的量就相对较少，因此，膳食纤维的主要来源是谷物。全谷物和麦麸等富含膳食纤维，而精加工的谷类食品则含量较少。食物中含量最多的是不可溶性膳食纤维，它包括纤维素、木质素和一些半纤维素。谷物的麸皮，全谷物和干豆类，干的蔬菜和坚果是不可溶性膳食纤维的良好来源。可溶性膳食纤维富含于燕麦、大麦、水果和一些豆类中。

第二节　萜类化合物

萜类化合物（terpenoids）是以异戊二烯为基本单元，化学通式为 $(C_5H_8)_n$，用不同方式首尾相接构成的聚合体。单萜由 2 个异戊二烯单元构成，倍半萜由 3 个异戊二烯单元构成，二萜由 4 个异戊二烯单元构成，以此类推。据不完全统计，萜类化合物超过 22000 种，是天然产物中最多的一类化合物。萜类化合物在自然界中广泛存在。富含萜烯类的食物来源有柑橘类水果；伞形科蔬菜如芹菜、胡萝卜、茴香；茄科蔬菜如番茄、辣椒、茄子等；葫芦科蔬菜如葫芦、苦瓜、西葫芦等；以及豆科如黄豆等豆类。现有研究表明，萜类化合物具有很强的抗氧化活性，能延缓癌症的前期进展，降低血清胆固醇等。

一、番茄红素

（一）结构和理化性质

番茄红素（lycopene）是一种存在于植物中的具有生物活性的红色色素，广泛存在于新鲜蔬果中，尤其是红色水果和蔬菜，包括番茄、番石榴、木瓜、柚子和西瓜等。番茄红素属于不饱和烯烃，分子量为 536.85，分子式为 $C_{40}H_{56}$，其分子中有 11 个共轭双键和 2 个非共轭双键（图 3-1），故其稳定性很差，容易发生顺反异构和氧化降解反应。番茄红素在自然界中以全反式结构形式存在，具有 7 个双键，当暴露于高温、光、氧、酸、催化剂和金属离子时，可以异构化为单顺式或多顺式。番茄红素不溶于水，易溶于有机溶剂，如氯仿、苯、己烷、二氯甲烷、丙酮和石油醚。

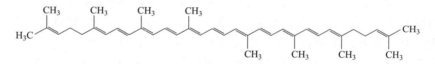

图 3-1　番茄红素结构式

（二）吸收和代谢

1. 吸收

番茄红素进入体内后，在胃中基本不变，进入小肠后被肠黏膜细胞吸收掺入到乳糜微粒中，进而经淋巴循环进入血液。在血浆中番茄红素与低密度脂蛋白结合完成转运。番茄红素的顺式异构体比全反式异构体具有更强的整合到脂蛋白和其他蛋白质中的能力，因为它们的链长较短。机体中胆汁酸盐的存在可提高番茄红素的吸收率，而胰酶的缺乏则会降低其吸收率。食物中的蛋白质-胡萝卜素复合物、可溶性膳食纤维、油脂以及缺乏铁、锌和蛋白质，患肠道疾病等，都可能干扰番茄红素的吸收。热加工食品，特别是在食用油存在的情况下，会使番茄红素胶束化，并将其肠道吸收率提高 10 倍。

2. 代谢

目前关于番茄红素在体内代谢过程和产物的研究甚少，仅在人的血清、皮肤及乳汁中检测到两种氧化代谢物，并发现它们是在体内氧化反应中产生的，可能与番茄红素的抗氧化活性相关。未被吸收的番茄红素主要通过粪便排出。

(三) 生物学作用

1. 抗氧化

氧化应激是慢性病的主要诱因之一，自然界中只有少数亲脂性天然抗氧化剂存在，番茄红素是其中之一。作为一种强大的单线态氧猝灭剂，它可以阻止脂质的早期阶段氧化，与其他类胡萝卜素（如生育酚、β-隐黄质、胡萝卜素、叶黄素和玉米黄质）及维生素 E 相比，番茄红素的这种抗氧化活性更强，其猝灭单线态氧的能力是 β-胡萝卜素的 2 倍多，是维生素 E 的 100 倍。流行病学研究表明，番茄红素、β-胡萝卜素和叶黄素与心血管疾病和一些癌症的患病风险之间存在负相关。动物实验也证实，番茄红素能明显增加受致死剂量紫外线照射小鼠的生存率。由此可知，番茄红素的抗氧化作用也是其降低心血管疾病风险和抗肿瘤等生物学活性的可能机制之一。

2. 降低心血管疾病风险

与地中海国家相比，欧洲和美国的心血管疾病发病率较高，这与膳食中的蔬菜摄入量有关，如番茄及其制品。研究表明，血液中的番茄红素浓度可以降低心血管疾病风险。欧美国家一些较大规模的观察性研究也发现，体内番茄红素水平与心血管疾病风险呈负相关，脂肪和血浆中番茄红素水平与冠心病的发生呈负相关；居住在芬兰东部 45～69 岁的男性血清中较高的番茄红素浓度与其颈总动脉内膜下增厚（动脉粥样硬化的早期标志性改变）呈负相关；荷兰的一项对 6000 余名 55 岁以上成人的前瞻性研究表明，血清番茄红素浓度与动脉硬化发生风险呈负相关。这些提示血中番茄红素是预防动脉粥样硬化发生的重要保护性因子。

番茄红素保护心血管健康的机制包括：可降低血液中的氧化应激标志物，改善抗氧化状态；减少促炎性细胞因子、细胞黏附分子生成；抑制炎症相关基因表达；激活 T 淋巴细胞；降低总胆固醇和 LDL-C 水平等。

3. 抑制肿瘤作用

番茄红素具有明显的抑制肿瘤作用，能有效地预防多种癌症的发生。多项人体研究表明，番茄（包括番茄红素或番茄制品）摄入及血液中的番茄红素浓度与前列腺癌、肺癌、食管癌、胃癌、乳腺癌等发病率均呈负相关。在 1985—1991 年，Franceschi 等在意大利观察了以食用番茄的方式摄入番茄红素对消化道肿瘤的预防作用，病例组包括经组织学确诊的口腔癌、咽癌、食管癌、胃癌、结肠癌和直肠癌患者，发现高番茄红素摄入可降低以上癌症发生的风险，尤以对胃癌、结肠癌和直肠癌的作用更为显著。英格兰的一项持续 4 年的研究（包括 982 例肺癌患者和 1485 例对照病例）结果表明，经常摄入番茄酱与肺癌风险降低相关。2005 年，Ito 等报道了在日本多中心队列研究中对近 4 万名对象 8 年的随访发现，血清番茄红素对肺癌发病的比值比（OR）为 0.46。但目前尚缺乏高质量的大规模前瞻性队列研究以证实番茄红素降低这些肿瘤发生风险的作用。

番茄红素降低癌症风险的机制包括：在肿瘤微环境下，由于番茄红素的促氧化活性而增强氧化应激；降低 MAPK 及其磷酸化水平；提高促凋亡蛋白 Bax 表达及 Caspase 级联的激活；增加增殖抑制蛋白 IL-12、IFNγ、p21、p27、p53、TIMPs、GADD153 的活性；降低 NF-κB、MMP 的活性；阻滞细胞周期在 G0/G1 期等。

4. 其他作用

番茄红素能保护吞噬细胞免受自身的氧化损伤，促进 T、B 淋巴细胞增殖，刺激特异性效应细胞的功能，增强巨噬细胞、细胞毒性 T 细胞和自然杀伤细胞的活性，减少淋巴细胞 DNA 的氧化损伤，对非特异性细胞免疫亦有明显的促进作用。番茄红素对绝经后女性的骨质疏松可能有一定的保护作用。此外，番茄红素和维生素 E 复合制剂干预可增强轻度认知功能障碍老年人的认知功能，其作用机制与降低同型半胱氨酸、减轻炎症反应有关。

（四）参考摄入量及食物来源

《中国居民膳食营养素参考摄入量》（2023 版）推荐成年人番茄红素的特定建议值（SPL）为 15mg/d，可耐受最高摄入量（UL）为 70mg/d。

番茄红素主要存在于番茄、西瓜、葡萄柚和番石榴等食物中，少量存在于胡萝卜、南瓜、李子、柿、桃、芒果、石榴、葡萄等水果和蔬菜中。番茄红素在番茄中的含量随品种和成熟度的不同而异。成熟度越高，其番茄红素含量亦越高，反之亦然。熟番茄的番茄红素含量为 4.4mg/100g，生番茄为 2.57mg/100g。

二、叶黄素

（一）结构和理化性质

叶黄素（lutein）又名植物黄体素、胡萝卜醇、核黄体、万寿菊花素及植物叶黄素等，是一种含氧类胡萝卜素，分子式为 $C_{40}H_{56}O_2$，相对分子量为 568.88，分子结构的碳骨架由中央多聚烯链和位于两侧的六元碳环组成，含 2 个不同紫罗酮环并在每个紫罗酮环的 C-3 上存在一个功能性羟基，存在 3 个不对称中心，由此形成了多种异构体（图 3-2），同时含有多个不饱和双键，因此具有较强的抗氧化和清除自由基能力。

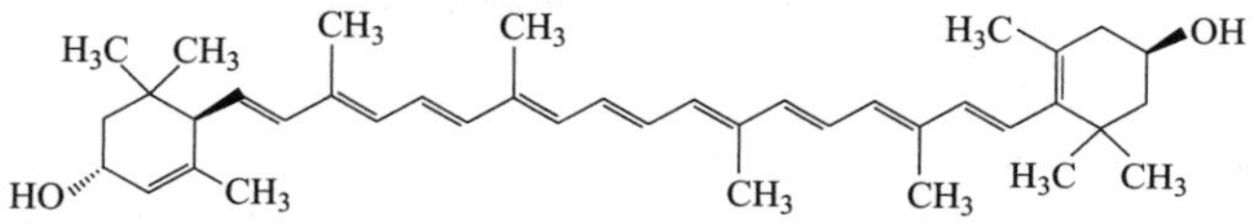

图 3-2　叶黄素结构式

叶黄素广泛存在于自然界中，是构成玉米、蔬菜、水果、花卉等植物色素的主要组分。叶黄素纯品为橙黄色粉末，浆状或液体，不溶于水，微溶于己烷，易溶于乙醇、氯仿等有机溶剂。叶黄素分子为高度不饱和结构，对光、热和紫外线不稳定，而叶黄素游离羟基与脂肪酸酯化后形成的叶黄素酯可提高其稳定性。

（二）吸收和代谢

1. 吸收

叶黄素以原型经胃肠道被吸收。在胃内，叶黄素从食物中释放出来被包裹在油脂团中，进入小肠，通过胰酶、胆汁的作用形成混合胶束，最后被肠上皮吸收。叶黄素的吸收受机体状况和膳食因素影响，如年龄、消化不良、肝肾疾病等均可对叶黄素的吸收利用产生影响。膳食中脂肪含量、维生素 C 及维生素 E 的摄入也同样影响叶黄素的吸收。

2. 代谢

叶黄素吸收入血后，与血浆脂蛋白结合经淋巴循环或血液循环系统转运至组织或靶器官。叶黄素的生物利用度受食物来源和基质、脂肪含量、加工、烹饪和膳食纤维的影响，其生物利用度为 10%～15%。叶黄素可在眼睛、肝脏和脂肪组织等亲脂性组织中积累。血中与组织中的叶黄素浓度与摄入剂量呈正相关，血液中叶黄素半衰期可达到 76 天。目前，动物模型已证实，进入机体的叶黄素以原型或代谢物的形式经胆汁分泌或经尿液及粪便排泄。

（三）生物学作用

1. 抗氧化作用

叶黄素具有较强的抗氧化能力，能有效地猝灭单线态氧，与自由基起反应，或通过破坏自由基链反应，将自由基清除。叶黄素的总抗氧化能力是虾青素和角黄素的 50 倍和 75 倍，鸡蛋黄中提取的叶黄素清除二苯基苦基苯肼自由基的能力是 β-胡萝卜素的 10 倍。叶黄素的抗氧化能力主要通过降低炎症因子表达和增加超氧化物歧化酶来实现。在酒精性肝损伤模型中，研究人员发现叶黄素预处理后，小鼠肝脏中的活性氧显著降低，抗氧化酶活性显著升高。叶黄素对脑损伤也有保护作用，严重创伤性脑损伤的小鼠经过叶黄素处理后，炎症因子 IL-1β、IL-6、血清中活性氧浓度等显著下降。流行病学研究发现，叶黄素与心血管疾病和一些癌症的患病风险之间存在负相关，其机制可能与其抗氧化功能有关。此外，叶黄素具有抗氧化、抑制脂氧酶、抗炎的功能，可减少紫外线对皮肤照射造成的红斑、老化、皮肤的灼伤甚至皮肤癌。

2. 视网膜保护作用

叶黄素在黄斑区域（视觉最敏锐的区域）内高浓度聚集，浓度为 $1～12pmol/mm^2$，是视网膜黄斑的主要色素，可保护黄斑免受光氧化损失，并增强视觉功能。叶黄素是一种眼部抗氧化剂，可抑制单线态氧和脂质过氧自由基，补充叶黄素对于改善老年性黄斑病变十分有益。

目前，多项大规模观察性研究发现，叶黄素膳食摄入量和晚期年龄相关性黄斑变性（AMD）以及湿性 AMD 有明显负相关关系。干预试验发现适量补充叶黄素可改变机体组织叶黄素、血清叶黄素含量，增加视网膜黄斑色素密度（MPOD），并降低蓝光对视网膜上的光感受细胞的伤害，对视觉功能的改善起到一定作用，并可以显著降低 AMD 的患病风险。研究发现，叶黄素处理的小鼠可以增加超氧化物歧化酶 SOD1 和 SOD2 的表达，从而降低活性氧浓度，同时叶黄素还能降低巨噬细胞标记物的表达，帮助修复蓝光损伤后的炎症反应，缓解视力损伤。

人群实验结果显示，日常叶黄素摄入量与白内障摘除术的风险呈负相关，进食富含叶黄素的菠菜、羽衣甘蓝等蔬菜，可降低患白内障的风险。对长期暴露于荧屏光辐射的工作和生活环境人群的干预试验发现，叶黄素补充者的对比敏感度、眩光敏感度等视觉功能指标与叶黄素干预前及对照组相比都有明显改善，且与剂量呈正相关。此外，研究人员在探索叶黄素对糖尿病视网膜病变的作用和机制时发现，叶黄素可缓解糖尿病视网膜变性引起的氧化应激反应，从而起到保护视网膜血管内皮细胞、减轻视网膜损伤的效果。

3. 可能降低某些慢性病的风险

大量研究已证实叶黄素对心血管疾病、肿瘤、糖尿病、阿尔茨海默病等有影响。叶黄素可通过抗氧化作用抑制 LDL-C 的脂质过氧化，从而延缓动脉斑块的形成，降低动脉粥样硬化及其他动脉性心血管疾病发生的概率。另外，也有关于叶黄素抑制粪肠球菌、腐生葡萄球菌、金黄色葡萄球菌、大肠埃希菌、铜绿假单胞菌等细菌生长的报道。叶黄素对疟疾、皮肤刺激、伤口愈合、细胞增殖、骨质疏松症以及口腔和牙科疾病也有疗效。

在抑制肿瘤方面，叶黄素的作用机制主要包括抗氧化活性、免疫活性调节、抑制肿瘤血管增生和细胞的增殖，促进瘤细胞分化，降低其恶性程度。叶黄素主要在肝脏和结肠等癌症防治方面具有一定作用，但叶黄素对癌症的作用仍缺少人体试验证据。

近年来的研究表明，叶黄素是大脑认知与记忆区域内最主要的类胡萝卜素，大脑中叶黄素水平与认知功能相关。在一项对 3718 名 65 岁以上的老年人进行的为期 6 年的前瞻性队列研究中发现，膳食频率问卷和认知功能检测结果显示富含叶黄素的深绿色蔬菜摄入量与认知功能减退呈负相关。阿尔茨海默病重度患者血清叶黄素水平显著低于轻度患者和健康志愿者，细微精神状态检查评分低者血清叶黄素水平也相对较低。

（四）参考摄入量及食物来源

《中国居民膳食营养素参考摄入量》（2023 版）推荐成年人叶黄素改善视力、预防心血管疾病的特定建议值（SPL）为 10mg/d，可耐受最高摄入量（UL）为 60mg/d。

叶黄素主要存在于植物性食物中，在万寿菊（又称金盏花）中含量高达 1.6%，且易于分离纯化。玉米中叶黄素含量最多（占胡萝卜素总量的 60%）。另外，颜色较深的蔬菜水果，如羽衣甘蓝、菠菜等深绿色叶菜类是膳食中叶黄素的主要来源，桃子、木瓜、柑橘等水果中也含有丰富的叶黄素，且在桃子、葡萄、柑橘等水果中还含有丰富的叶黄素酯，而叶黄素酯是叶黄素的安全来源之一。天然叶黄素在动物性食物中主要以蛋类和乳类为主，蛋类的叶黄素含量虽然不高，但其生物利用度较高，为等量蔬菜的 3 倍。

三、植物固醇

（一）结构和理化性质

植物固醇（phytosterol）也称植物甾醇，是植物中存在的含有环戊烷多氢菲基团的一大类化学物质的总称，广泛存在于植物的根、茎、叶、花、种子、果实和全草中，是植物细胞膜的重要组成成分。

植物固醇的种类繁多，目前已鉴定出 40 多种，而其衍生物多达 250 多种，主要以游离态、固醇酯、固基糖苷、酰化固基糖等形式存在。常见的游离固醇有 β-谷固醇、豆固醇、菜油固醇等，固醇酯有谷固醇酯、阿魏酸酯、菜油固醇阿魏酸酯、豆固醇阿魏酸酯等。常见植物固醇及胆固醇的化学结构式见图 3-3。

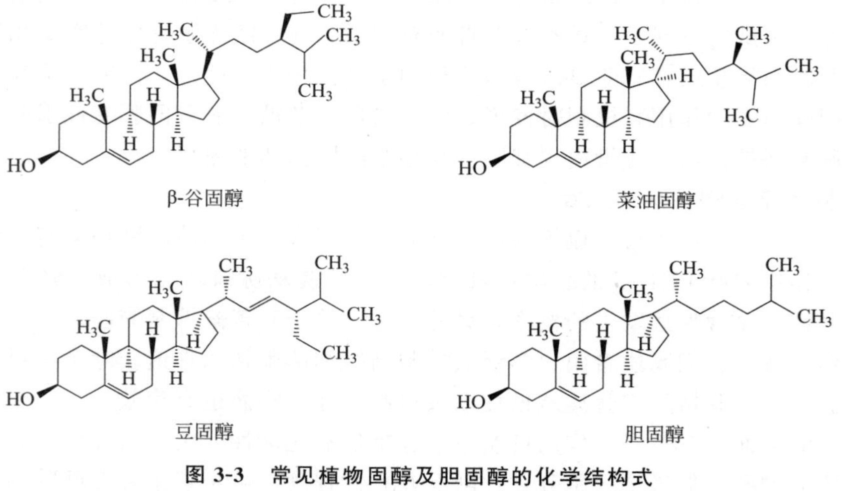

图 3-3　常见植物固醇及胆固醇的化学结构式

植物固醇呈片状或粉末状白色固体，经溶剂结晶处理后呈鳞片状或针状结晶，无臭无味，具有亲脂性、乳化性的特点，熔点较高，一般都高于100℃，其中，β-谷固醇、豆固醇、菜籽固醇、菜油固醇的熔点分别为138℃、170℃、148℃、157～158℃。植物固醇的相对密度比水大，极性非常小，不溶于水、酸及碱，微溶于丙酮和乙醇，易溶于乙醚、苯、氯仿、乙酸乙酯、二硫化碳、石油醚、正己烷等有机溶剂。一般来说，固醇侧链基团越长，其疏水性就越强，尤其是侧链形成双键后，其亲脂性明显增强。

（二）吸收和代谢

1. 吸收

植物固醇不能被人和动物通过内源途径合成，只能通过饮食摄入。人类日常饮食摄入的植物固醇为150～400mg/d，素食主义者可达600mg/d，其中60%～70%为β-谷固醇。但人体对植物固醇的吸收率极低，仅为0.5%～2%。各类固醇侧链取代基的不同会影响肠绒毛膜细胞和刷状缘细胞的吸收，其中，菜油固醇的吸收最好，β-谷固醇次之，豆固醇最差。

2. 代谢

植物固醇从体内排泄主要通过胆汁途径。动物实验发现，给大鼠静脉注射β-谷固醇，可在大鼠体内转换成2,3-羟基胆汁酸。在人体试验发现，植物固醇摄入量的增加，可致粪便中固醇含量增加，但胆汁酸和固醇代谢产物的形成并未相应增加。此外，在厌氧的下肠道，未被吸收的植物固醇可能在细菌的作用下转化为其他代谢产物。

（三）生物学作用

1. 降低血清胆固醇水平

植物固醇具有与胆固醇相似的化学结构，因此可竞争性抑制胆固醇在肠道的吸收，降低血液中总胆固醇（TC）或LDL-C水平，增加HDL-C/TC及HDL-C/LDL-C比值，降低动脉硬化指数，改善血脂异常。植物固醇降低胆固醇存在量效关系，在一定的范围内，随着植物固醇的剂量增加，降低胆固醇的效应逐步增强。植物固醇降低血脂除了自身发挥显著作用外，还可在高危心、脑血管疾病患者中，与降血脂化学药物（如他汀类、依折麦布）产生协同互补作用。另外，植物固醇还可增强胆固醇合成限速酶（HMG-CoA）的活性而抑制胆固醇的内源性合成。

2. 抑制肿瘤作用

流行病学研究表明，膳食中植物固醇的摄入与部分癌症（如前列腺癌、卵巢癌、胃癌等）的发生率呈负相关。在一项对乌拉圭人做的研究中发现，植物固醇的摄入与胃癌的发生率呈负相关。此外，在动物实验中显示β-谷固醇能抑制人前列腺癌PC-3、人乳腺癌MCF-7（雌激素受体阳性）及MDA-MB-231（雌激素受体阴性）细胞移植瘤的生长，对亚硝基脲诱发的结肠癌也有明显的抑制作用。

3. 其他作用

植物固醇可能具有抗氧化的功能，谷固醇能使脂质过氧化物降低30%；而在氧化的亚油酸甲酯溶液中，各种植物固醇抗氧化作用由高到低依次为菜油固醇＞β-谷固醇＞豆固醇。最新的研究还表明豆固醇具有抑制促炎物质形成、加速其降解的功效；植物固醇还可降低体内C反应蛋白水平，具有一定的抗炎作用。

（四） 参考摄入量及食物来源

《中国居民膳食营养素参考摄入量》（2023 版）推荐我国居民植物固醇的特定建议值（SPL）为 0.8g/d，可耐受最高摄入量（UL）为 2.4g/d。

各类植物食物中均含有植物固醇，以 β-谷固醇为主。植物油、豆类、谷类食物中植物固醇含量较高，蔬菜、水果中含量相对较少。

第三节　酚类化合物

酚类化合物（phenolic compounds）是指一类有机芳香族化合物，包括一个或多个芳香环与一个或多个羟基结合，是自然界来源最丰富的次生代谢产物之一。根据分子组成，可将酚类化合物分为酚酸类、黄酮类、芪类、香豆素类、单宁类等。近些年来的研究表明酚类化合物具有抗氧化、抗炎、降低心血管疾病发病风险的作用，同时还具有一定的药物学特性，如抗感染、抗病毒、抗细菌、抗过敏、抗出血和增强免疫力等。与人体健康相关的植物性食物中的酚类化合物主要有大豆异黄酮、儿茶素、槲皮素、花色苷、原花青素、姜黄素、白藜芦醇等。

一、大豆异黄酮

大豆异黄酮（soybean isoflavones）是一种主要存在于大豆子叶、胚轴以及多种植物中的多酚类次生代谢产物。大豆也是覆盖我国乃至全世界的主要营养食物之一。大豆中的异黄酮由于能够和植物雌激素相互结合，故也称为大豆植物性雌激素。流行病学研究资料表明，大豆异黄酮具有降血脂、抗动脉粥样硬化、改善女性围绝经期疾病的功能。

（一） 结构和理化性质

大豆异黄酮的化学结构见图 3-4。自然界中的大豆异黄酮主要以葡萄糖苷的形式存在，而葡萄糖苷基团也常常被酯化为乙酰化或丙二酰化葡萄糖苷，其苷元主要有染料木黄酮（genistein，又称金雀异黄素）、大豆苷元（daidzein，又称大豆素）、黄豆黄素（glycitein）、鹰嘴豆芽素 A（biochanin A，又称鸡豆黄素）和芒柄花黄素（formononetin），如表 3-2。由于其与 17β-雌二醇的化学结构相似，可以与雌激素受体结合，发挥类雌激素和调控内源性雌激素的作用，故被称为植物雌激素。

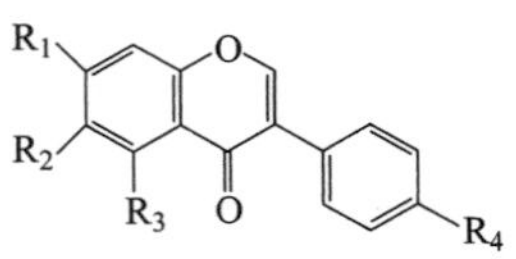

图 3-4　大豆异黄酮的化学结构

表 3-2　常见苷元的分子结构

名称	R_1	R_2	R_3	R_4
染料木黄酮	OH	H	OH	OH
大豆苷元	OH	H	H	OH
黄豆黄素	OH	OCH_3	H	OH
鹰嘴豆芽素 A	OH	H	OH	OCH_3
芒柄花黄素	OH	H	H	OCH_3

大豆异黄酮在室温下为固体，熔点大都在 100℃以上；常温下性质稳定，呈黄白色，粉末状，无毒，有轻微苦涩味；在醇类、酯类和酮类溶剂中有一定溶解度，不溶于冷水，易溶于热水，难溶于石油醚、正己烷等。

（二）吸收和代谢

1. 吸收

大豆异黄酮主要在人体肠道内代谢和吸收。人体摄入异黄酮后，在肠道细菌作用下释放游离形式的异黄酮苷元，并在小肠上端被机体吸收或转变为比雌激素活性更高的代谢物，如雌马酚。人体试验表明大豆异黄酮吸收率 10%～40%。大豆异黄酮在血浆中主要以结合形式存在，主要代谢产物是葡萄糖醛酸结合物，其次是硫酸盐结合物，也有少量的苷元。大豆异黄酮葡萄糖醛酸或硫酸盐结合物可以从肝脏随胆汁重分泌回肠道，由肠道菌群作用去结合后，可以重吸收或者进一步在肠道内转化和吸收（肝肠循环）。在大肠有些细菌也有 β-葡萄糖苷酶和芳基硫酸酯酶活性，可以使胆汁中分泌的大豆异黄酮糖苷变为苷元，再次被吸收。

2. 代谢

研究表明，染料木黄酮和大豆苷元可经肠道菌群或在肝脏代谢产生多种中间代谢产物，包括二氢染料木黄酮、6′-OH-O-去甲基安哥拉紫檀素、二氢大豆苷元和三氢大豆苷元。二氢染料木黄酮经肠道菌群最终代谢为 4-羟基苯-2-丙酸。染料木黄酮在血浆及尿液中的最终代谢物是对乙基苯酚。大豆苷元经肠道菌群最终代谢产生邻脱甲基安哥拉紫檀素和雌马酚。染料木黄酮、大豆苷元和雌马酚对雌激素受体有较强的亲和力。肠道中没有被吸收的大豆异黄酮通过粪便排泄，被吸收的大豆异黄酮则通过尿液排泄出体外。

（三）生物学作用

1. 雌激素样活性

大豆异黄酮可以与不同组织器官的雌激素受体结合，发挥类雌激素或拮抗内源性雌激素的作用。大豆异黄酮被认为是选择性雌激素受体调节剂，在内源性雌激素水平较低时，表现为雌激素样作用，而在体内雌激素水平较高时，表现为抗雌激素作用。荟萃分析表明，绝经后女性每日补充大豆、大豆提取物、染料木黄酮或大豆苷元 3 个月及以上，可以有效减少潮热的发作频率，明显改善围绝经期症状。

2. 抗氧化作用

临床研究发现，大豆异黄酮干预 6 个月后可以减少健康女性的 DNA 损伤水平，增强氨基葡萄糖苷酶的活性。此外，大豆异黄酮还可以降低人群 LDL 和 DNA 对氧化应激的易感性。大豆异黄酮主要通过两种途径发挥抗氧化作用，一是增加抗氧化酶如过氧化氢酶、超氧化物歧化酶、谷胱甘肽过氧化物酶等酶的活性，抑制促氧化酶如还原型烟酰胺腺嘌呤二核苷酸磷酸氧化酶的活性。二是清除自由基或抑制自由基链式反应，减少过氧化物的生成。

3. 改善绝经后骨质疏松

绝经后骨质疏松症是由于绝经后雌激素缺乏致使骨量减少及骨组织结构变化，最终导致骨脆性增加易发生骨折等症状。大豆异黄酮及其代谢产物在绝经后女性体内有弱雌激素作用，与成骨细胞内的雌激素受体结合，加强成骨细胞的活性，促进骨基质的产生、分泌和骨矿化过程，从而改善骨质疏松。有荟萃分析表明，围绝经期和绝经后女性补充大豆异黄酮后，骨吸收受到抑制，而骨形成明显促进，表现为尿羟脯氨酸水平降低和血清骨特异性碱性磷酸酶水平升高。

4. 降低乳腺癌的发病风险

大豆异黄酮在乳腺癌的发病中表现为抗雌激素效应。大豆异黄酮可能通过增加雌激素代谢向抗癌产物2-羟雌酮的转化，从而发挥降低乳腺癌发病风险的作用。大豆异黄酮也可能通过抗氧化、促进细胞凋亡、抑制细胞增殖等抑制癌症的发生发展。

5. 对心血管系统的影响

食用大豆异黄酮可以调节载脂蛋白，调控血脂水平，降低心血管疾病的患病风险。研究表明，补充大豆异黄酮可以改善健康人、绝经后女性、高血压人群、高血脂人群和脑卒中患者的肱动脉内皮依赖性血管舒张功能水平，改善血管内皮细胞功能。

6. 其他作用

大豆异黄酮摄入与亚洲男性前列腺癌的发病风险较低有关，而在西方男性中不存在该关系。Yang 等分析还发现，大豆异黄酮摄入可以降低亚洲非吸烟女性的肺癌发病风险。此外，Zhang 等分析表明，大豆异黄酮干预可以明显降低非亚洲绝经后女性的体重、血糖和胰岛素水平。

（四）参考摄入量及食物来源

《中国居民膳食营养素参考摄入量》（2023 版）建议绝经女性大豆异黄酮的可耐受最高摄入量（UL）为 120mg/d。

大豆和以大豆为基础的食品是大豆异黄酮的主要来源，尤其富含染料木黄酮和大豆苷元，以及少量的黄豆黄素。各种豆制品中大豆异黄酮含量和种类分布不同，腐竹、豆粉、豆腐以及加工提取的大豆蛋白等都是大豆异黄酮含量很高的食物，鹰嘴豆芽素 A 和芒柄花黄素则主要存在于红三叶草和苜蓿属芽菜中。

二、儿茶素

儿茶素（catechin，C）又称茶单宁、儿茶酚，是茶叶中黄烷醇类物质的总称。儿茶素是茶多酚中最重要的一种，占茶多酚含量的 75%～80%。

（一）结构和理化性质

儿茶素为黄烷醇的衍生物，结构如图 3-5 所示，分子式为 $C_{15}H_{14}O_6$。儿茶素包括表儿茶素（epicatechin，EC）、表没食子儿茶素（epigallocatechin，EGC）、表儿茶素没食子酸酯（epicatechin-3-gallate，ECG）、表没食子儿茶素没食子酸酯（epigallocatechin-3-gallate，EGCG）、儿茶素没食子酸酯（catechin gallate，CG）、没食子儿茶素（gallocatechin，GC）、没食子儿茶素没食子酸酯（gallocatechin-3-gallate，GCG）等，其中，EGCG 含量最高，占儿茶素的 50%～60%。常见儿茶素的分子结构见表 3-3。

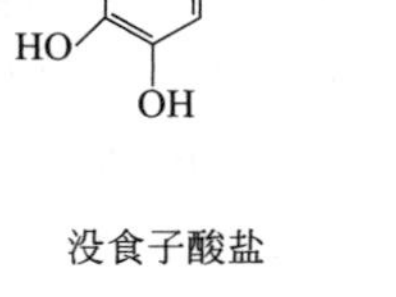

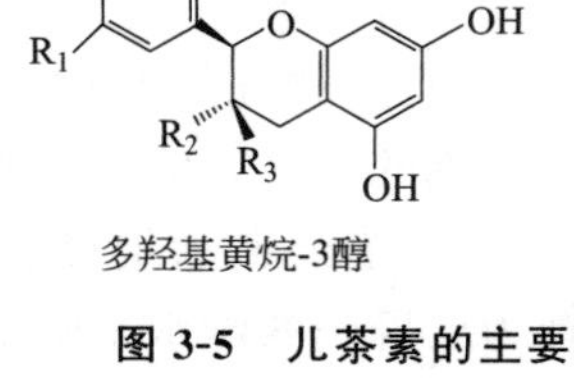

多羟基黄烷-3-醇　　　　　没食子酸盐

图 3-5　儿茶素的主要构成成分及其化学结构

表 3-3　常见儿茶素的分子结构

黄烷醇类	R₁	R₂	R₃
C	H	H	OH
CG	H	H	没食子酸盐
EC	H	OH	H
ECG	H	没食子酸盐	H
EGC	OH	OH	H
EGCG	OH	没食子酸盐	H
GC	OH	H	OH
GCG	OH	H	没食子酸盐

儿茶素为无色结晶形固体，无特殊气味，能溶于水。结构中含有多个酚羟基，容易被氧化成醌类。

（二）吸收和代谢

1. 吸收

儿茶素是大分子化合物，主要在胃肠道吸收，吸收率较低，仅有 0.2%～2% 吸收进入血液。进入体内后存在形式有游离态和结合态两种，80% 以结合态形式存在。人体试验发现志愿者口服儿茶素饮料 2h 后，8 种儿茶素单体均能在血液中检测到。

2. 代谢

儿茶素被吸收后，主要在大肠、小肠和肝脏中进行代谢转化。在尿苷-5-二磷酸甘油酰转巯基酶、儿茶酚-O-甲基转移酶、苯酚硫酸转移酶等酶的作用下，经葡萄糖醛酸化、硫酸化、甲基化等转化代谢成亲水性化合物，其代谢产物主要经粪便或尿液排出体外。

（三）生物学作用

1. 抗氧化作用

研究表明，儿茶素具有较强的抗氧化作用，其抗氧化能力来自酚羟基。儿茶素通过稳定活性氧，将其自身氧化生成的 H^+ 与脂肪酸自由基氧化螯合，来减少氧化应激产物的生成，防止脂质过氧化。儿茶素可增强机体多种抗氧化酶活性，如谷胱甘肽过氧化酶、超氧化物歧化酶等。另外，儿茶素可直接捕捉自由基，降低血浆过氧化物丙二醛（MDA）的含量，降低 8-羟基脱氧鸟苷（8-OHdG）水平，保护 DNA 免受氧化损伤。

2. 降低心血管疾病风险

（1）儿茶素对高脂血症的影响　高脂血症的主要特征为高密度脂蛋白减少以及总胆固醇、低密度脂蛋白胆固醇和甘油三酯的增加。儿茶素中的酚羟基提供的 H^+ 可与不饱和脂肪酸自由基结合，阻止不饱和脂肪酸的氧化。儿茶素还能上调肝脏 LDL 受体的表达，增加底物与 LDL 受体的结合，从而促进肝细胞对胆固醇的摄取和降解，降低体内总胆固醇水平。

（2）儿茶素与动脉粥样硬化　动脉粥样硬化是一种慢性炎症性疾病，包括血管内膜细胞释放炎症因子、平滑肌细胞增殖等病理过程。儿茶素呈剂量依赖性抑制细胞因子诱导的血管细胞黏附分子-1 的表达，也可抑制单核细胞对内皮细胞的黏附，从而起到抗炎作用。儿茶素也可以抑制糖基化终末产物诱导的血管平滑肌细胞（VSMCs）增殖，抑制基质金属蛋白酶（MMP）基因表达防止 VSMCs 迁移。

（3）儿茶素与高血压　儿茶素作为"血管稳定剂"，一方面可增加血管一氧化氮（NO）的释放，舒张血管压力，减少血管内皮应激反应；另一方面抑制二磷酸腺苷信号通路，抑制血小板的聚集，防止血液凝块的形成。

3. 降低肿瘤发生风险

儿茶素可减少皮肤、肺、食管、胃、肝、口腔等部位肿瘤的发生。流行病学研究显示，饮茶可降低结肠癌、乳腺癌、卵巢癌、前列腺癌、肺癌等的危险性。

4. 抗菌作用

儿茶素对革兰氏阴性、阳性菌都有明显的抑制作用，且对多种抗生素具有良好的协同抗菌作用。儿茶素能有效抑制口腔细菌的生长繁殖，具有较好的抗龋齿作用，并对牙周炎有较强的抑制作用。儿茶素能显著降低表皮葡萄球菌、巨大芽孢杆菌对青霉素、头孢菌素、氨基糖苷类抗生素的耐药性，与 β-内酰胺类抗生素合用时，对细菌耐药性具有较强的调节作用。

（四）食物来源

儿茶素主要来自茶叶。根据发酵程度的不同，茶叶分为不发酵茶（绿茶）、半发酵茶（乌龙茶）和全发酵茶（红茶）。鲜叶中的儿茶素大部分得以保留，加工过程使氧化儿茶素的酶类如多酚氧化酶、过氧化物酶等失活。绿茶中儿茶素类化合物种类较全、含量最高，占干重的 30%～40%。乌龙茶和红茶加工过程使儿茶素总量减少约 75%。

三、槲皮素

槲皮素（quercetin），又称栎精，是广泛分布于植物界的黄酮类化合物。大量研究发现，槲皮素具有预防癌变、延缓衰老、保护心血管和神经系统等作用。

（一）结构和理化性质

槲皮素的分子式为 $C_{15}H_{10}O_7$，化学结构 3,3′,4′,5,7-五羟基黄酮（图 3-6），相对分子量为 302.24，为黄色粉末，其二水合物为黄色针状结晶。在 95～97℃成为无水物，熔点为 313～314℃。槲皮素不溶于水，溶于热乙醇（1:23）、冷乙醇（1:300），也可溶于甲醇、乙酸乙酯、冰乙酸、吡啶等；不溶于石油醚、苯、乙醚、氯仿中。

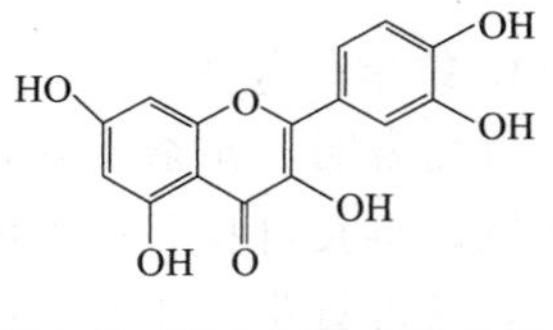

图 3-6　槲皮素的化学结构

（二）吸收和代谢

1. 吸收

小肠对槲皮素及其衍生物的吸收起主要作用，不同的糖基类型、糖基与槲皮素的结合部位以及动物种类等因素均可影响槲皮素的吸收率。正常人摄入 100mg 的槲皮素后，最高可有 53% 的槲皮素被吸收。一些膳食因素可影响槲皮素的吸收率，当槲皮素与一些脂类（卵磷脂和大豆油）以及乳化剂（蔗糖脂肪酸酯）合用时，可提高大鼠血浆中槲皮素糖苷的吸收率。

2. 代谢

槲皮素在肝脏内可发生甲基化、硫代反应及磺基取代反应等。此外，肾脏的甲基转移酶（COMT）也可能参与槲皮素及其衍生物的进一步甲基化。除了肠黏膜上皮细胞代谢排泄一部分槲皮素及其衍生物之外，肾脏也是槲皮素的一个排泄器官。吸收的槲皮素可经尿液排泄，也可经胆汁由粪便排泄。此外，槲皮素还可以在结肠被微生物降解为酚酸和二氧化碳并由呼吸系统排出体外，未被吸收的槲皮素和酚酸分解产物由粪便排出体外。

（三）生物学作用

1. 抗氧化作用

（1）直接清除活性氧自由基 活性氧（ROS）主要包括超氧阴离子自由基、羟自由基、过氧化氢等，ROS 会损害蛋白质、脂质等细胞成分。槲皮素在体内外均可清除细胞内聚积的 ROS，这主要得益于槲皮素结构中的儿茶酚基团和羟基基团。

（2）螯合金属离子 机体内金属铁、铜的内稳态失调时，过量的 Fe^{2+}、Cu^{2+} 在细胞内聚积可引起脂质过氧化。槲皮素可通过其结构中的邻苯二酚螯合 Fe^{2+}、Cu^{2+}，发挥抗氧化作用。

（3）抑制氧化型低密度脂蛋白（oxidized low density lipoprotein，ox-LDL）引起的氧化损伤 高浓度的 ox-LDL 会对内皮细胞、巨噬细胞、血小板、成纤维细胞和平滑肌细胞产生氧化应激，引发细胞坏死或凋亡。同时，ox-LDL 也是动脉粥样硬化等心血管疾病发生发展的重要因素。槲皮素可抑制 LDL 的氧化，从而缓解 ox-LDL 引发的机体损伤。

（4）提高抗氧化酶活性 在机体抗氧化酶系统中，超氧化物歧化酶（SOD）是将超氧阴离子催化成相对稳定的 H_2O_2 的抗氧化酶。过氧化氢酶（CAT）可与谷胱甘肽过氧化物酶（GSH-Px）协同作用，清除 SOD 歧化超氧阴离子自由基产生的过氧化氢，保护细胞免受过氧化物的危害。槲皮素可以调节酶依赖性和非酶依赖性抗氧化防御系统，发挥抗氧化活性。

2. 抗炎作用

槲皮素主要通过抑制炎症因子的形成发挥抗炎作用。槲皮素可通过调节外周血单核细胞中的核转录因子-κB（NF-κB），抑制肿瘤坏死因子-α（TNF-α）的生成和基因表达以及炎症介质基因的表达，从而减少炎症介质的释放。研究显示，槲皮素对前列腺炎症状的改善与其抗炎、抗氧化清除自由基的作用有关，槲皮素可以通过抑制炎性细胞因子（IL-6、IL-8、TNF-α 等）的表达、降低前列腺素 E_2 的水平以及提高前列腺素 β-内啡肽的水平等途径改善前列腺炎患者的症状。

3. 保护心血管作用

槲皮素具有抑制血小板凝集和改善血管脆性等生物学活性。动脉血管管壁增厚、弹性缺失、管腔变窄是动脉粥样硬化的主要病理变化过程，而氧化应激诱导的自由基积累在动脉粥样硬化等心血管疾病中起着重要作用。槲皮素可通过抗氧化作用发挥其心血管保护作用。

人体试食资料研究显示，槲皮素能抑制血栓生成、降低 LDL 氧化水平，降低心血管疾病风险。槲皮素还能降低 ROS 水平，保护血管内皮细胞，提高血液 NO 含量和外周血总抗氧化能力，对高血压具有一定调节作用。

4. 抗肿瘤作用

槲皮素可通过诱导肿瘤细胞的凋亡发挥抗肿瘤作用。人群研究显示，增加槲皮素的摄入量能够降低某些肿瘤的发病风险，如肺癌、结直肠癌、胃癌、卵巢癌、肾细胞癌、乳腺癌等。

（四）食物来源

槲皮素广泛存在于许多植物的茎皮、花、叶及果实中，多以苷的形式存在，经酸水解可得到槲皮素。除了内在因素外，植物中黄酮的含量还受到以下外部因素的影响，如植物类型、栽培、季节、气候、成熟度、食物处理和加工等。

四、花色苷

花色苷（anthocyanin）是一种重要的天然水溶性色素，广泛存在于深色浆果、蔬菜、薯类和谷物种皮中，赋予植物艳丽的色泽，如红色、紫色、黄色和橙色。研究表明，花色苷具有多种生物活性和保健功效，如抗氧化、抗炎、预防慢性病以及改善视力等。此外，作为一种资源丰富的天然色素，花色苷安全无毒、色彩鲜艳、色质好，是葡萄酒、配制酒果汁和汽水等饮料产品以及糖果、冰激凌和果酱等食品的理想着色剂。

（一）结构和理化性质

花色苷的基本结构是它的糖苷配基，即黄嘌呤阳离子母核，包含 2 个苯环（A、B 环）和 1 个含氧杂环（C 环）相连形成 C6—C3—C6 结构（图 3-7），根据芳香环上连接的糖和其他酰化基团的类型、数量和位置不同，可分为不同类型的花色苷。自然界中已鉴定出来的花色苷有 600 多种，常见的有 6 种，分别为天竺葵色素（pelargonidin）、矢车菊色素（cyanidin）、飞燕草色素（delphinidin）、芍药色素（peonidin）、矮牵牛花色素（petunidin）、锦葵色素（malvidin），见表 3-4。

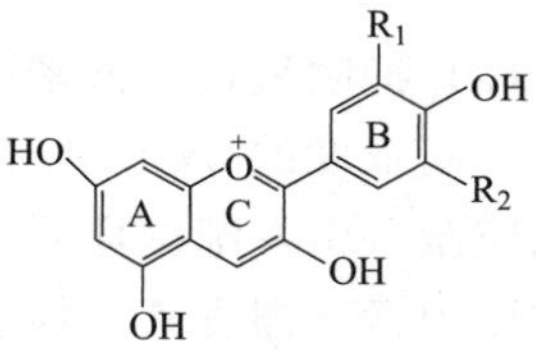

图 3-7 花色苷的
基本结构

因其含有的共轭双键在 465～560nm 和 270～280nm 有最大光吸收，从而呈现一定的色泽。花色苷的颜色会随周围介质的 pH 改变而变化，在强酸性条件下（pH≤3）呈稳定的红色，随着 pH 的升高花色苷的红色减弱，在碱性条件下会失去 C 环氧上的阳离子变成醌型碱，呈蓝紫色。

表 3-4　常见花色苷的结构和颜色

名称	R_1	R_2	颜色
天竺葵色素	H	H	橘红色
矢车菊色素	OH	H	红色
飞燕草色素	OH	OH	紫色
芍药色素	OCH_3	H	桃红色
矮牵牛花色素	OCH_3	OH	紫色
锦葵色素	OCH_3	OCH_3	紫红色

（二）吸收和代谢

1. 吸收

花色苷极性强，很难被人体细胞直接吸收，且花色苷脂溶性较低，不易透过磷脂双分子层而进入细胞内。参与花色苷消化吸收的部位有口腔、胃、小肠及结肠。花色苷首先在口腔中被初步消化。口腔表面上皮细胞和唾液腺末端导管中会分泌与小肠中相似的水解酶、第二阶段酶（如尿苷二磷酸葡萄糖醛酸转移酶）以及局部肠循环所需的外排运输酶，会使部分花色苷降解成花色苷元及其他花色苷降解产物。

胃部环境存在大量胃酸，pH 值一般为 0.9～1.5。花色苷在 pH≤2 条件下主要以葡萄皮色素（flavylium）AH^+ 形式稳定存在，所以花色苷在胃中能够保持原有结构。研究表明胃是花色苷吸收的重要部位，但具体机制尚不明确。进入小肠中的花色苷在小肠偏中性环境下被降解，最后被肠黏膜吸收入血。

小肠未消化吸收的花色苷进入结肠，结肠中 pH 值与小肠相近，花色苷以多种结构和衍生物形式存在。结肠中复杂的生理条件和微生物菌群会破坏花色苷的环结构，降解代谢成简单的酚酸，如香草酸、马尿酸等。花色苷被肠道菌群代谢后的产物可被上皮细胞吸收进入血液循环发挥其功效。

2. 代谢

当花色苷进入机体后，会随着血液到达各个组织器官。花色苷可以穿过血脑屏障和血视网膜外屏障。花色苷在胃肠道被吸收后经肝脏进入循环系统，部分花色苷在肝脏和肾脏通过甲基化和葡萄糖醛酸化反应被代谢。进入机体的花色苷会以原型或代谢物的形式从尿液、胆汁和粪便排泄。肾脏为花色苷排泄的主要器官，代谢物的主要形式为甲基化的花色苷或葡萄糖醛酸苷。没有被吸收的花色苷则主要通过粪便排出，而到了大肠后，残留的花色苷及其酚酸代谢物可以被重吸收。

（三）生物学作用

1. 抗氧化作用

花色苷的抗氧化能力主要取决于其分子结构中的羟基数目、位置以及甲氧基化程度，花色苷上存在的邻苯二酚或邻苯三酚结构通常比其他类似物（如丁基羟基茴香醚、维生素 E、儿茶素和槲皮素等）具有更强的抗氧化活性。另外，花色苷还能提高抗氧化物酶（如 SOD、GSH-Px 等）活性，减轻氧化应激损伤。

2. 抗炎作用

除减轻氧化应激损伤之外，花色苷还可以通过抑制炎症反应信号途径减少炎症因子的表达发挥抗炎作用。体外研究表明，花色苷可抑制 NF-κB 炎症信号通路，降低 IL-6 和单核细胞趋化蛋白-1（MCP-1）等多个炎症因子的分泌。

膳食补充花色苷可以有效减轻人体炎症反应。对于健康志愿者，高剂量的花色苷（300mg/d）摄入，能够减少血浆中与 NF-κB 相关的多种炎症因子的释放。稳定型冠心病患者每天补充富含花色苷的黑米皮 6 个月后，血浆中血管细胞黏附分子（VCAM-1）、可溶性 CD40 配体（sCD 40L）和超敏 C 反应蛋白（hs-CRP）等炎症因子的水平均有显著降低。

3. 花色苷与心血管疾病

流行病学前瞻性研究发现，花色苷的摄入量与高血压、心肌梗死、动脉粥样硬化等心血管疾病的风险呈负相关，较高的花色苷摄入量可以显著降低冠心病的发生率和死亡率。对于心血管疾病高危人群或心血管病患者，膳食补充花色苷可以改善患者的危险因素，如改善动脉血管的硬度，升高血浆 HDL-C，降低 LDL-C 和胆固醇酯转运蛋白，降低心血管疾病的风险等。心血管疾病高危人群在每天服用 500mL 血橙果汁（含 36mg 花色苷）7 天后，血管内皮依赖性舒张功能得到了明显改善，同时血浆 CRP、IL-6、TNF-α 等炎症因子的水平显著降低。

4. 花色苷与代谢性疾病

（1）糖尿病 研究表明含花色苷较高的蓝莓、葡萄、苹果、香蕉和葡萄柚的摄入量增加与 2 型糖尿病风险降低呈显著的相关性。花色苷控制糖尿病的机制包括：提高机体胰岛素水平；增加胰岛素敏感性；增加葡萄糖转运蛋白的表达；促进糖酵解，抑制糖异生等。

（2）肥胖 研究证实，摄入含花色苷较高的水果和非淀粉类蔬菜与体重变化呈负相关。花色苷控制体重的作用机制包括：减少脂质生成，加快脂质分解；诱导脂肪组织棕色化。

（3）高脂血症 花色苷可以降低血液 TG、TC 和 LDL-C 水平，减少动脉斑块面积，减轻肝脏脂肪变性，同时促进肝脏内 LXR-α 和 CYP7a1 的表达来调节高脂血症。花色苷还能改善高密度脂蛋白的功能，降低天冬氨酸氨基转移酶的水平和空腹血糖的浓度，降低主动脉 TC 含量。

（4）非酒精性脂肪性肝病（non-alcoholic fatty liver disease，NAFLD） 花色苷可降低超重或肥胖人群 NAFLD 的恶化程度。具体机制包括：花色苷减少脂质生成、增加脂肪酸氧化、维持线粒体功能。

（四）参考摄入量及食物来源

基于目前的研究证据，《中国居民膳食营养素参考摄入量》（2023 版）提出花色苷降低心血管疾病和 2 型糖尿病发病风险的特定建议值（SPL）为 50mg/d。

尽管大多数高等植物体内都有花色苷合成，但人类摄入的花色苷主要来源于深色浆果（桑葚、杨梅、黑布林、黑加仑、李子、山楂、葡萄等）、蔬菜（紫包菜、茄子、红菜薹、花豆角等）和谷薯豆类（黑米、红米、紫甘薯、黑豆、红豆、绿豆等）等富含花色苷的食物及其加工制品。

五、原花青素

原花青素（proanthocyanidins）是自然界中广泛存在的黄烷酮类化合物，是葡萄籽中重要的类黄酮多酚类物质。原花青素的单体主要由儿茶素、表儿茶素、表儿茶素没食子酸酯组成，单体本身不具有活性，但单体聚合成二聚体、三聚体或多聚体之后，即表现出生物活性。通常将二聚体、三聚体和四聚体称为低聚原花青素，将五聚体以上的称为高聚原花青素。在各类原花青素中，二聚体分布最广，活性最高，其次是三聚体。蔓越莓中含有一种特殊的原花青素，具有改善尿路感染、维持泌尿系统健康的功能。

（一）结构和理化性质

原花青素的结构复杂，食物来源不同，化学结构各异，但其基本结构均为黄烷-3-醇，不同的是聚合度和缩合键位置的差异，其中最常见的黄烷三醇是儿茶素和表儿茶素，两者的聚合物则为最简单的原花青素。原花青素一般呈红棕色粉末，味涩，可溶于水，在酸性介质中加热可产生花青素。

（二）吸收和代谢

1. 吸收

原花青素聚合度不同，在小肠的吸收状况也不同。研究表明，寡聚体的原花青素在小肠有少量吸收，而聚合度较大的原花青素难以在小肠吸收，但有可能在结肠被降解。

2. 代谢

原花青素在体内的代谢可能与其他多酚类物质的代谢途径一致，先后在小肠和肝脏进行甲基化、硫酸化和葡萄糖醛酸化反应。二聚体原花青素被吸收后，部分可能在肝脏被甲基化，在血液中以三甲基化形式存在，在循环过程中可能继续甲基化，以四甲基代谢物的形式排出体外，其余则可能以原型形式排泄。

（三）生物学作用

1. 抗氧化作用

原花青素能有效清除活性氧，是一种天然的强抗氧化剂。植物原花青素对于多种疾病的治疗作用以及保健作用都与其抗氧化能力有关。不同的植物，乃至不同品种，或植物不同部位所含的原花青素在分子量大小及结构方面也具有一定差异，并导致其生化及药理活性不同。

原花青素除了自身的抗氧化能力以外，还能减少其他抗氧化营养素（如生育酚）的损失，从而减少氧化产物生成，提高机体总抗氧化能力。

2. 预防心血管疾病作用

原花青素摄入量与心血管疾病死亡风险呈负相关性。具体机制包括：原花青素可以降低高脂血症患者的血清 TC、LDL-C 和 ox-LDL 水平；降低血管收缩压和心率；改善血管内皮功能。

3. 降低某些癌症的患病风险

机体癌变的过程中，通常积累一系列的基因突变，包括原癌基因突变、抑癌基因突变、细胞凋亡基因突变等。酪氨酸激酶是原癌基因的产物之一，植物叶片中提取的原花青素可作为一种酪氨酸激酶抑制剂，阻断酪氨酸激酶的活性，抑制细胞无限增殖而达到抗肿瘤的效果。

膳食原花青素的摄入量与某些癌症（包括结直肠癌、胃癌、子宫内膜癌、胰腺癌以及非霍奇金淋巴瘤等）的发生呈负相关。

4. 抗菌作用

蔓越莓因其富含原花青素，被证实可以预防尿路感染。原花青素可通过抑制变形链球菌生长防治龋齿。另外，原花青素还能抑制基质金属蛋白酶的产生和牙周细菌的活动，发挥抑制牙周炎的功效。

（四）参考摄入量及食物来源

基于目前的研究证据，《中国居民膳食营养素参考摄入量》（2023 版）提出原花青素降低心血管疾病风险的特定建议值（SPL）为 200mg/d。

原花青素主要存在于葡萄、高粱、苹果、可可豆等豆类以及野生水果（如玫瑰果、樱桃、木莓、黑莓、红莓和草莓等）中，其中葡萄是原花青素的最丰富、最重要的食物来源，葡萄籽中尤为丰富。

六、姜黄素

姜黄素（curcumin）主要来源于姜科姜黄属植物姜黄的根茎，在我国用于咖喱粉的着色已有很久的历史。由于它安全无毒、无副作用，被认为是最具开发价值的天然活性成分，被WHO/FAO批准为天然食品添加剂。近年来的研究表明，姜黄素具有抗氧化、抗肿瘤、抗炎、调血脂等作用，但作用机制复杂，有待进一步深入研究。

（一）结构和理化性质

姜黄素学名为二阿魏酰甲烷姜黄素，分子式为 $C_{21}H_{20}O_6$，相对分子量为 368.4。姜黄素分子结构的主链是不饱和脂肪酸及芳香族基团。其结构式见图 3-8。姜黄素易溶于甲醇、乙醇、丙酮、乙酸乙酯和碱性溶液中，不溶于水，微溶于苯和乙醚；姜黄素是一种光敏性很强的物质。姜黄素分子结构中的酚羟基单元和 β-二酮单元是其活性部位，作为氢供体提供 H 原子，因而具有抗氧化作用。

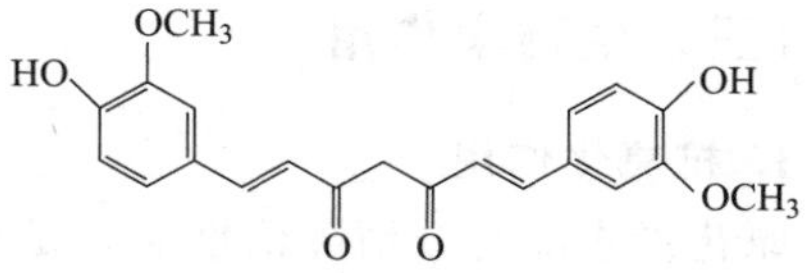

图 3-8　姜黄素的结构式

（二）吸收和代谢

1. 吸收

姜黄素在肠道的吸收率较低。口服姜黄素后，姜黄素的吸收入血率非常低。健康成年人口服姜黄素后，血液中不能检出或者只检出微量的姜黄素，但在粪便中检出姜黄素及姜黄素硫酸结合物。

2. 代谢

被吸收的姜黄素主要在小肠黏膜和肝脏代谢，包括还原反应和结合反应。姜黄素先被还原酶还原为二氢姜黄素、四氢姜黄素和六氢姜黄素，然后在 UDP-葡萄糖醛酸转移酶的作用下，形成姜黄素与葡萄糖醛酸结合物。

（三）生物学作用

1. 抗氧化作用

姜黄素具有清除活性氧自由基和抗脂质过氧化的作用，其抗氧化活性与维生素 C 和维生素 E 作用相当，并能保护脂质或血红蛋白免受氧化损伤。姜黄素化学结构中有 2 个如同肉桂醛的苯丙烯酰基骨架，2 个苯环上各有一个羟基和一个甲氧基，2 个苯环之间有 β-二酮结构，因此姜黄素是含有许多功能基团的独特抗氧化剂。姜黄素的抗氧化活性还与其提高细胞内各种抗氧化酶（如 SOD）的活性有关。

2. 抗炎作用

姜黄素对急性、亚急性和慢性炎症具有抗炎作用。对于糖尿病肾病，姜黄素可以通过抑制 NLRP3 炎症小体的激活来抑制糖尿病肾病的进展。姜黄素在神经系统同样具有抗炎作用，可以防治阿尔茨海默病。姜黄素可以通过激活自噬和抑制 NF-κB 信号通路抑制 IL-1β 诱导的软骨细胞凋亡，从而起到抗炎、缓解类风湿关节炎的作用。在非酒精性脂肪性肝病小鼠模型中，姜黄素可以降低干扰素 γ（IFN-γ）、IL-1β、TNF-α、IL-6 等炎症因子表达，从而抑制 NAFLD 进展。姜黄素还能抑制动脉粥样硬化和结肠炎等疾病中的炎症反应。

3. 对肿瘤的影响

姜黄素对胃癌、甲状腺癌等多种实体肿瘤治疗效果明显，是极具潜力的天然抗癌药物。

姜黄素主要通过抑制细胞增殖、诱导细胞凋亡、抑制肿瘤侵袭等机制发挥抗肿瘤功效。在免疫治疗领域，姜黄素通过调节机体的固有免疫系统、获得性免疫系统以及肿瘤相关分子的表达和活性，从而达到抗肿瘤作用，并联合免疫检查点抑制剂、其他肿瘤免疫治疗方法用于肿瘤治疗。

（四）食物来源

姜、芥末、咖喱富含姜黄素，是姜黄素的主要食物来源。姜黄中含量约为 3100mg/100g，咖喱粉为 50～580mg/100g。不同产地姜黄中姜黄素的含量有所差异，一般在 1%～6%。姜黄素作为调味品和着色剂，用于咖喱粉、调味料等，均是家庭使用的普通调味料，但这些产品中姜黄素含量尚不明确。

七、白藜芦醇

白藜芦醇（resveratrol）是一种植物来源的多酚类化合物，也是植物体在逆境或遇到病原侵害时分泌的一种抗毒素，可从不同植物品种中获得，其中，葡萄、虎杖、花生等植物中的含量较高。近年来研究发现白藜芦醇是治疗炎症、脂类代谢紊乱及心脏疾病的有效成分。

（一）结构和理化性质

白藜芦醇化学名称为 3,4′,5-三羟基-1,2-二苯基乙烯，又称芪三酚，分子式为 $C_{14}H_{12}O_3$，相对分子量为 228.25，有顺式和反式两种构型，其中反式异构体更为稳定且生物活性更强。常温下为无色针状晶体，熔点 256～258℃，261℃升华，难溶于水，可溶于乙醇、乙酸乙酯、丙酮等有机溶剂。

（二）吸收和代谢

1. 吸收

白藜芦醇口服吸收快、吸收率高，分别在口服后的 1h 和 6h 出现血浆浓度峰值。白藜芦醇的口服吸收率可高达 75%。与禁食状态相比，非禁食状态下摄入白藜芦醇的吸收速率受到食物的影响而显著降低，但总的吸收率无变化。

2. 代谢

白藜芦醇吸收后可迅速代谢，且主要是葡萄糖醛酸化和硫酸化，血浆中游离白藜芦醇的浓度则相当低。这些代谢物在体内可能起到一个非激活状态的白藜芦醇储存库的作用，当其到达靶组织时，便可在相关酶（葡萄糖醛酸酶）的作用下，水解释放出有活性的白藜芦醇。高达 97% 的白藜芦醇主要从尿液和粪便排泄。

（三）生物学作用

1. 抗氧化作用

白藜芦醇为一种天然抗氧化剂，可通过螯合金属离子或清除自由基进而抑制 LDL 的氧化。

2. 对心血管疾病的影响

白藜芦醇可通过多条信号通路对心血管系统产生保护效应，达到抗动脉粥样硬化的作用。白藜芦醇通过雌激素受体 α 介导途径，下调游离脂肪酸诱导的前蛋白转化酶枯草杆菌蛋白酶 9 的表达，以减轻脂肪变性。白藜芦醇可激活蛋白激酶 A，增加 cAMP 应答元件结合蛋白磷酸化，诱导内皮型 NO 合成酶转录上调，从而有助于改善血脂异常引起的内皮功能障碍和动脉粥样硬化。白藜芦醇在体内可预防高脂膳食和脂多糖（LPS）诱导的 TC、TG、LDL-C 和 HDL-C 等血清脂质功能障碍。

3. 肝脏保护作用

白藜芦醇能保护肝脏，防止化学因素、胆汁淤积和脂肪等介导的肝损害，对肝损伤、脂肪肝和肝纤维化等多种疾病具有治疗作用。

（四）食物来源

白藜芦醇在葡萄、桑葚、菠萝、花生、可可、冬笋、白花菜、茭白等植物或果实中含量较高。葡萄中白藜芦醇的含量差异很大，主要与葡萄品种、土壤环境、栽培方法以及病虫害等因素有关。通常红酒中白藜芦醇的浓度在 0.2～5.8mg/L。

第四节　其他膳食活性成分

一、低聚果糖

低聚果糖（fructooligosaccharides，FOS）属于低聚糖的一种，作为天然成分，存在于香蕉、洋葱、大蒜、番茄、芦笋、菊芋和麦类等食物中。FOS 在食品、饲料等领域已被广泛应用。FOS 可预防和治疗慢性疾病，对人体健康具有积极作用，已成为研究热点。

（一）结构和理化性质

FOS 又称果寡糖或蔗果低聚糖，是由 1～4 个果糖基通过 β（2-1）糖苷键与蔗糖中的果糖基结合生成的蔗果三糖、蔗果四糖和蔗果五糖等的混合物。通常 FOS 聚合度（DP）=2～9，而聚合度高（DP=10～60）的果聚糖称为菊粉。

FOS 干品为白色或微黄色粉末，易溶于水，呈现为无色或淡黄色、透明黏稠液体。FOS 的甜度为蔗糖的 30%～60%，味道较蔗糖清爽、纯净，且保水性高于蔗糖。FOS 在pH 中性溶液中稳定性好，在 pH 酸性时易分解，其具有较好的溶解性、耐高温性、赋型性、耐碱性、保水性等特点。

（二）吸收和代谢

1. 吸收

FOS 几乎不能被蔗糖酶和麦芽糖酶分解，因此在人体胃和小肠内几乎不能被消化和吸收，而是直接进入结肠内被肠道菌群发酵。

2. 代谢

研究表明，FOS 进入回盲肠后被发酵，主要代谢产物有乳酸和挥发性的短链脂肪酸（包括丁酸、乙酸、丙酸等），还产生 H_2 和 CO_2。部分短链脂肪酸被结肠上皮细胞摄取利用，其余的进入肝脏和外周组织，代谢产生 CO_2 和水，经呼气、尿液、汗腺等排出体外。

（三）生物学作用

FOS 起到其生理功效的直接原因在于：它在上消化道中不能被消化吸收，而是直接进入大肠，在大肠中被厌氧菌利用，生成短链脂肪酸，为宿主提供能量。作为含量最高的短链脂肪酸，乙酸主要为宿主组织提供能量。丙酸可以被结肠上皮细胞作为能量来源，但它最首要的作用还是作为肝脏糖异生作用的底物。丁酸也可被结肠上皮细胞所利用。

1. 改善肠道菌群

FOS 作为双歧杆菌的增殖因子，可促进其数量增多。双歧杆菌被认为是最早进入人体肠道的菌群之一，在调节结肠规律性、改善肠道炎症、预防和治疗结肠癌、降低小肠坏死发病率、预防胃肠道感染、提高肠道代谢能力等方面具有重要作用。FOS 被发酵产生的短链脂肪酸也有润肠通便、增强肠道免疫、预防结肠炎等重要作用。

2. 缓解便秘

FOS 是一种益生元，也是不被人体消化的可溶性膳食纤维，可促进小肠蠕动，加快肠道内腐败物的降解与排出，增强肠道平滑肌张力，缓解便秘。FOS 促进排泄的机制与其他非消化性碳水化合物类似，具体包括以下几个方面：促进细菌增殖；产生气体；增加体腔渗透压或降低粪便 pH；吸收水分。

3. 调节血脂

FOS 可有效降低体内游离脂肪酸、甘油三酯和血清胆固醇的含量，对因血脂高而引起的动脉硬化、高血压等心血管疾病有较好的改善作用。FOS 降低血脂和胆固醇的作用机制：FOS 抑制胆酸重吸收，促进胆酸排出体外；FOS 经双歧杆菌发酵后产生的短链脂肪酸（如丙酸）能抑制肝脏中胆固醇的生成；FOS 发酵产生的乙酸盐能抑制肝脏中葡萄糖转化为脂肪。

4. 促进钙、镁等矿物质吸收

摄取 FOS 可以促进肠道对钙、镁、锌、铁等矿物质的吸收。通常情况下，人只能消化吸收摄入钙量的 $1/2$，但 FOS 能提高钙的吸收。FOS 促进矿物质吸收的机制为：FOS 作为一种膳食纤维，具有结合金属离子的作用。其在胃肠中可形成 FOS-矿物质络合物，该络合物到达大肠后，矿物质被释放出来并使之更易于被肠道生物吸收。另外，FOS 分解产生的短链脂肪酸降低了肠道的 pH，在酸性环境中，许多矿物质溶解度增加，其生物有效性也得到很大的提高。此外，短链脂肪酸（特别是丁酸盐）还能刺激结肠黏膜细胞生长，因而可提高肠黏膜对矿物质的吸收能力。

5. 增强免疫力

肠道黏膜对机体免疫具有重要作用，黏膜上定植的肠道菌群则是维持肠道免疫的重要物质。由于肠道的巨大面积，其成为人体最大的免疫器官，拥有人体免疫细胞的 $60\%\sim70\%$，占人体免疫球蛋白 IgA 总量的 60%，是机体免疫系统的第一道屏障。肠道菌群及其代谢产物可刺激肠道免疫系统，使免疫细胞活化，提高自然杀伤（NK）细胞活性、增加抗体含量、调节淋巴细胞的吞噬作用以及增加干扰素的分泌等，从而增强机体免疫力。FOS 通过促进双歧杆菌增殖来调节肠道微生态平衡，主要有两个作用：一方面可诱导肠黏膜淋巴系统的免疫活性，激活体液免疫和细胞免疫，提高抗体数目和 NK 细胞活性，从局部或整体调节机体免疫功能；另一方面可影响肠道黏膜上的菌群数量及分布，并可调控免疫应答反应。

FOS 还可促进维生素 B_1、维生素 B_2、维生素 B_6、维生素 B_{12} 和叶酸的合成，进而提高人体新陈代谢水平，增强机体免疫力和抗病力。

（四）食物来源

FOS 尤其是高分子量的菊粉天然存在于菊科、石蒜科、百合科、禾本科等植物的根、块茎和果实等部位。主要食物包括：黑麦、小麦、大麦、燕麦、洋葱、韭菜、芦笋、大蒜、菊苣、莴苣、洋姜、番茄、香蕉等。其中洋葱中 FOS 的含量最高，占干重的 25%～40%。大蒜和菊苣中 FOS 的含量分别占其干重的 25%～35% 和 15%～20%。

二、γ-氨基丁酸

γ-氨基丁酸（γ-aminobutyric acid，GABA）是一种在哺乳动物中枢神经系统主要的抑制性神经递质，具有调节血压与心率、调节情绪、抗焦虑、抗抑郁、抗肿瘤、保肝护肾、调节激素分泌等生理功能。

（一）结构和理化性质

GABA 的化学名为 4-氨基丁酸，分子式为 $C_4H_9NO_2$，相对分子量为 103.12，其结构如图 3-9 所示，氨基位于 γ-C 的位置。GABA 是一种非蛋白质组成的天然氨基酸。GABA 为白色或几乎白色的结晶或结晶性粉末，微臭，有强吸湿性，密度为 1.21g/cm^3，熔点为 203℃（分解），极易溶于水，微溶于热乙醇，不溶于冷乙醇、乙醚和苯。

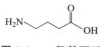

图 3-9 γ-氨基丁酸
的化学结构

（二）吸收和代谢

1. 吸收

GABA 主要有以下两种吸收机制。一是 GABA 与其他氨基酸具有相同的吸收机制，主要在小肠中被吸收，通过需钠耗能的主动吸收和 γ-谷氨酰循环两种途径吸收和转运。主动吸收以肠黏膜细胞膜上氨基酸转运蛋白为载体，利用细胞内外的 Na^+ 浓度梯度，将氨基酸和 Na^+ 转入细胞内，Na^+ 则借钠泵主动排出细胞。二是 GABA 在肠道内可通过 H^+/GABA 协同转运蛋白进行吸收转运。H^+/氨基酸转运蛋白位于哺乳动物肠道和肾上皮细胞顶膜，具有与亚氨基转运蛋白相同的底物特异性。

2. 代谢

GABA 在 GABA 转氨酶的催化下参与三羧酸循环。GABA 在啮齿类哺乳动物体内清除速率很快，半衰期约为 20min。人体研究显示口服 GABA（80mg/d）对血浆 GABA 水平无明显影响，提示 GABA 吸收差或清除快。

（三）生物学作用

在脑内，GABA 以突触后抑制作用为主，可通过突触后膜超极化、减少离子内流、降低细胞代谢及氧消耗等机制，使突触后神经元处于保护性抑制状态；在脊髓中，GABA 以突触前抑制为主，可通过突触前抑制减少谷氨酸的释放，从而减少灌注区神经元的死亡。

1. 神经调节作用

GABA 在改善应激和情绪紊乱方面具有重要作用。摄入 GABA 可以提高葡萄糖磷脂酶的活性，从而促进大脑的能量代谢，增加脑血流量和氧供给量，改善神经功能；另外，GABA 是神经系统的抑制性神经递质，能结合抗焦虑的脑受体并使之激活，然后与另外一些物质协同作用，阻止与焦虑相关的信息抵达脑指示中枢，进而促进放松和消除神经紧张，以达到抗压、抗焦虑的作用。

2. 对认知功能障碍的调节

通过利用脑质子磁共振波谱（MRS）及功能磁共振成像（fMRI）测定阿尔茨海默病（AD）患者和轻度认知功能障碍（MCI）患者内侧顶叶 GABA 的水平发现，GABA 的水平与听觉、记忆等认知功能呈负相关趋势，与 MCI 患者相比，在 AD 患者体内 GABA 水平较高，因此，GABA 在治疗 AD 方面具有潜在的有益作用。

3. 血压调节作用

GABA 能增加脑部血流量、增加氧气供给、促进脑的代谢，同时作用于脊髓的血管运动中枢，有效促进血管扩张，达到降低血压的作用。研究发现 GABA 受体的激活会参与血压及心率的控制，如 GABA 作为一种胶原蛋白Ⅵ抑制剂参与内源性负反馈机制去激活血小板，所以 GABA 具有潜在的治疗与血小板激活相关的心脑血管疾病的功效，比如心肌梗死、脑卒中、高血压等。

4. 改善睡眠

GABA 可以让亢奋的脑细胞休息，抑制神经细胞过度兴奋，达到改善睡眠的作用。因其可促使大脑冷静下来，又被称为"大脑天然镇静剂"。

（四）食物来源

GABA 在食物中普遍存在，含量较高的食物包括龙眼、绿茶、菠菜、土豆、山药、南瓜、坚果、米糠、全谷物、动物肝脏以及发酵食品等。

小　结

本章主要介绍了食物中的膳食纤维、萜类化合物、酚类化合物、低聚果糖和 γ-氨基丁酸等生物活性成分的定义、结构和理化性质、吸收和代谢、生物学作用和食物来源等，并重点介绍这些生物活性成分在促进健康和防治慢性病中的重要作用。

思考题

1. 膳食纤维对人体健康有诸多益处，是不是摄入量多多益善呢？
2. 对于围绝经期女性而言，摄入富含大豆异黄酮的食物有哪些积极意义？
3. 为什么要建议高胆固醇血症的人群多摄入富含植物固醇的食物？
4. 低聚果糖对肠道健康有哪些作用？
5. 为什么 γ-氨基丁酸被称为"大脑天然镇静剂"？

第四章 营养组学

第一节 概论

营养组学（nutriomics）是后基因时代营养学、食品科学与组学交叉形成的、基于分子水平和人群水平研究膳食营养与基因交互作用及其对人类健康的影响的一门交叉学科。营养组学通常包括以下几个部分：营养基因组学（nutritional genomics，nutrigenomics）、营养转录组学（nutritional transcriptomics）、营养蛋白质组学（nutritional proteomics）、营养脂质组学（nutritional lipidomics）、营养代谢组学（nutritional metabonomics）、营养元基因组学（nutritional metagenomics）、食物组学（foodomics）等。以元基因组学（人和肠道微生物 DNA 水平）、转录组学（RNA 水平）、蛋白组学（蛋白质表达与修饰调控）和代谢组学技术为基础的营养组学技术及其应用研究成为国际食品营养学领域的新热点，为实现食品靶向设计、健康食品精准制造提供了新思路和新途径。

膳食对人体健康的影响取决于人类个体特异性的遗传结构。从基因水平研究营养对人体的作用，不仅需要考虑单个基因，而且需要考虑多个基因的参与及个体基因的差异。目前，普遍的观点认为，营养的差异会对细胞的分裂和异化产生影响，细胞功能的调节是多个基因表达相互协调的结果。将组学技术引入营养学领域，对研究营养和食物的基本成分（如脂肪、碳水化合物、蛋白质、维生素、微量元素等）及其他活性成分在分子水平上的作用具有启发价值。此外，营养组学立足于分析某种具体的营养元素或饮食与基因变化的关系，有助于发现影响此类变化的根本机制，加强对饮食有关疾病的预防，更进一步还可以用于食品安全、食品认证、转基因食品领域。人们不仅能够建立依赖于个体基因组结构特征的膳食干预方法和营养保健措施，实现个体化营养（personalized nutrition）；还能够更加全面探索营养相关疾病与饮食的关系。

因此，营养组学将主要研究在分子水平上及人群水平上营养与基因的交互作用及其对人类健康的影响，并致力于建立基于个体基因组结构特征上的膳食干预方法和营养保健手段，使得营养学的研究成果能够更有效地应用于慢性疾病的预防，从而达到促进人类健康的目的。营养组学的研究正在不断地发展，科学家们越来越不倾向于从性质和营养作用方面寻找答案，而倾向于研究以营养组学为基础的食物健康效应。营养基因组学将为疾病研究以及人类健康提供大量数据支持，开辟更广阔的应用前景。

第二节　营养基因组学

1953年，Watson和Crick提出了DNA双螺旋结构模型，解释了遗传物质是如何复制和传递信息的，进而引发了震动生物学界和医学界的革命，标志着分子生物学的开始。1961年，DNA中碱基对序列转录基因密码的破译成功，标志着基因时代的到来，生命科学已进入了后基因组时代。国际权威研究机构进行全基因组关联分析（genome-wide association study，GWAS）时发现，基因变异是复杂性疾病形成的主要原因。膳食成分能够通过影响基因表达起到预防炎症、慢性疾病和癌症等作用。因此，在疾病预防控制中，与基因相关的营养信息对于指导饮食健康发展必不可少。

2002年，第一届国际营养基因组学会议在荷兰召开。随后，每年都有关于营养基因组学的国际学术会议召开，凸显了营养基因组学的重要性。随着基因组学研究的发展以及2003年人类基因组计划的完成，借助基因组学、生物信息学等各种不断发展的先进研究手段，已有不少科学家开始从理论和实践两方面更深入地认识基因与饮食间的相互影响。本节主要介绍基因组学相关技术及其在营养学中的应用范围，并对其面临的挑战及前景进行分析与展望。

一、基因组与基因组学的概念

在分子生物学和遗传学领域，基因组（genome）是指生物体所有遗传物质的总和。这些遗传物质包括DNA或RNA（病毒RNA）。基因组包括编码DNA和非编码DNA、线粒体DNA和叶绿体DNA。研究基因组的科学称为基因组学（genomics）。美国科学家Thomas Roderick提出了基因组学这一概念，其主要内容包括以全基因组测序为目标的结构基因组学（structural genomics）和以基因功能鉴定为目标的功能基因组学（functional genomics），主要包括：转录组学（transcriptomics）、蛋白质组学（proteomics）和表观基因组学（epigenomics）。结构基因组学是指在基因组分析的早期阶段，建立生物的遗传图谱、物理图谱和转录图谱及其全序列测序。功能基因组学则是在结构基因组学的基础上系统地研究基因组所有基因的功能，包括研究基因的表达及其调控模式，即从基因组与环境相互作用的角度阐明基因组的功能。

营养基因组学是一门以研究人的饮食与其自身基因之间交互作用为目标的新兴学科。它以分子生物学技术为基础，应用基因组学技术阐明营养素或膳食成分对人体基因的转录、翻译、表达及代谢的影响。

二、基因组学技术

（一）结构基因组学

结构基因组学以全基因组测序为目标，致力于建立高分辨率的遗传图谱、物理图谱、转录图谱和序列图谱。它主要利用X射线晶体学、核磁共振谱学和电子显微学来测定蛋白质结构，并结合同源建模（homology modeling）推测蛋白质结构。与传统结构生物学不同的是，结构基因组学测定的蛋白质通常是未知的，并致力于快速、高通量（high throughput）

的蛋白质结构测定。

1. X 射线晶体学

X 射线晶体学是一门揭示分子结构与功能的科学，是一种测定蛋白质三维结构的方法。X 射线衍射结构分析法是研究重要生物活性大分子三维结构、分子识别和作用机制的常见方法，也是结构生物学中最主要的研究手段。近年来，生物大分子 X 射线晶体学的研究进展快速，给大量未知蛋白质的结构鉴定创造了良好的条件。该方法可以间接地研究蛋白质晶体的空间结构，有助于人们从原子水平上了解晶体的物质结构。其工作原理如图 4-1 所示，由 X 射线管产生的各种波长的 X 射线，经过滤波器得到一定波长的单色 X 射线。单色 X 射线通过晶体，产生衍射，经检测器用测量记录系统中的照相机记录下来，得到衍射图。不同物质的晶体形成各自独特的 X 射线衍射图。根据记录下来的衍射图谱，经复杂计算机系统的数字处理，可推知晶体中原子的分布和分子的空间结构。

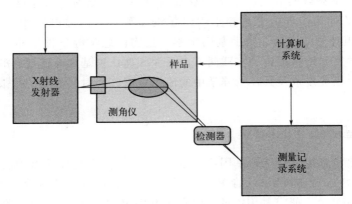

图 4-1　X 射线晶体学工作原理

2. 高通量测序技术

DNA 测序（DNA sequencing）作为一种重要的试验技术手段在生命科学研究中有着广泛的应用。1977 年，Sanger 发明了末端终止测序法；该项具有里程碑意义的方法，经过不断改良，成为迄今为止 DNA 测序的主流技术。传统的 Sanger 测序对于电泳分离技术具有依赖性，无法进行进一步的扩大并行和微量化。因此，该项技术在对不同生物基因组序列的测定过程中存在规模限制，其技术代价高昂。一些费用更低、通量更高、速度更快的新一代测序技术（next-generation sequencing）应运而生，这些技术能更好地适用于模式生物（如线虫、果蝇、小鼠等）和一些非模式生物（不具有遗传统一性的生物）。

2005 年，Margulies 等在国际顶尖学术期刊 *Nature* 上发表的文章介绍了一种快速简单的测序方法：焦磷酸测序（pyrosequencing），即结合了 DNA 扩增的乳化液系统和皮升大小焦磷酸为基础的一种测序手段。这一发现，掀起了新一代测序技术平台的竞赛狂潮，推动测序技术的不断发展。当前新一代测序技术平台市场主要为 Roche、ABI 和 Illumina 公司所垄断，其主要技术分别为 Roche/454 测序技术、ABI/SOLiD 测序技术以及 Illumina/Solexa 测序技术。新一代高通量测序技术使人们能够以更低廉的价格，更全面、更深入地对疾病进行研究，使得从基因组水平的角度对疾病展开全方位研究成为可能。这三大技术的主要原理、优点及局限性见表 4-1。

表 4-1 三大技术的主要原理、优点及局限性

公司	机型	技术原理	优点	局限性
Roche	基因组测序仪 GS FLX 系统	依靠生物发光进行 DNA 序列分析,在 DNA 聚合酶、ATP 硫酸化酶、荧光素酶和双磷酸酶的协同作用下,将引物上每一个 dNTP 聚合与一次荧光信号释放偶联起来,通过检测荧光的释放和强度,达到实时测定 DNA 序列的目的	在第二代高通量测序手段中具有最高的读长,不需要荧光标记的引物或核酸探针,也无需进行电泳,具有分析结果快速、准确、灵敏度高和自动化的特点	样品制备较难;较难处理重读和同种碱基多聚区域;试剂冲洗导致错误累积;仪器昂贵
ABI	5500xl SOLiD 系统	通过荧光标记的 8 碱基单链 DNA 探针与模板配对连接,发出不同的荧光信号,从而读取目标序列的碱基排列顺序	能够以较低成本拼接出人类基因组。其独特之处在于以连接反应取代传统的聚合酶链式反应,目标序列所有碱基都被读取两遍,因此具有高准确性	测序运行时间较长,读长[①] 短,数据分析困难,基因组拼接困难;仪器昂贵
Illumina	HiSeq 2000/ MiSeq	边合成边测序。在 Sanger 等测序方法的基础上,通过技术创新,用不同颜色的荧光标记四种不同的 dNTP,当 DNA 聚合酶合成互补链时,每一种 dNTP 就会释放不同的荧光,根据捕捉的荧光信号并经过特定的计算机软件处理,从而获得待测 DNA 的序列信息	具有较高测序通量。采用稳定的可逆终止法边合成边测序技术,不仅确保了测序的高精确性和高顺序性,而且排除了由重复序列和同聚物导致的测序错误。其光学系统大幅度减少了不同碱基之间的信号干扰,提高了测序系统的准确度	仪器昂贵;用于数据删节和分析的费用较高

① 读长:是指从一个 DNA 片段中测得的碱基对(bp)的数量。测序后,使用读长之间的重叠区域对序列进行组装,比对读长和参考基因组,重建完整的 DNA 序列。测序读长取决于仪器上使用的测序试剂,更多的化学循环将产生更长的读长。

(二) 功能基因组学

功能基因组学是利用结构基因组学提供的信息,以高通量、大规模实验方法及统计方法与计算机分析为特征,全面系统地分析全部基因的功能。研究角度包括生物学功能、细胞学功能、发育学功能等。功能基因组学研究的核心是全基因表达和差异化基因表达的网络或信号通路。该项技术依靠 DNA 微阵列检测系统、全自动 DNA 测序、PCR 技术、寡核苷酸合成和标记及生物信息学等工具的支持,通过对计算机收集的检测信号以及基因形式、集落和分组等功能性特征方面的表达变化进行生物统计和生物信息学分析,可以检测营养素对整个细胞、组织甚至整个系统作用方式上的差异。常用的技术有以下几种。

1. 实时荧光定量 PCR

普通的 PCR 是在模板、引物、4 种 dNTP 和耐热 DNA 聚合酶存在的条件下,特异性扩增为两段已知序列之间的 DNA 区段的酶促合成反应。实时荧光定量 PCR(real-time quantitative polymerase chain reaction,RT-qPCR)是在 PCR 体系中加入荧光基团,利用荧光信号积累来实时监测整个 PCR 进程,最后通过标准曲线对未知模板进行定量分析的方法。该项技术主要分为染料法(SYBR assays)和探针法(probe assays),其原理如图 4-2 所示。

RT-qPCR 技术拥有广泛的应用领域,可大致分为定性分析和定量分析。在定性分析中,RT-qPCR 可用于对病毒及病原菌的监测、物种鉴定和基因分型。有科学家利用 RT-qPCR

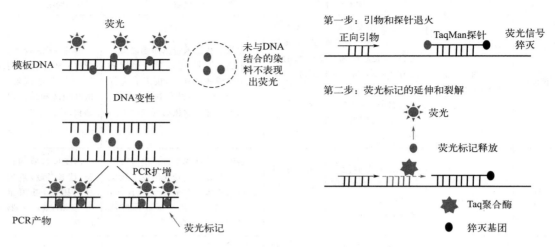

图 4-2　实时荧光定量 PCR 技术

（a）SYBR 绿色染料检测法。SYBR 绿色染料结合所有双链 DNA 并发出荧光信号。在未结合的状态下，SYBR 不表现出荧光。因此，每个周期的模板扩增的多少通过相应的荧光增加来测量。（b）TaqMan（5′核酸酶）检测使用 Taq-Man® 探针法。退火过程中，TaqMan 探针和引物与模板结合。当 TaqMan 探针完好时，能量在猝灭器和报告器之间传递；因此，没有检测到荧光信号。由于新链是由 Taq 聚合酶合成的，该酶的 5′外切酶活性将探针标记的 5′核苷酸裂解，从探针中释放报告基因。检测探针的荧光信号，并通过相应的荧光增加来记录模板扩增

技术针对成熟的番木瓜花期前植株中的木瓜病毒复合体进行研究，以此成为一种早期诊断食物原料番木瓜黏滞病的有效手段。在定量分析中，RT-qPCR 可对病毒及病原菌进行绝对定量，对导入基因拷贝数进行解析，对转基因生物〔又称遗传修饰生物（genetically modified organisms，GMO）〕进行定量检测；同时，也可以用于进行差异显示结果验证、基因芯片结果验证、siRNA 效果确认、mRNA 表达量分析等相对定量。即使在高度加工的食品中，也可以通过 RT-qPCR 识别一系列目标，如用作食品配料的植物或动物种类、食源性细菌或病毒、转基因生物和过敏原。

2. DNA 微阵列技术

1996 年，DNA 微阵列（DNA microarray）技术问世，此项技术也被称作基因芯片（genechip）。其技术原理是基于 DNA 碱基的配对和互补，将大量靶基因（或 DNA 片段）有序地、高密度地点在玻璃片、硅片或塑料片等载体上。待测样品用荧光染料标记制备成探针与芯片杂交，杂交信号用激光扫描仪检测，计算机分析检测结果，可获得类似于传统点杂交的杂交数据，以达到快速、高效、高通量及平行性分析生物信息的目的。该技术可用于大规模快速检测基因差异表达、基因组表达谱、DNA 序列多态性、基因诊断、药物筛选以及个体化医疗。在微阵列技术中，来自测试 RNA（text RNA）和对照样本的 RNA（reference RNA）被逆转录后，用适合所使用阵列类型的方法标记，并杂交（hybridization）到微阵列载玻片上。在扩增的过程中，将偶联了荧光染料（Cy3、Cy5 等）的核苷酸掺入到扩增产物中，对靶基因进行标记。随后，进行杂交反应。荧光素分子受特定波长的激发光照射出特定波长的荧光，通过特定的扫描仪获取杂交后的信号，最后进行芯片信号的检测与分析。

目前，根据信号比较的原则，此技术分为两种类型的 DNA 微阵列系统：双标记系统（dual/two color system）和单标记系统（single/one color system）。此项技术已广泛用于功

能基因组学、系统生物学和药物基因组学研究。其最突出的特点是可一次性检测多种样品，获得多种基因的差别表达图谱。DNA 微阵列技术是对不同材料中多个基因表达模式进行平行对比分析的一种高产出的、新的基因分析方法。与传统研究基因差异的表达方法相比，具有微型化、快速、准确、灵敏度高，以及在同一芯片上同时大信息量平行检测的优势。

3. 基因表达系列分析

基因表达系列分析（serial analysis of gene expression，SAGE）技术由 1995 年 Velculescu 等建立，是一种以 DNA 序列测定为基础定量分析全基因组表达模式的技术，可以直接读出任何一种细胞类型或者组织的表达信息，能同时对上千个转录物进行研究。首先，一段来自任一转录本特定区域的"标签"（Tag），即长度仅 9～14bp 的短核苷酸序列，就已包含足够的信息以特异性地确定该转录本。如一个 9 碱基的序列能有 262144 种不同的排列组合，而人类基因组据估计仅编码 80000 种转录本，因此在理论上每一个 9 碱基标签就能够代表一种转录本的特征序列。如果将短片段标签相互连接、集中形成长的 DNA 分子，则对该克隆进行测序将得到大量连续的单个标签，并能以连续的数据形式进行处理，这样就可对数以千计的 mRNA 转录本进行批量分析。各转录本的表达水平可以用特定标签被测得的次数进行定量。这便是 SAGE 技术的理论基础。该项技术的研究对象是整个基因组的转录产物，从而为全基因组基因表达进行整体研究提供了可能。该项技术的优点是避免了 PCR 扩增中产生的序列与序列间的差异，与微阵列技术相比更具有定量性。利用该技术可在短期内得到丰富的表达信息，与直接测定 cDNA 克隆序列方法相比，减少了大量的重复测序，节省了研究时间。其技术原理与步骤如图 4-3 所示。

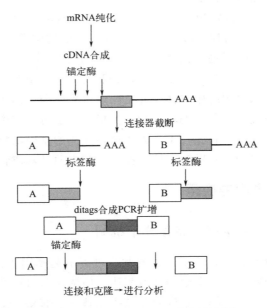

图 4-3　SAGE 技术的原理及主要步骤

以提纯的 mRNA 反转录合成 cDNA，以锚定酶（anchoring enzyme，AE）酶切。将 cDNA 等分为 A 和 B 两部分，分别连接接头 A 或接头 B，每一个接头都含有标签酶（tagging enzyme，TE）酶切位点序列。用标签酶酶切产生连有接头的短 cDNA 片段（9～10 碱基），混合并连接两个 cDNA 池的短 cDNA 片段，构成双标签后，以引物 A 和 B 扩增，最后再对标签数据进行处理。（注：参考自 *Current Pharmaceutical Biotechnology*，2008，9（5）：338-350.）

4. 全基因组关联分析技术

全基因组关联分析（GWAS）是指在人类全基因组范围内找出存在的序列变异，即单核苷酸多态性（SNP），从中筛选出与疾病相关的 SNPs。GWAS 对大量分析样本建立病例-对照关系，并在全基因组水平上进行分析扫描，最终找出与某一特定表型（疾病）紧密相关的基因标记。此方法可用于复杂的多基因疾病研究。通过 GWAS 技术，科学家们发现了许多以前未知的与性状或疾病相关的位点和染色体区域，为了解人类复杂性疾病尤其是基因相关疾病的分子发病机制提供了更多的线索。GWAS 技术的基本原理和步骤：第一步包括确定要研究的疾病或性状，并选择适当的研究群体（如一种疾病的病例和对照，或一种性状的未选择群体样本）。可以使用单核苷酸多态性阵列或全基因组测序（WGS）进行基因分型。第二步则是进行遗传变异的功能表征。通常需要从统计关联到因果变异和基因。在功能注释的基础上，利用计算方法预测非编码变体的调控效应。第三步是进行靶基因的确认。靶基因可以通过染色质免疫沉淀和染色体构象捕获方法进行识别或确认，并通过基于细胞的系统和模型生物进行实验验证。第四步获得基于等位基因频率和效应的相关性，分析遗传变异规律图谱。GWAS 识别的大多数风险变异位于两条对角线内。效应量小的罕见变异很难使用 GWAS 识别，而效应大的常见变异在常见的复杂疾病中是不常见的。

5. 基因打靶技术

基因打靶（gene targeting）技术是指通过 DNA 定点同源重组，改变基因组中的某一特定基因，从而在生物活体内研究此基因的功能。通过对生物活体的遗传信息的定向修饰（包括基因敲除、基因敲入、点突变、缺失突变、染色体组大片段删除等），并使修饰后的遗传信息在生物活体内遗传，表达突变的性状，从而可以研究基因功能等生命科学问题，提供相应的疾病治疗方案、建立新药筛选评价模型等。

目前，基因打靶技术主要分为三种：基因敲除（gene knock-out）、基因敲入（gene knock-in）、基因替代（gene replacement）。基因敲除是通过同源重组使得靶基因失活，以研究该基因的功能。基因敲入是通过同源重组等方式将外源功能基因或片段插入基因组中，使其在生物体内持续发挥功能的技术。基因替代是利用同源重组等手段将一种基因替换另一种基因，或将正常基因引入基因组中置换突变基因以达到靶向基因治疗的目的。基因打靶技术既可以在细胞水平上研究特定基因的功能和调控机制，也可以在生物水平上了解基因的胚胎发育和生理功能。此外，基因打靶技术为人类遗传疾病的基因治疗提供了有力手段，使得转基因动植物生物反应器研制更为精确。该项技术的基本原理和流程如图 4-4 所示。

三、基因组学在营养学中的应用

（一）探讨营养相关性疾病，完善分子机制

近年来，大量科学研究表明，环境因素的刺激可以引起基因表达的变化，形成环境-基因的相互作用。食物中的营养成分会影响基因表达，如调控基因构型或代谢产物和代谢状态（如激素水平、细胞氧化还原状况等），进而导致生物体内 mRNA 水平或蛋白质水平上的改变。因此，通过营养组学的研究可以了解营养素和食物化学物质在人体中的分子生物学过程，以探讨其对人体基因转录、翻译表达以及代谢的影响机制。如 Ma 等从 3 个大规模的 GWAS 中获得遗传仪器和两样本孟德尔随机化分析的汇总统计数据，探讨多不饱和脂肪酸（PUFA）与血压（包括收缩压、舒张压和脉压）之间的因果关系。结果发现血浆 PUFA 的

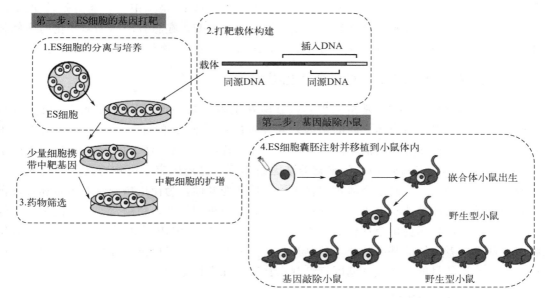

图 4-4 经典的基因打靶原理及流程

首先进行打靶载体（targeting vector）的构建。随后，将打靶载体导入细胞〔常用胚胎干细胞（ES 细胞）〕。其次，将发生定点整合的细胞从大量随机整合的细胞中筛选出来。随后将 ES 细胞进行囊胚注射并移植到小鼠体内，得到嵌合体小鼠。嵌合体小鼠通过与野生型小鼠繁育得到基因敲除小鼠

遗传易感性对舒张压有不同的影响，而与收缩压无关。脂肪酸去饱和酶基因的多态性决定了 PUFA 内源性加工的效率。基因-营养相互作用研究表明，营养脂肪酸摄入对儿童认知结果和哮喘风险等复杂表型具有一定影响。这些基于基因多态性调节的分析可能为未来明确制订的膳食建议提供基础，以实现所有儿童的最佳健康效益。Langenberg 等在 *Lancet* 杂志上发表研究，指出根据 GWAS，约 250 个基因组区域与 2 型糖尿病的易感性有关，其中几个区域出现了因果变异和基因的证据。他们通过整合糖尿病相关中间表型的多维数据、详细的基因组注释、功能实验，以及现在的多组学分子特征，促进了对糖尿病潜在机制（包括 β 细胞失效、胰岛素敏感性、食欲调节和脂肪存储之间的相互作用等）的理解。

（二）评价营养素需要量，寻找生物标志物

对于营养学家而言，寻找合适的用于反映营养状态的指标一直是亟待解决的问题。目前，根据 1998—2001 年美国发布的膳食营养素参考摄入量，营养素的测定全部或部分依赖于生化指标，未涉及基因表达水平分析。生物标志物（biomarker）通常是与疾病发生相关的蛋白质，在疾病的诊断、分级、预后及治疗监测过程中常被作为诊断指标进行定量测定。基因组学技术因为能在特定的条件下规模化地考察基因的表达情况，所以为生物标志物的发现、鉴定和评价提供了有力的技术平台。借助于基因组学的技术手段，膳食因素（营养素）可通过对从 DNA、RNA 到蛋白质等不同阶段基因表达的调控以及从细胞到整体等不同层次的研究来寻找、发现适宜的分子标志物，作为评价营养素状况的新指标。Lorenzo 等在 *Nature* 杂志上发表研究，围绕动脉粥样硬化相关抗体库进行了高通量单细胞分析。对来自动脉粥样硬化 Ldlr-/-小鼠和对照小鼠的 1700 多个 B 细胞的抗体进行基因测序。研究发现在动脉粥样硬化背景下，1/3 的扩增抗体对动脉粥样硬化斑块有反应，这表明病变中的各种抗原可

以引发抗体反应。参与脯氨酸代谢的线粒体脱氢酶ALDH4A1是其中一种自身抗体A12的靶抗原。ALDH4A1的分布在动脉粥样硬化过程中发生改变，在患有动脉粥样硬化的小鼠和人体内循环的ALDH4A1增加，揭示了ALDH4A1作为疾病生物标志物的潜在用途。

（三）探究基因多态性，实现个性化营养

单核苷酸多态性（SNP）是指一种单核苷酸在基因的某一位点具有两种或者更多种状态。这些多态性大多是由个体之间的基因差异导致的；而SNP的证实揭示了个体对饮食中营养物质的吸收、代谢和利用的不同，也是"个体化营养"意识形成的基础。国际权威医学杂志 *Lancet Diabetes Endocrinol* 指出营养基因组学研究已经确定了影响特定营养物质摄入和代谢的遗传变异，并预测了个体对饮食干预的反应变异性，为使用精确营养预防和管理慢性疾病提供了机遇和挑战。通过将这些技术与大数据分析相结合，精确营养有可能为更有效地预防和管理慢性疾病提供个性化的营养指导。随着人类对SNP认识的不断深入，现有研究趋向于基于患者个体的基因特征，预测其对营养素的反应，以提供个性化膳食的建议，最终达到基因治疗的目的；或根据基因特点制定食谱，补充特定的营养成分。

四、营养基因组学展望

作为一门新兴学科，营养基因组学仍处于起步阶段。该领域面临的挑战主要有：①学科的交叉与融合。营养基因组学的研究中需要考虑遗传基因特性、营养代谢的复杂性等诸多因素。建立扎实的学科基础，充分理解各学科交互作用，是实现个性化营养的前提。②系统数据库的完善。建立一个集中积累和管理信息的营养基因组学数据库必不可少。在此过程中仍依赖计算生物学的支持。③降低技术应用成本，促进方法融合。目前，以高通量基因测序技术为代表的新一代基因组学技术已经得到了广泛的应用，但对于大规模人群样本的基因测序方法和基因测序技术成本较高，提高了基因组学在营养学中的应用门槛。如何研发具有集成性的框架用于研究基因-营养之间的相互作用，也是营养基因组学当下面临的巨大挑战。

未来营养基因组学研究的重点是：①与人类食物相关的功能性成分与食物的安全性评价；②食物健康效应的分子机制；③基因表型对人体及健康的影响；④用于人类健康以及食物功效性评价的基因水平生物标志物研究。

营养基因组学将对基础营养产生深远的影响，它将改变传统剂量-功能反应的研究模式，揭示和认识营养素和生物活性因子对生物体中信号调节和不同生理状态下关键基因的功能作用，推动个性化营养发展。

第三节　营养转录组学

以DNA为模板合成RNA的转录过程是基因表达的第一步，也是基因表达调控的关键环节。所谓基因表达，是指基因携带的遗传信息转变为可辨别的表型的整个过程。与基因组不同的是，转录组的定义中包含了时间和空间的限定，即同一细胞在不同的生长时期及生长环境下，其基因表达情况是不完全相同的。

转录组学的研究包括：①转录组的组成，即以RNA为代表的基因种类鉴定；②转录产物的表达丰度与动态变化，即基因表达量的量度与差异表达分析；③转录本的结构（如可变

剪切、同义单核苷酸多态性）；④转录本功能（如基因功能注释、GO 分类、代谢通路定位、相互作用网络等）；⑤转录的调节；⑥转录组与其他组学（如基因组、蛋白质组）之间的关系等。

目前大量研究显示，营养素对基因表达的调控作用主要体现在转录水平上。因此，营养转录组学作为营养组学研究的重要层次，对于鉴定机体对营养素作出应答的基因，明确受营养素调节的基因功能，研究营养素对基因表达的影响及作用分子机制等均发挥着十分重要的作用。本节将围绕转录组、转录组学的基本概念，转录组学的研究技术，转录组学的研究策略，转录组学在营养学中的应用、展望等方面进行阐述。

一、转录组和转录组学的概念

转录组（transciptome）是指生物体或细胞在某种状态下所有基因转录产物的总和，它不仅包含细胞在该特定时间和环境下所需的蛋白质编码 RNA，而且包含表达调控基因衍生而来的 RNA 分子集合。转录组具有与生物体状态（如发育阶段、组织和细胞类型、应激状态等）对应的特异性，其组成类型反映了该特定状态下细胞在转录水平的基因表达情况。

转录组学是对转录水平上发生的事件及其相互关系和意义进行整体研究的一门学科，是功能基因组学研究的重要组成部分。

二、转录组学的研究技术

目前，转录组学的研究主要基于杂交和测序两种技术。其中，各种表达芯片如微阵列技术是常用的基于杂交技术的转录组学研究分析工具；而基于测序的技术可分为一代 Sanger 测序的 EST、SAGE、MPSS 和二代测序的 RNA-Seq 技术，以及仍在完善的三代测序技术。

（一）微阵列技术

微阵列技术也称芯片技术，主要是指把已知的基因序列片段固定到固定介质上形成微阵列。该项技术 1995 年在 *Science* 杂志上一经报道即引起了广泛关注。20 世纪 90 年代中期，微阵列技术/芯片技术开始运用到转录组学的研究中，其基本原理是首先提取特定状态样品的 RNA，经反转录获得 cDNA（用荧光标记），然后与微阵列通过序列互补将表达片段与固体介质（硅片、玻片、聚丙烯、尼龙膜等）上的探针进行杂交，然后利用激光共聚焦显微镜等设备对微阵列进行扫描，最后根据荧光信号的强度计算微阵列上对应位置的基因表达强度。

此项技术的优势在于可以将不同的 cDNA 样品杂交到同一个微阵列上，通过比较它们的杂交信号谱，从而对两个或多个转录组之间的差异做出快速的评估。但这项技术只适用于检测已知基因，无法捕获新的基因，也难以检测低丰度的 mRNA 和 mRNA 水平的微小变化。

（二）基于 Sanger 测序的转录组研究技术

早期基于 Sanger 测序开发的第一代测序技术主要包括表达序列标签（expressed sequence tag，EST）、基因表达系列分析（serial analysis of gene expression，SAGE）、大规模平行测序（massively parallel signature sequencing，MPSS）三种。在 EST 技术中，每条 EST 序列代表一个转录本，经过拼接后获得单基因簇（unigene），通过序列比对进行基因功能注释。因此，EST 方法获得的序列长度较长，准确度较高，可用于发现新基因。然而，由于其对电泳分离技术的依赖，难以进一步提升实验速度和提高并行化程度，难以通过微型化降低成本；且难以检测到丰度较低的基因。SAGE 技术不同于 EST 技术，该技术只选取每个转录本上一段 12bp 长的序列代表这个转录本并串联成串，最终对标签串联序列进行测序。这项技术大大降低了测序成本，但由于引入的干扰太多、标签太短，对后续的分析造成了较大难度。MPSS 技术是 SAGE 技术的改善和发展，MPSS 技术是获取 3′末端的一段序列标签，但长度可达 20bp，一次实验大约可测得 1000000 个标签序列，能在短时间内捕获细胞或组织内部全部基因的表达特征。

（三）基于二代测序的转录组学研究技术

被广泛应用的二代测序技术平台主要有 Roche/454 基因组测序仪、Illumina 的 Genome Analyzer 系统、ABI Life Technologies SOLiD 系统三种。这些仪器均采用了合成测序法，其 DNA 阵列的排布、DNA 簇扩增、基于酶的测序生化反应方面存在不同程度的差异。

三、转录组学的研究策略

根据研究的目的不同，在设计实验方案时需要考虑有无参考基因组序列、研究对象是某一类 RNA 分子还是全表达谱、关注点在于基因表达还是转录本结构。随后，根据实验目的有效地选择测序平台、参考数据库、数据分析软件。一般实验流程如图 4-5 所示。

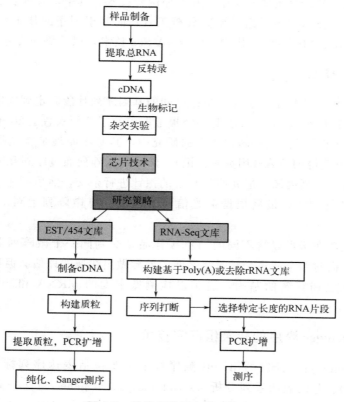

图 4-5　转录组学研究策略路线

四、转录组学在营养学中的应用

转录组学在营养学中的应用主要包括两个方面。

其一，研究转录组对营养素的合成、代谢的影响及相关性。如 Al-Mssallem 等基于转录组学技术针对椰枣果实发育过程中糖分的积累进行分析研究，发现了与果实糖分积累相关的基因。Zhang 等基于转录组学技术研究 6 个猪群体的脂肪酸组成与生长、酮体、脂肪沉积和肉质性状的遗传相关性，为猪肉脂肪酸组成及其遗传改良的育种策略的设计提供了理论依据。在这一方面，转录组学能够较好地研究农业生产食物中营养素与基因的关系，有利于繁育优良品种。

其二，通过转录组研究营养素对生物体慢性疾病发生发展的作用。研究发现，与疾病风险有关的饮食摄入和表观遗传修饰之间存在相互作用。营养因素与 DNA 甲基化、共价组蛋白修饰和非编码 RNA（包括 microRNAs）之间的复杂相互作用与肥胖、血脂异常、2 型糖尿病（T2DM）、非酒精性脂肪性肝病（NAFLD）、癌症和心血管疾病有关。如高脂肪和高糖饮食与控制食物摄入的神经肽基因异常甲基化模式有关，这可能有助于肥胖的发展。低蛋白饮食通过破坏关键调控基因的组蛋白修饰诱导葡萄糖和脂质改变。胆碱和叶酸缺乏增加了与 NAFLD 发生有关的 miRNAs 的变化。不同的微量营养素缺乏，如叶酸、维生素 A、B 族维生素、钾、铁和硒与肿瘤抑制基因的高甲基化相关，表明营养因素在癌症中可通过表观修饰起作用。在此方面，转录组学可以有效地探究营养素与慢性疾病的内在联系，有助于形成更科学合理的营养治疗模式。

五、营养转录组学展望

随着测序技术的不断进步，科学家能够对转录组开展更为深入的测序工作，发现更多、更可靠的转录子。然而和其他所有新生技术一样，转录组学技术也面临着一系列新问题：其一是庞大的数据量所带来的信息学难题。例如，如何最好地诠释和比对鉴定多个类似的同源基因，如何确定最佳测序量，获得高质量的转录图谱等。其二是如何针对更复杂的转录组来识别和追踪所有基因中罕见 RNA 亚型的表达变化。其三，目前的高通量测序技术大都需要较多的样品起始量，这使得来源极为有限的生物样品分析受到限制，因此如何对单细胞或少量细胞进行转录组测序是一个亟待解决的问题。

第四节　营养蛋白质组学

随着人类基因组计划的完成，科学家们又提出了后基因组计划（post genome project），即对基因组的结构、表达、修饰、功能等进行研究。其中蛋白质组（proteome）研究是后基因组计划的一个重要内容。蛋白质组学（proteomics）则是以蛋白质为研究对象的一个新的研究领域。"proteomics"一词源于蛋白质（protein）和基因组学（genomics）两个词的组合，意为"一种基因组所表达的全套蛋白质"。蛋白质组学以蛋白质组为研究对象，主要包含双向电泳技术、质谱技术和生物信息学技术。近年来，因其克服传统技术的局限性，能够从整体水平对蛋白质进行高通量分析而在营养学领域受到广泛应用。其中，在食物营养成分分析、营养物质代谢与调控及营养相关疾病监测等方面发挥了巨大的作用。本节将围绕蛋白质组及蛋白质组学的概念、相关研究技术、研究策略、蛋白质组学在营养学中的应用以及展望进行介绍。

一、蛋白质组及蛋白质组学的概念

澳大利亚 Macquarie 大学的 Marc Wilkins 和 Keith Williams 等于 1994 年提出"蛋白质组"概念。同年，Wilkins 和 Williams 在意大利 Siena 召开的第一次国际蛋白质组学专题研讨会上首次提出蛋白质组学这一概念。随后，Wasinger 等在 1995 年将这一理论公开发表于 *Electrophoresis* 杂志上。在早期，科学家们认为微生物基因表达的整套蛋白质称为蛋白质组。在微生物中，整套蛋白质是指一种组织或细胞表达的蛋白质。随着研究的发展，蛋白质组的概念被定义为：一个基因组所表达的蛋白质。如今蛋白质组是指一种细胞内存在的全部蛋白质。由定义可知，同一种生物不同细胞表达的蛋白质组是不同的，同一细胞在不同发育时期表达的蛋白质组也不同。正常情况与疾病、运动或外界环境变化时细胞所表达的蛋白质组也会有所差异。此外，蛋白质组还存在转录后的翻译调控及翻译后的加工修饰等过程，因此具有时空性、可调节性和多样性。

所谓蛋白质组学，是指以蛋白质组为研究对象，从蛋白质整体水平上来认识生命活动规律的科学。它可以根据蛋白质种类、数量、局部存在的时间、空间上的变化来研究表达于细胞、组织及个体中的全部蛋白质，并从其结构和功能的角度来综合分析生命活动。其研究目的在于揭示生物体内部全部蛋白质的表达模式和功能模式，如蛋白质的表达、翻译后的修饰、结构与功能，以及各个蛋白质之间的相互作用等。因此，蛋白质组学研究是对特定时间或特定环境条件下，细胞内完整表达状况的研究，代表了一个动态的、连续的过程。

二、蛋白质组学的研究技术

根据研究的目的和手段的不同，蛋白质组学可以分为表达蛋白质组学（expressional proteomics）、结构蛋白质组学（structural proteomics）及功能蛋白质组学（functional proteomics）。

表达蛋白质组学对细胞内蛋白样品的表达进行定量研究，也称为定量调节蛋白质组学（quantitative regulation proteomics）。该方法通过将细胞、组织中的蛋白质建立蛋白定量表达图谱或扫描表达序列 EST 图，监测一个细胞或组织内大多数蛋白质的表达状况。该方法在蛋白质组水平上研究蛋白质表达水平的变化，细胞信号通路，疾病、药物作用和一些生物刺激引起的功能紊乱等，是对细胞或组织中蛋白质表达量化谱的反映。其研究技术为经典的蛋白质组学技术，即双向电泳和图像分析。

结构蛋白质组学是以绘制出蛋白复合物的结构或存在于一个特殊的细胞器中的蛋白为研究目标的蛋白质组学，也可称为细胞图谱蛋白质组学（cell-map proteomics）。结构蛋白质组学旨在研究蛋白质在细胞内的行为、运输和相互作用，用于建立细胞内信号转导的网络图谱并解释某些特定蛋白的表达对细胞产生的特定作用。

功能蛋白质组学是介于传统蛋白质研究和蛋白质组研究之间的层次，该方法主要研究细胞内与某个功能有关或者在某种条件下的一群蛋白质，抑或是特定时间、特定环境和实验条件下基因组活跃表达的蛋白质，是总蛋白质的一部分。

下面，将对蛋白质组学技术作出简要介绍。

（一）双向电泳

双向电泳（two-dimensional electrophoresis，2-DE）是基于蛋白质的等电点和分子量的不同而对蛋白质进行分离的技术。1956 年，Smithies 和 Poulik 首次提出该项技术。

双向电泳的原理是基于蛋白质的等电点和分子量的不同对蛋白质进行分离。第一向是按照蛋白质的等电点不同，用等电聚焦分离。第二向则按照蛋白质的分子量的不同，用 SDS-PAGE 分离。经过双向分离，把复杂蛋白混合物中的蛋白质在二维平面上分开。其主要技术流程包括样品制备、等电聚焦、SDS-PAGE 分离、染色、图像分析几个步骤。

（二）质谱法

质谱法（mass spectrometry，MS）广义上是指通过制备、分离、检测气相离子来鉴定化合物的一种专门技术。此方法被认为同时兼具了高特异性和高灵敏度的特征。1912 年，英国物理学家 Joseph John Thomson 成功研制了世界上第一台质谱仪。20 世纪 20 年代，质谱逐渐被化学家采用，成为一种分析手段。20 世纪 80 年代左右，等离子体解吸质谱法（plasma desorption mass spectrometry，PD-MS）、快速原子轰击质谱法（fast atom bombardment mass spectrometry，FAB-MS）、电喷雾电离（electrospray ionization，ESI）和基质辅助激光解吸电离（matrix-assisted laser desorption/ionization，MALDI）4 种软电离技术先后诞生。此外，四种质量分析器分别有：磁场分析器、四极杆滤波器、离子阱分析器、傅里叶变换离子回旋共振（Fourier transform-ion cyclotron resonance，FT-ICR）分析器、飞行时间（time-of-flight，TOF）分析器和静电场轨道阱。

其中，等离子体解吸质谱法是采用放射性核素的核裂变碎片作为初级粒子轰击样品使其电离，样品以适当溶剂溶解后涂布于 $0.5 \sim 1 \mu m$ 厚的铝或镍箔上，核裂变碎片从背面穿过金属箔，把大量能量传递给样品分子，使其解吸电离。

快速原子轰击质谱法则是由一束高能粒子，如氩、氙原子射向存在于液态基质中的样品分子而得到的样品离子，这样可以得到提供分子量信息的准确分子离子峰和提供化合物结构信息的碎片峰。

电喷雾电离是在喷雾器顶端施加一个电场给微滴提供净电荷，在高电场下，液滴表面产生高的电应力，使表面被破坏，产生微滴。随后，微滴表面的离子"蒸发"到气相中，进入质谱仪。加热至 $200 \sim 250℃$ 可降低微滴表面的表面能，使喷雾效率提高。

基质辅助激光解吸电离是将样品分散在基质中并形成晶体，当用激光照射晶体时，基质从激光中吸收能量，样品便会解吸出来（解吸附）。样品-基质之间发生电荷转移使得样品分子电离，电离的样品在电场作用下飞过真空飞行管，根据到达检测器的飞行时间不同而被检测，即通过离子质量电荷比（M/Z）与离子的飞行时间成正比来分析离子，并测得样品分子的分子量。

质谱的原理如图 4-6 所示，样品分子或原子在外部能量作用下电离或电离后进一步分解生成各种离子，这些离子在质量分析器（通常是电场或者磁场）作用下按照带电粒子的质量对所带电荷比值（质量/电荷）的不同而分离排列，形成不同的图谱。质谱技术能够将蛋白质变成气相的蛋白质离子，分析它的电荷质量（电荷/质量）以鉴定蛋白质。其中，电喷雾电离和基质辅助激光解吸电离是最常用的两种离子化方式，其特点比较如表 4-2 所示。

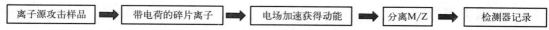

離子源攻撃様品 ➡ 帯電荷的碎片離子 ➡ 電場加速獲得動能 ➡ 分離M/Z ➡ 検測器記録

图 4-6　质谱的工作原理示意图

表 4-2　ESI 与 MALDI 的特点比较

	ESI	MALDI
分析器	四极杆滤波器、离子阱分析器	飞行时间分析器
电离方法	软电离	软电离
灵敏度	pmol～fmol	pmol～fmol
质量范围/Da	≤100000	≥300000
样品纯度要求	高	低
进样方式	液体	固体
规模速度	弱	强
理论质量检测范围/Da	$\approx 200 \times 10^3$	$> 300 \times 10^3$
实际质量检测范围/Da	70×10^3	150×10^3
检测样品	肽、蛋白；多糖；核酸；其他带电小分子	肽、蛋白；多糖；核酸；组成复杂的生物样品；其他带电的小分子
优点	可与高效液相色谱法（HPLC）、毛细管区带电泳（CZE）联用；可形成多价离子，可更为准确地测定分子量；质量分辨率为 2000（m/Δm）以上；可直接从水相观察非共价复合物；质量测定精确度为 ±0.01%	能够耐受高盐；具有较高的质量检测上限；可分析混合物；有望发展为蛋白/核酸的测序手段
缺点	在分析混合物时，多价离子形成会使结果分析比较困难；在低盐条件（<1mol/L）可给出理想信号；样品组成过于复杂时可能不产生信号	质量分辨率<500（m/Δm）；质量测定精确度为 ±0.1%～±0.01%；不可与液相色谱联用

（三）生物信息学

随着生命科学和计算机科学的飞速发展，作为生命科学、计算机科学和应用数学相互交叉的新兴学科——生物信息学（bioinformatics）应运而生。这是研究生物信息的采集、处理、存储、传播、分析和解释等各方面的学科，通常由数据库、计算机网络和应用软件三大部分组成，通过对生物学实验数据的获取、加工、存储、检索与分析，进而达到揭示这些数据所蕴含的生物学意义的目的。

常用的生物信息学数据库有：①蛋白质氨基酸序列数据库（如 NCBI、SWISS-PROT、PIR、TrEMBL、GenPept 等）；这些数据库可提供蛋白质序列、已知蛋白质的功能、结构域、翻译后修饰、突变体等详细的注释和其他重要相关数据库的交叉检索。②蛋白质结构数据库，又包括了蛋白质结构与家族数据库（如 ProSite、BLOCKS、DOMO、ProDom、Profam 等）、蛋白质高级结构及分类数据库（PDB、SWISS-MODEL、NRL-3D、BioMagResBank）。这些数据库收录了蛋白质原子坐标、晶体结构和核磁共振的数据、一级和二级结构信息及相关文献引用。③蛋白质 2-DE 图谱数据库，包括 SWISS-PROT 的 SD-PAGE、SEI-NA 的 2DE-PAGE 等。④蛋白质相互作用数据库，常用的有 ProNet、DIP、INTERACT 等。⑤综合性数据库，包括 NRDB 和 UniProt；这些数据库可提供详细的蛋白质序列、功能信息（如功能描述、结构域结构、转录后修饰、二级结构及三级结构等）。

（四）其他技术

除上述常见的几种技术手段外，蛋白质芯片（protein chips）、差异凝胶电泳（difference gel electrophoresis，DIGE）、同位素编码亲和标签（isotope coded affinity tag，ICAT）技术、串联质谱标签（tandem mass tags，TMT）技术、质谱成像（mass spectrometry imaging，MSI）技术等是目前正在发展的一些蛋白质组学相关技术，这些技术的原理及优点见表 4-3。

表 4-3　现代蛋白质组学技术对比

技术名称	简要原理	优点
蛋白质芯片	将待检测的蛋白样品或小的分析物加入到蛋白芯片上，进行抗原抗体反应	高通量检测，可快速分析成千上万种蛋白质间的相互作用；信噪比和灵敏度高，需要样品量少，检测水平达纳克级
差异凝胶电泳	将两个蛋白样品分别用 Cy3 和 Cy5 荧光染料进行标记；再将两个样品取等量混合后用 Cy2 染料进行标记作为内标；最后 3 个已标记的样品混合后进行第一向等电聚焦、胶条的平衡及第二向 SDS-PAGE 等操作，采用 DeCyder 差异分析软件进行分析	比一般染色技术更加精确；无需进行电泳后固定和脱色的过程，减少了低分子蛋白的损失；在同一块胶中比较两个不同的蛋白质样品
同位素编码亲和标签技术	用具有不同质量的同位素亲和标记处于不同状态下的细胞中的半胱氨酸，利用质谱串联技术，对混合样品进行质谱分析；来自两个样品中的同一类蛋白质会形成易于辨识比较的两个峰，以此比较两份样品蛋白质表达水平的不同	能兼容分析液体、细胞组织和组织中绝大部分蛋白质；烷基化反应即使在有盐、去垢剂及稳定剂存在下都可以进行；只需分析 Cys 残基的肽段，降低分析复杂性；可分析微量蛋白质
串联质谱标签技术	经过标记后，来自不同样本的同一蛋白质分子量完全相同，混合后在一级质谱图中形成一个质谱峰。在二级分析时不同标签会碎裂出分子质量在 110～130kDa、质量差 1Da 的报告离子，可通过比较离子强度差异，获得几组样本之间同一蛋白质表达量的精确变化	可用于蛋白质大规模的相对定量和差异比较
质谱成像技术	基质辅助激光解吸电离质谱直接确定新鲜冷冻组织切片中的多肽和蛋白质的新技术	可在组织的任意位置检出 400 个以上的蛋白信号，具有质谱设备的高敏感性

三、蛋白质组学的研究策略

蛋白质组学的研究可分为：样品制备、双向电泳及图像分析、质谱鉴定及数据库搜索、蛋白质鉴定及数据分析等几个主要的研究步骤。其技术路线如图 4-7 所示。

四、蛋白质组学在营养学中的应用

目前，蛋白质组学技术在营养领域的应用主要包括食物营养成分分析、营养物质代谢与调控、营养性疾病研究等。

（一）蛋白质组学在食物营养成分分析中的应用

食物组学是由蛋白质组学在食品科学中的应用而诞生的一门交叉学科，它是采用高通量

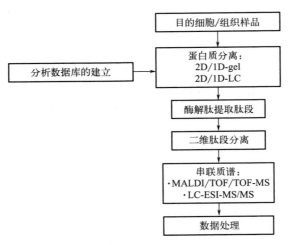

图 4-7　蛋白质组学研究策略

的方法，从整体水平研究人类食物和营养改善的学科，其中关于对食物营养成分的分析是研究热点之一。该研究主要针对食物营养成分蛋白图谱的建立、食物中特殊成分的分析、食品在加工储藏中蛋白质含量变化的分析三个部分。

不同食物中所含有的蛋白质数量和种类不同，因而其所发挥的营养作用表现出不同程度的差异。通过蛋白质组学的方法研究食物营养成分，建立食物营养成分蛋白图谱可对合理配餐等作出膳食指导。有科学家对面包小麦基因型进行了营养浓度和籽粒蛋白质含量的筛选。研究了不同品种小麦的蛋白质的元素和颗粒组成，从而确定来自两个国家的小麦遗传物质中存在的营养元素（微量元素）浓度的差异和多样性，为小麦生物强化计划的育种、全麦产品的营养搭配提供数据支撑。

对于食物中某些可能参与机体的特殊反应过程、发挥特殊功能的特殊的蛋白成分进行蛋白质组学鉴定，可以为疾病的预防和免疫治疗奠定基础。如研究表明许多水果中存在的一些天然产物在预防结肠癌、乳腺癌、前列腺癌、胃癌等疾病中发挥重要作用。科学家们基于蛋白质组学及个性化饮食预防乳腺癌进行了总结性研究，概述主要营养素对乳腺癌风险的影响；或基于蛋白质组学和质谱方法评估饮食中的脂肪和脂肪酸以及多酚类物质对心脏病风险标记物的影响研究其机制。

蛋白质组学除了在鉴定食品基质中的蛋白质成分、表征功能作用中扮演重要角色外，其在分析食品加工储藏中蛋白质含量变化及蛋白质与其他食品组分的相互作用中同样扮演着重要角色。如科学家们基于蛋白质组学方法鉴定出屠宰后的猪肉中差异表达蛋白；经过对差异表达蛋白的功能分析，可以知道低品质肉和高品质肉中 Ca^{2+} 释放量、Ⅱ型纤维含量、糖原含量、糖原分解水平的差异，探究高品质肉的糖酵解程度，进而从蛋白质组学的角度揭示了屠宰后高品质和低品质猪肉之间的生理差异。

（二）蛋白质组学在营养物质代谢与调控中的应用

过量地摄入营养物质或营养缺乏都将导致人体代谢的紊乱，进而引起疾病。蛋白质组学可以帮助科学家们更好地了解营养物质代谢与调控的进程，同时在疾病的预防与治疗中起到至关重要的作用。在脂肪酸在体内代谢与调控的研究中，利用蛋白质组学分析可知高脂食物能使小鼠肝脏脂质代谢酶和过氧化酶的表达上调，并影响糖代谢和其他肝脏蛋白表达。利用蛋白质组学分析可知膳食中铜、铁和锌等微量元素的缺乏能明显影响生物体内氧化还原调控、脂质代谢、蛋白质磷酸化、DNA 合成和营养转运等相关蛋白的表达。科学家们还发现氧化还原相关的蛋白质组学方法可以识别新的氧化还原蛋白在信号转导和调控中的作用，提供氧化还原位点特异性和化学计量学定量，成为表征细胞和组织中氧化应激过程的重要手段。Mingdikoglu 等经过对受试者 30 天间歇性禁食跟踪调查，基于蛋白质组学技术发现抗癌血清的特征关键蛋白。此类蛋白可调控糖脂代谢、昼夜节律时钟、DNA 修复、细胞骨架重构、免疫系统和认知功能，并对癌症、代谢综合征、炎症、阿尔茨海默病和几种神经精神障碍表现出保护作用。

（三）蛋白质组学在营养性疾病研究中的应用

营养性疾病是指因营养素供给不足、过多或比例失调而引起的一系列疾病的总称，主要包括营养缺乏病、营养过多症（或中毒）、营养代谢障碍性疾病和以营养为主要病因的一些慢性退行性疾病等。蛋白质组学常被应用于糖尿病、心血管疾病等慢性疾病相关研究中。通过蛋白质组学筛查得出的一些标志物可能是糖尿病发展中的关键因子，也是筛查、诊断和判断预后的有效工具。通过蛋白质组学可以发现与心血管疾病相关的蛋白质，也可发现与炎症、伤口愈合、凝血等相关的细胞外基质组织、胆固醇和低密度脂蛋白。运用蛋白质组学的方法对营养性疾病进行研究，发现相关的营养蛋白，可以从饮食角度进行控制，做到早预防、早治疗。

五、营养蛋白质组学展望

目前，蛋白质组学研究的技术方法发展迅猛，质谱技术、大规模抗体制备技术和生物信息学技术将成为蛋白质组学研究的核心支撑技术。但蛋白质组学发展至今，仍存在一些问题不容小觑。其中，对于微量蛋白的检测仍存在技术问题。

此外，蛋白质组学技术在基础研究、应用研究、技术发展、学科发展各层面都具有良好的发展空间。首先，在基础研究方面，近几年来针对蛋白质组的研究技术已被广泛应用到生命科学的各个领域，成为涉及细胞生物学、分子生物学等领域相互交叉的新兴学科。其次，蛋白质组学在医学、农学、生物学等领域的应用愈发广泛。此项技术可良好地展示生长、发育和代谢调控等生命活动的规律和严重疾病的发生机制，为人类疾病的诊断、分子分型、疗效及预后判断提供了重要的理论依据，也可为疾病治疗、营养指导提供可行方案，使个性化营养成为可能。

第五节　营养脂质组学

脂质是生物体内一类重要的化合物，是极易溶于氯仿、乙醚和丙酮等非极性有机溶剂，难溶于水且在化学结构和组成上有很大差异的生物有机分子。脂质具有多重生物活性，而且对于维持机体的正常代谢发挥了极其重要的生理功能。脂质不仅是生物膜的骨架成分和生物体能量的供应者，而且是维持机体生命活动的重要物质，与机体生命活动的关系主要表现在物质运输、能量代谢、信号识别与传递、细胞发育与分化、细胞凋亡及代谢调控等方面。脂质代谢紊乱如胆固醇内稳态失调和脂肪酸过氧化等，可引起 2 型糖尿病、肥胖症、脂肪肝、动脉粥样硬化、阿尔茨海默病、冠心病、代谢综合征及肿瘤等多种代谢相关疾病，严重危害了人类的健康。

脂质组学通过与基因组学及蛋白质组学的相互结合和补充，对生物现象进行不同层次的分析，加深了对生命本质的了解。本节将围绕脂质组学的基本概念、研究方法、研究思路、在营养学中的应用及展望进行介绍。

一、脂质组与脂质组学的概念

2003 年，来自华盛顿大学的 Han 等正式提出了脂质组学的概念。脂质组学（lipidomics）通过研究脂质提取物，可以获得脂质组（lipidome）的信息，它反映了在特定生理状态下脂质的整体变化。脂质组学自提出至今，已经获得了迅猛的发展，并且出现了许多的研究分支，其中包括以细胞研究为主的细胞脂质组学（cellular lipidomics）、以计算机为辅助分析的计算脂质组学（computational lipidomics）、以脂质氧化研究为主的氧化脂质组学（oxidative lipidomics）、以脂质对映异构体为研究对象的靶向手性脂质组学（targeted chiral lipidomics）、以多不饱和脂肪酸转变成脂质调节介质为研究内容的调节介质脂质组学（mediator lipidomics）、以特定脂质之间及脂质和蛋白质之间相互作用为研究内容的功能脂质组学（functional lipidomics）以及神经脂质组学（neurolipidomics）等。

脂质组学的研究内容目前主要集中在分析鉴定脂质及其代谢物、研究脂质功能与代谢调控及绘制脂质代谢途径及网络等三大方面。其中，脂质及其代谢物分析鉴定主要是通过改进脂质样品制备和发展新的分析鉴定技术，特别是注重脂质样品制备技术与先进仪器设备（如各种质谱仪）的联合应用，实现脂质及其代谢物的分析鉴定。而脂质功能与代谢调控研究是利用脂质组学技术，结合基因组学、蛋白质组学等技术进行脂质功能与代谢调控研究并形成系统。大部分脂质功能与代谢调控的研究通常是在细胞水平或结合动物进行的，是通过基础的细胞及动物模型研究不同状态下脂质及其功能与代谢调控相关的关键蛋白质复合物的组成和动态变化规律，以及其相关关键蛋白的功能调控和重要信号转导途径。结合临床疾病进行脂质功能与代谢调控研究，有助于阐明脂质的功能与代谢调控及其相关关键蛋白质在重大疾病发生发展中的作用。脂质代谢途径及网络研究则是在前两个方面工作积累的基础上，整合基因组学、蛋白质组学、代谢组学的研究结果，尝试建立不同条件下脂质代谢的途径，从而不断完善生命体复杂脂质代谢途径及网络的绘制。

因此，脂质组学需要全面理解这些脂质的功能及其代谢的动态变化和调控，以及它们与其他大分子（如脂质-蛋白质）的相互作用、基因表达调控、膜性结构组成，以及细胞信号传导、细胞之间、细胞与病原体、细胞乃至生命体与环境变化等复杂关系，进而揭示生命体或细胞的脂质组代谢调控异常变化与许多重要疾病（如胆固醇、三酰甘油与心血管疾病、肥胖、脂肪肝、糖尿病及肿瘤等）的发生、发展之间的关系。

二、脂质组学的研究方法

脂质组学的研究方法包括生物样品的制备、样品的分析鉴定以及生物信息学技术三个部分，其研究流程由脂质的提取、脂质的分离、脂质的分析及相关的生物信息学技术等几个部分组成。其中，脂质分析方法包括薄层色谱法（TLC）、电喷雾电离质谱法（ESI-MS）、气相色谱-质谱法（GC-MS）、高效液相色谱质谱联用（HPLC-MS）、超高效液相色谱质谱联用（UPLC-MS）、基质辅助激光解吸电离飞行时间质谱法（MALDI-TOF-MS）、核磁共振（NMR）及鸟枪法等。

（一）生物样品的制备

生物样品的制备主要包括脂质的提取和分离。脂质的提取方法主要包括传统的有机溶剂萃取法以及新兴的微波辅助萃取（MAE）法和超临界流体萃取（SFE）法等。这些方法的基本原理、适用范围与优势见表4-4。

表4-4　脂质的提取方法

名称	基本原理	适用范围与优势
传统萃取法	氯仿/甲醇/水（1:2:0.8,体积比）加入细胞/组织悬液,超声后离心,室温静置取氯仿层,氮气吹干,进样前取流动相溶解干物质待用	血浆、组织样品中的总脂
Folch法（改良萃取法）	氯仿/甲醇（2:1,体积比）	可实现脂类和非脂类成分最终分布于不同层面,从而达到分离效果
MTBE法（改良萃取法）	利用甲基叔丁基醚（MTBE）作为萃取剂进行提取	可简化富集过程,降低损失率,不溶于MT-BE的杂质在容器底部形成小球,可离心去除
固相萃取（SPE）法	基于色谱理论,采用选择性吸附、选择性洗脱的方式对样品进行分离、富集、纯化	可分离出不同类型的脂质,可在短时间内连续处理较多数量的样品;操作简单,重复性好
微波辅助萃取（MAE）法	利用微波加热来加速溶剂提取样品中目标萃取物的萃取过程	可以对脂类实现快速安全的萃取,避免了大量有机试剂的使用,并且不需要对样品进行脱水处理。但该项技术也可能导致样品中某些脂类氧化及脂肪酸成分的变化
超临界流体萃取（SFE）法	使用超临界流体（通常为 S-CO$_2$）作为溶剂提取	避免了大量有机试剂的使用,无毒无污染;操作温度低,不容易对脂肪酸造成不利影响

脂质的分离一般需要利用色谱技术。色谱技术主要利用待分离的混合物在流动相和固定相之间的溶解性和亲和性不同的原理来实现混合物的分离。其中，薄层色谱法（TLC）、气相色谱法（GC）、高效液相色谱法（HPLC）及固相萃取法等技术被广泛用于脂质的分离。上述技术的优缺点对比见表4-5。

表4-5　脂质分离技术的优缺点对比

名称	优点	缺点
TLC	操作简单,可作为脂质预处理的快速分离方法	对于生物高分子的分离效果不理想
GC	有较好的分离效率且较为经济	只能分析挥发性的有机化合物,对于不挥发性的脂质需要在分析前将其水解或衍生化
HPLC	样品可实现定量回收,检测时不受样品挥发性和热稳定性的限制	分析时间较长,样品在过柱时会有损失
固相萃取法	适用于特定脂质组分的分离	重复性较差

（二）脂质样品的分析鉴定

脂质样品的分析鉴定方法主要有薄层色谱法（TLC），电喷雾电离质谱法（ESI-MS），气相色谱-质谱法（GC-MS），高效液相色谱、超高效液相色谱飞行时间质谱联用（HPLC-TOF/MS，UPLC-TOF/MS）、基质辅助激光解吸电离飞行时间质谱法（MALDI-TOF-MS）以及鸟枪法，上述方法的基本原理、优缺点见表4-6。

表 4-6 脂质样品分析鉴定常用方法对比

名称	分类	基本原理	优点	缺点
薄层色谱法	单向薄层层析	将不同的中性脂质和极性脂质的混合物用一种或多种混合溶剂进行溶解，然后在一个方向、一个薄层板上点样，通过走样展开分别将各种不同的脂质分离开来	快速、准确、价格低廉	若分离的样品太多、极性相差太小，则可选择的溶剂不多，分离效果不明显
	双向薄层层析	先后两次从不同方向在一个薄层板上进行展开（一般为相互垂直的两个方向）	技术简单、费时少、检测灵敏度高	较难将正、反相板更好地固定于同一板上，并在展开时避免干扰
	两步薄层层析	采用强极性的溶剂展开强极性样品，弱极性的溶剂展开弱极性的样品	对极性相近、但酸碱度差别大的物质，如磷脂的不同亚类可进行快速有效的分离	
	反相薄层层析	相对于正相薄层层析而言，所用固定相极性小于流动相	对非极性脂质分离有较好的灵敏度	对极性物质的分离效果较差
	双板薄层层析	将样品先后在两个薄层层析板上展开，使样品中各种成分的脂质彼此分离	对于衍生物的分离具有较高的灵敏度	操作方法复杂，不利于样品和标准品的比较；如果样品种类较多则不利于在两个板上进行
电喷雾电离质谱法	ESI-MS直接定量法	将含有分析物的溶剂通过高电压的针尖喷出，带电的雾滴溶剂不断蒸发，最后分析物分子形成气相的离子	前处理简单、灵敏度高、所需样品少，且用时较短，适用于绝大多数脂质	难以分析丰度较低的脂质
	ESI-MS/MS定量法	利用同一种类脂质在MS中经过碰撞诱导解离产生相同的特征离子碎片，通过扫描特征离子碎片的前体离子可以获得这类脂质的所有不同化合物的图谱	可获得针对性较强的图谱，分析相对简单，可消除ESI-MS直接定量法存在的基线噪声	过分依赖于碰撞能量的大小和被测脂质分子的结构进行分析
	HPLC-ESI-MS定量法	在脂质分析中引入液相色谱分离系统	能够提供可靠、精确的相对分子量及结构信息，具有高分辨率、高灵敏度和高特异性	分析时间较长，样品在过柱时会损失

名称	分类	基本原理	优点	缺点
气相色谱-质谱法		将样品分子置于高真空($<10^{-3}Pa$)的离子源中,使其受到高速电流或强电场等作用,失去外层电子而生成分子离子,或化学键断裂生成各种碎片离子,经加速电场作用形成离子束,进入质量分析器,再利用电场和磁场使其发生色散、聚焦,获得质谱图	适合分析挥发性的成分	前处理繁琐,适合检测分子质量$<500Da$
高效液相色谱、超高效液相色谱飞行时间质谱联用	液-液分配色谱法	流动相和固定相之间互不相容	分离效率高	固定液在流动相中仍有微量溶解,流动相通过色谱柱时的机械冲击力,造成固定相流失
	液-固色谱法	流动相为液体、固定相为吸附剂(如硅胶、氧化铝),根据物质的吸附作用不同进行分离	分离效率高	定性的能力差
	离子交换色谱法	以离子交换剂作为固定相,基于离子交换树脂上可电离的离子与流动相中具有相同电荷的溶质离子进行可逆交换	灵敏度高,且所需样品量少,无需对样品进行衍生化处理	产生过量废液,周期较长,耗盐量大,有机物的存在会污染离子交换树脂
基质辅助激光解吸电离飞行时间质谱法		将组织切片混合或涂上固体基质,这样便会出现特殊吸收峰。样品被送入真空室之后,脉冲激光发射出能被基体吸收的相应的波长的激光,样品吸收激光后迅速蒸发,蒸发的气体充满真空室,脂质分子被赋予电荷到达 TOF 质量分析器的时间不同,可通过计算此时间推断各脂质离子的质荷比	可测定样品达数百个,特别适合于蛋白质等生物大分子的高通量筛选	样品前处理复杂
鸟枪法		基于 ESI 电离技术和三重四极杆质谱联用	具有高特异性、高灵敏度	过程较为繁琐

(三)生物信息学技术

数据库的飞速发展为脂质组学的研究者们提供了更多的信息。通过数据库可以查询脂质物质的结构、质谱信息、分类及实验室设计、实验信息等。脂质组学研究常用的数据库有LipidMaps、LipidBank、CyberLipids 等。

此外,通过脂质数据库衍生的多种用于脂质研究的软件也获得了极大的应用,其中LipidNavigator 和 TriglyAPCI 为免费软件。前者可采用各种类型的原始脂质数据库自动分析磷脂,后者可以用来解析甘油三酯的 APCI-MS 图谱。SECD 和 LIMSA 两个软件则属于开放的资源软件,可以进行基于正离子和负离子模式的数据分析,也可以进行基于 MS/MS 图谱的数据分析。

三、脂质组学的研究策略

脂质组学的研究策略如图 4-8 所示。

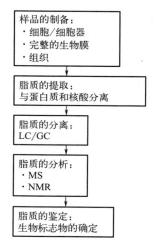

图 4-8　脂质组学的研究策略

四、脂质组学在营养学中的应用

（一）脂质组学在膳食营养与健康中的应用

目前，科学家们利用脂质组学针对膳食多不饱和脂肪酸（PUFA）以及植物固醇的研究取得了较大的成果。研究表明，低密度脂蛋白胆固醇（LDL-C）/高密度脂蛋白胆固醇（HDL-C）、总胆固醇、甘油三酯水平均是监测心血管疾病的指标。PUFA 尤其是 n-3 PUFA 具有降低血清中胆固醇和甘油三酯的作用，抑制 LDL-C 的合成并提高 HDL-C 水平。HDL-C 能维持内皮的血管反应性、抑制内皮细胞凋亡、提高抗氧化应激能力，具有减少血管及动脉中的黏附分子相关基因表达的作用。如在针对阿尔茨海默病的研究中，脂质组学分析得到的促炎脂质谱揭示了与阿尔茨海默病相关的二十二碳六烯酸（DHA）在患者脑组织中含量明显降低。母亲胎盘的脂质组学分析揭示，血液中 PUFA 的下降与母体及其后代心理健康存在一定的联系。饮食中补充二十碳五烯酸（EPA）和 DHA 能降低和预防心理障碍。一些观察性和干预性研究的证据表明 n-3 PUFA 对炎症性疾病，特别是对哮喘有缓解作用。膳食中添加源于海洋食物的 n-3 PUFA 被提议作为一种可能的哮喘补充/替代疗法。n-3 脂肪酸的抗炎作用可能与细胞膜组成的变化有关。在补充 n-3 脂肪酸（主要是 EPA 和 DHA）后，这种膜组成的改变可以通过产生类异二十烷酮来改变脂质介质的生成，从而降低炎症的潜在影响。

有研究推测，植物固醇竞争性抑制了胆固醇在人体中的吸收。植物固醇和胆固醇必须先溶解成微粒团才能被人体吸收，植物固醇的结构决定了它比胆固醇的疏水性强，因此植物固醇较胆固醇更易进入微粒团，从而减少对胆固醇的吸收。科学家研究发现，在饲料中添加富含 7-烯胆（甾）烷醇、麦角固醇、豆固醇等的藻类固醇（植物固醇的一种）饲喂仓鼠，可使得实验鼠血浆中胆固醇的浓度显著降低。藻类固醇和 6-谷固醇同样具有降低血浆胆固醇的功效。膳食藻类固醇下调了肠道的辅酶 A 酯：胆固醇酰基转移酶 2（ACAT2）和肝脏中羟甲基戊二酸单酰辅酶 A 还原酶（HMG-CoA）的表达，上调了肝脏中 LDL 受体的表达，增加类固醇的排泄和降低胆固醇的吸收和合成。

（二）脂质组学在健康状态紊乱情况下的作用

随着脂质组学的发展，脂质分子已成为重要的生物标志物，如高脂血症患者血浆中甘油三酯、短链脂肪酸、游离脂肪酸、神经酰胺、磷脂酰胆碱水平升高，而溶血性卵磷脂水平下降。脂质分子变化的高灵敏性有利于早期诊断和有效预防。Athanasios Didangelos 和 Christin Stegemann 等致力于建立用质谱技术分析动脉粥样硬化斑块的平台，分析了 26 个患者的斑块中 150 种脂质分子，发现斑块中长链多不饱和脂肪酸胆固醇酯和鞘磷脂的含量明显增高。系统层面上认知动脉粥样硬化有利于研究遗传信息与表现型之间的联系，更好地运用脂质分子信号来实现早期诊断、风险评估和个性化治疗。

五、营养脂质组学展望

脂质代谢紊乱在当今社会呈现逐渐上升的趋势。有效防治脂质代谢紊乱引起的慢性疾病，深入研究脂质代谢紊乱的机制变得尤为重要。利用脂质组学可以很好地分析生物体内脂质代谢紊乱中关键的脂质及其代谢产物，寻找潜在的生物标志物，了解其在疾病发生发展中的作用，找到可能的发病机制，为有效防治疾病提供依据，为不断完善生物代谢网络、实现个性化营养提供可靠依据。

加强脂质组学技术的革新仍存在许多机遇和挑战，如突破传统方法在样品制备过程中难以实现脂质完全提取的瓶颈，减少各类脂质和总脂提取方法不一致所造成的差异，根据不同化合物特性快速调整色谱条件，并结合统计分析方法和统计软件自动化开发出更精准、更高效的脂质组鉴定方法及生物信息学软件，建立更加全面和简便的脂质组学数据库，将脂质组学与糖代谢等代谢数据相结合，进而将脂质组学与代谢组学、蛋白质组学、基因组学等相关联，可更好地诠释生物代谢路径与遗传信息之间的联系，从而拓宽脂质组学的应用范围。

第六节　营养代谢组学

现代营养学研究需要生理学、细胞生物学、化学、生物化学和分子生物学等多学科综合解释营养问题。传统的研究方法已经无法满足这一要求，因此，结合基因组学、转录组学、蛋白质组学、脂质组学和代谢组学等系统生物学研究方法可以更加全面地进行营养学研究，有助于进一步探索预防疾病和保障健康的分子机制。其中，代谢组学侧重于生物整体、器官或组织中内源性小分子代谢物的代谢途径及其变化规律的研究，能实时反映生理调控过程的终点，所获得的信息与生物的表型或整体状况的距离最近，是生物学现象的最终表现。

如今，借助代谢组学的基本原理和方法研究营养领域的营养代谢组学日益发展，已应用于包括疾病诊断、药物作用机制的研究、药物研发、分子生理学、毒理学、环境科学等重要领域。如代谢组学可以评价饮食干预后所有代谢产物的改变。对于机体在饮食或营养干预下的代谢变化如氨基酸和脂类代谢物等，可以应用代谢组学的技术进行全面分析。营养代谢组学是一种适合探索营养与代谢复杂关系的研究方法，为食品营养科学相关研究提供了新思路和技术。本节将对代谢组学的基本概念、研究方法、研究思路、在营养学中的应用及展望作简要介绍。

一、代谢组学的基本概念

代谢组学（metabonomics）这一概念最早是 1999 年由英国帝国理工大学的 Jeremy Nicholson 等提出的，并将其定义为：对生物系统因生理过程、病理刺激或基因改变所产生的动态多参数的应答进行的定量测定。几乎同时，美国加州大学的 Oliver Fiehn 在长期利用气相色谱-质谱法研究植物代谢网络的基础上，也提出了代谢组学（metabolomics）这一概念。时至今日，两者相互交融，但一般采用 metabonomics 表示代谢组学。

代谢组学主要通过组群指标分析，定量研究生物体在内、外因素（如遗传变异、疾病侵袭、药物干预、环境变化等）作用下，所含内源性小分子代谢物种类、数量变化和动态规律及与生理、病理变化的关联。代谢组学以生物体内参与传递、能量代谢和信息传导等代谢调控的全体小分子物质即代谢组（metabolome）为研究对象，这些内源性小分子代谢物处于生物信息流末端。

代谢组学的研究可以分为几个不同的层次：①代谢物靶标分析（metabolite target analysis）：针对具有相似化学性质的特定代谢物进行分析，研究其在代谢应答中的变化，并与已知的代谢途径相关联，得出疾病或外源性物质的刺激对该代谢途径的效应；②代谢轮廓分析（metabolic profiling analysis）：着眼于整个代谢网络中的一些相关信息节点，对某一代谢途径的特定代谢物或某一类结构和性质相关的代谢物进行半定量分析；③代谢指纹分析（metabolic finger printing analysis）：同时对多个代谢物进行高通量的定性分析，不分离鉴定具体单一组分；④代谢组学分析（metabonomics/metabolomics analysis）：对生物体或体内某一特定组织所包含的所有小分子代谢物进行综合分析，是在前三者基础上的进一步深化与整合；⑤代谢表型分析（metabolic phenotype analysis）：在代谢组的分析基础上，对产生代谢物的有关物质和细胞进行分类和鉴定。

二、代谢组学的研究方法

通常，代谢组学研究流程包括生物样品的制备、样品分析和鉴定、数据处理和统计分析、生化代谢途径分析和生物内涵解释等几个部分。

（一）生物样品的制备

代谢组学主要研究的生物样本包括血浆、血清、唾液、羊水、肠道分泌物和尿液等。这些生物样品的制备主要包括采集与储存和前处理。其中生物样品的前处理常用方法有 NMR、GC-MS 以及 LC-MS 等。

在处理的过程中也常伴随着待测物的损失。常见的导致待测物损失的因素有吸附作用、化学降解、衍生化反应、络合反应、蒸发效应。其中，器皿的玻璃表面或橡胶塞会吸附药物，尤其是脂肪胺类及含硫化合物。为此，可采用硅烷化减少玻璃表面的吸附性，非极性提取溶剂中加入少量极性溶剂可减少器皿对待测物的吸附。此外，待测物的化学和生物学性质不稳定常引起化学分解；光化学及热稳定性（如强酸、强碱的中和所产生的热）引起的损失也可能造成此类现象。由于不完全反应，待测物仅部分转化为所需产物或形成副产物，有时在蒸发除去过量衍生化试剂时，衍生物与溶剂形成共沸混合物而造成损失。某些待测物会与重金属离子络合或与内源性大分子相互作用，这种情况虽然较少遇到，但往往是某些样品制备中药物损失的一个因素。最后，待测物本身具有挥发性，或挥发后所得残渣无法溶于所加的小体积溶剂中，或因减压浓缩引起溶液暴沸，或在吹氮过程中使待测物以气溶胶形式逸出也可能引起损失。

此外，在样品制备时还应考虑增塑剂、溶剂中的杂质、化学衍生化带来的杂质以及实验室环境和器皿、材料的污染。

（二）分析检测技术

代谢物的分离和检测是代谢组学分析技术的两个核心部分。分离技术主要采用各种色谱分离方法，如气相色谱、液相色谱和毛细管电泳等，而检测技术主要是使用质谱和核磁共振等。这些技术的优缺点对比见表 4-7。

表 4-7　代谢组学常用分析技术优缺点对比

名称	优点	缺点
核磁共振（NMR）	无需复杂处理，具有无损伤性，不会破坏样品的结构和性质，样品可以用于进一步的分析，可实现高通量化	与 MS 相比，NMR 灵敏度较差，只能检测高浓度代谢物
质谱法（MS）	快速、高灵敏度、选择性定性定量、可识别代谢物和可测量多种代谢物等	存在基质干扰
气相色谱-核磁共振-质谱联用技术（LC-NMR-MS）	结合 NMR 和 MS 的优势	对于挥发性差的样品需采用制备衍生物或裂解的方法，增加了样品前处理的复杂性
毛细管电泳-质谱联用技术（CE-MS）	速度快，效率高，可在单次分析中分离阴离子、阳离子和中性分子，可同时获得不同类代谢物的谱图	由于进样少所以制备能力较差，电泳会因样品组成而变化，进而影响分离重现性
傅里叶红外光谱-质谱联用（FTIR-MS）	高速、无需试剂、无损伤、高分辨率、高信噪比及测定光谱范围宽	无法区分异构体，由于离子抑制而不能进行定量分析

（三）数据处理和统计分析

常见的代谢组学的数据分析方法有主成分分析（PCA）、自组织映射（SOM）、聚类分析（CA）、判别分析（DA）、偏最小二乘法（PLS）、人工神经网络（ANN）等，其基本原理和特点见表 4-8。

表 4-8　代谢组学常用数据分析方法

名称	基本原理	特点
主成分分析（PCA）	通过 Karhunen-Loeve 变换形成样本集，按照贡献率的大小进行排序，贡献率最大的称为第一主成分，以此类推	不损失样品基本信息、对原始数据进行降维处理的同时避免原始数据的共线性问题；然而，离群样本点的存在严重影响其生物标志物的寻找；非保守性的代谢组扰乱正确的分类及尺度的差异影响小浓度组分的表现

名称	基本原理	特点
自组织映射（SOM）	可视化的聚类分析方法，采用自组织神经网络进行降维投影，属于动态聚类方法。首先确定一个分类数目 k，进行初步分类，然后根据其相似性进行修正，达到理想的聚类结果，采用投影方式表示	与 PCA 相比具有较好的聚类能力
聚类分析（CA）	同类样本彼此相似，相类似的样本在多维空间里的彼此距离应较小，而不同类的样本在多维空间里距离较大	在实际应用中对于复杂的算法可能会失效，不适用于高维数据
判别分析（DA）	根据样品的 p 个测定指标，对一批未知样品进行分类；前提是已知一些样品的分类，然后根据 p 个测定指标来确定未知样品究竟归属哪一类	用于高维数据需要降维的情况，自带降维功能，可方便地观察样本分布。但是它的分类准确率往往不是很高
偏最小二乘法（PLS）	将数据进行中心化和标准化，形成自变量和因变量的矩阵；求协方差矩阵，并根据协方差求其最大特征值对应的特征向量；通过检验交叉有效性来确定提取成分的个数；求相应的回归方程及相应的回归系数	常适用于解释变量个数大于观察个体数
人工神经网络（ANN）	通过不断调整各个神经元间连接权重与偏置，从而使误差函数达到最小值。当完成网络的训练后，向网络输入一组特定的输入值，则网络能通过对该组的输入值的特征概括提取，进而给出相应的输出值	具有抗噪声、容错、自适应、自学能力强的优点，集干预处理、识别于一体，识别速度快

（四）代谢组学数据库

在代谢组学研究中，利用仪器分析和数字处理的方法找到差异代谢物后，需要对这些代谢物进行鉴定，并推寻其可能的生物学作用。代谢组学数据库正是为了这方面的研究而逐渐形成的。现有 HMDB、METLIN、NIST、KEGG 等代谢数据库。

三、代谢组学的研究策略

代谢组学的基本分析策略分为靶向代谢组学（targeted metabonomics）和非靶向代谢组学（untargeted metabonomics）。靶向代谢组学只需对特定的代谢物检测和定量，重点是采用大量天然和生物变异样本，验证预先确认的代谢物，需要用分析标准品进行定量分析。非靶向代谢组学用于全面检测生物体整个代谢组，重点寻找在实验组和对照组中有显著变化的代谢特征，并鉴定代谢特征的化学结构，进而解释所发现的代谢物及其代谢通路与生命过程或生命状态之间的关联。具体研究策略和技术路线如图 4-9 所示。

四、代谢组学在营养学中的应用

目前，代谢组学在营养学中已经得到了广泛的应用，如膳食干预研究、营养需要量研究、摄入膳食生物标志物研究、食品中生物活性物质的功能研究、食品成分评价及溯源、营

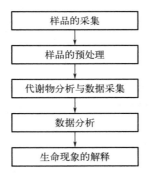

图 4-9 代谢组学的研究策略

养素的代谢与代谢调控机制的研究、代谢表型研究以及营养流行病研究等。

在膳食干预研究中，研究对象包含健康成年人、儿童、孕妇、轻度高血压患者、代谢综合征患者、心血管疾病患者和癌症患者等，多数为前瞻性研究，其干预周期从 2 天到 8 个月不等。尿液是最常见的生物样本，部分研究也针对血液、粪便进行研究。Kim 等在终止高血压膳食疗法（DASH）-钠试验中，将参与者随机分配到 DASH 饮食或对照饮食，并在每个随机饮食组中随机顺序接受三种钠（高、中、低）干预，每组 30 天。在每个干预期结束时收集尿液样本并分析 938 种代谢物。结果表明 n-甲基脯氨酸、D-手性肌醇、水苏碱和可可碱可能是该饮食模式发挥影响力的代谢物。

代谢组学技术也可用于研究营养素摄入过多或者过少时整个机体的新陈代谢所发生的变化，从而有助于更加合理地研究各种营养素的需要量。如科学家研究了高脂肪高蔗糖（HFHS）或高脂肪饮食（HFD）喂养的同时，在水中添加支链氨基酸（BCAA），可以改变小鼠血清/血浆和组织中的代谢组的成分，提高 BCAA 水平会对恶化胰岛素抵抗和葡萄糖不耐受产生影响。科学家采用质子核磁共振（1H-NMR）结合代谢组学的方法，研究沙棘果提取物中的植物化学物对肥胖-糖尿病（OBDC）大鼠代谢的影响，发现该提取物对氨基酸代谢、肠道菌群代谢产物、胆汁酸代谢和肌酸均有显著影响，这一发现可能对了解植物化学物治疗糖尿病的分子机制和药理特性有一定的价值。因此，从代谢组学的层面建立营养素的需要量会更加准确而科学，有希望为营养个体化需要量的建立提供科学而便捷的评估策略。

为了提高膳食评价方法，需要发现摄入膳食的新生物标志物。通常，摄入膳食后收集某一时段体液，采用非靶向代谢组学分析摄入膳食的新生物标志物，随后独立研究这些标志物，与文献和数据库比对，采用靶向代谢组学方法可发现生物标志物。在 Winkvist 等的研究中，总共有 50 名类风湿关节炎（RA）患者被随机分为两组，一组在 2×10 周内接受基于多种建议的抗炎食物的组合饮食，另一组接受对照饮食，两组饮食之间间隔 3 个月。采用双盲实验进行食品配送，分为纤维食品和蛋白质食品。两组均继续进行常规药物治疗。利用代谢组学评价生物标志物（DAS28）在每种饮食方案中的水平，以此评价不同饮食结构对疾病严重程度的影响。代谢组学将用于评估预测饮食治疗反应的潜力、卫生经济评价以及分析已知的食品生物标志物以衡量干预依从性的研究；也可采用营养代谢组学方法成功鉴别出包括红肉、鱼、蔬菜、面粉、坚果和茶在内的各种饮食的生物标志物。目前的膳食评估方法包括食物频率法、24h 回顾法和称重法等都存在许多测量误差。代谢组学技术作为这些传统方法的补充，已经发展成为识别新的膳食生物标志物的关键技术。

食品除了营养作用外，有些还具有特殊生物活性作用。代谢组学技术为食品中生物活性物质的功能研究提供了有效途径。如对茶的代谢组学研究不仅可以加深对茶有益健康的机制的认识，还可以更加全面地了解茶中含有的多酚、表儿茶素等类黄酮物质的潜在生物学功能和有益作用。如科学家对千年古茶树进行代谢研究，进而表征茶叶中具有健康效应的活性物质。Dorsten 等采用基于核磁共振代谢组学的方法，即结合多元统计的高分辨率 1H-NMR 代谢谱分析方法，对 24h 尿液和血浆样本进行分析。研究发现饮用绿茶和红茶会导致尿中马尿酸和 1,3-二羟基苯基-2-O-硫酸酯的排泄量增加，这两种物质都是结肠细菌降解茶类黄酮的最终产物，进而揭示饮用红茶和绿茶分别对人体健康的影响差异。

由于代谢组学可以发现样品间的细微差别，因此也可以为食品溯源、食品质量安全、食品成分评价提供定性和定量数据。在生产、加工、运输和储存的关键步骤中，食品可能受到大量食源性病原体的污染，如病原体、生物毒素、人为的物理和化学毒物（如农药和金属），从而导致食源性疾病。基于 MS/NMR 的代谢组学在现代食品分析中优于标准方法，已成为检测和量化病原体、环境污染物、禁用外部化合物和天然毒素的最重要技术。有研究对中国两个不同品种的大豆中类黄酮的含量差异进行代谢组学分析，对其异类黄酮生物合成、类黄酮生物合成、黄酮与黄酮醇生物合成、次生代谢产物生物合成、苯丙类化合物生物合成途径进行对比。

代谢组学的研究还十分适合营养流行病学的调查，可用来发现潜在的饮食危险因子及其致病机制。代谢组学是一种重要的精准营养工具，可以帮助确定干预目标和制定更个性化的营养干预策略。以 2 型糖尿病为例，先前的研究发现，受试者血浆中酪氨酸、苯丙氨酸和支链氨基酸（亮氨酸、异亮氨酸和缬氨酸）的浓度与 2 型糖尿病的风险之间存在较强且独立的正相关，但与甘氨酸和谷氨酰胺呈负相关。这些发现提供了利用饮食调整来针对这些代谢物预防或治疗糖尿病的可能性；同时，这些代谢物可用于确定需要干预的高危个体的特征。因此，代谢组学技术可以用于营养流行病学的研究，研究营养相关疾病的原因，从而为预防疾病和保障健康提供理论依据。

五、营养代谢组学展望

代谢组学虽然为营养学的研究提供了新的方向，但由于其仍属于一个新兴学科，其建设与网络平台还很不完善。首先，代谢组学产物分析检测、鉴定的技术平台有待提高。一方面急需开发灵敏度高、检测范围广的代谢产物分析鉴定技术；另一方面扩展代谢产物鉴定数据库迫在眉睫。其次，营养代谢组学研究的是低剂量生物活性成分或多种食物活性成分所引起的微小代谢变化。这种变化通常是多种代谢途径、多种反应过程和多种代谢产物参与完成的。因此，剂量低、成分复杂、不易检测是营养代谢组学面临的巨大挑战。第三，个体之间的代谢仍存在差异。因此，机体对于某种干预因素所产生的代谢图谱改变往往很难与正常的生理变异区别。综上所述，营养代谢组学的发展需要分析科学和生物信息学的改进，需要重视性别、年龄、生活规律、肠道菌群等内源性因素的差异。在未来营养代谢组学研究中，可以按照人的营养状态和饮食方式对人体代谢物进行详尽的描述，有助于建立全新的营养策略，做到个体化营养干预。

第七节　肠道微生物组学

在人体中存在着大量共生菌群，大部分菌群寄居在人的肠道中，数量超过 10^{14}。从基因组角度来看，一个健康成年人肠道微生物的全部基因组数量异常庞大，远远超过人类自身基因组的总和。肠道菌群伴随着人类的进化，与人类达成了良好的合作，对人体营养、代谢和免疫都起着至关重要的作用。诺贝尔生理学或医学奖获得者莱德伯格（Lederberge）用"微生物组（microbiome）"来定义人体内微生物基因组的集合，以区别人自身的基因组。

肠道菌群按一定的比例组合，各菌群间相互制约，互相依存，在人体胃肠道中形成了一种生态平衡。多种研究表明正常的菌群具有屏障、免疫、抗肿瘤等作用。肠道炎症细胞因子、炎症介质、蛋白酶类和氧自由基的释放，除了加重肠黏膜机械屏障损伤外也可以造成细菌易位和消化道免疫调节的激活，触发疾病的进展乃至恶化。作为研究人体正常微生物群与宿主之间相互作用关系的新兴生命学科分支，肠道微生态学在针对营养、代谢和免疫等诸多方面发挥着重要作用。

2007 年 12 月，美国国立卫生研究院（NIH）提出了一项重大研究项目，即人类微生物组计划（human microbiome project，HMP）。该计划集中研究人类消化道、口腔、阴道、皮肤和鼻通道五大组织器官内的微生物元基因组。2008 年 1 月，欧盟启动了肠道细菌研究计划，即人类肠道元基因组计划（metagenomics of the human intestinal tract，MetaHIT）。科学家们正在逐步揭开人体与肠道微生物的关系，肠道微生物也在营养中扮演重要角色。因此，肠道微生物组学（intestinal microbiomics）应运而生，探索肠道菌群将更好地维持人体健康；帮助人们认识、预防和诊断疾病，开发新药和找到合适的疾病防治方法。本节将围绕肠道微生物的多样性、肠道微生物的功能、肠道微生物的形成发展及影响因素、肠道微生物组学研究方法、肠道微生物组学在营养学中的应用及展望等进行介绍。

一、肠道微生物及其功能

（一）肠道微生物的多样性

自宿主诞生起，人肠道微生物便开始定植，且随宿主的生长而逐渐成熟，达到相对稳态。由于肠道不同部位生理状况及 pH 环境不同，人体消化道（即胃、肠及结直肠）内的细菌数量和组成具有差异。图 4-10 描述了从食管远端到结肠的肠道菌群的多样性。在食管远端、十二指肠和空肠中，链球菌似乎是优势属。幽门螺杆菌是存在于胃中的优势属，决定了整个胃菌群的微生物景观。大肠中的微生物主要门包括厚壁菌门和拟杆菌门。梭菌属、乳杆菌属、肠球菌属和阿克曼菌属是主要的黏膜和黏液相关属，可在小肠的黏液层和上皮隐窝中被检测到。

（二）肠道微生物的功能

肠道微生物可以帮宿主消化食物，为宿主提供能量和营养物质，也为宿主提供了一个可有效抵抗外界病原菌入侵的屏障；其成熟的同时促进了免疫系统的发育和成熟，对人体具有十分重要的作用。宿主与肠道微生物之间的关系已成为研究的热点。其中肠道微生物具有营养和代谢功能、生物屏障功能、免疫功能三大主要功能。

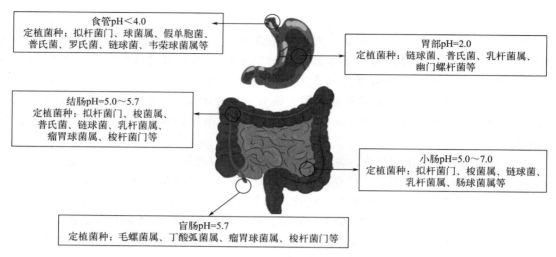

食管pH＜4.0
定植菌种：拟杆菌门、球菌属、假单胞菌、普氏菌、罗氏菌、链球菌、韦荣球菌属等

胃部pH=2.0
定植菌种：链球菌、普氏菌、乳杆菌属、幽门螺杆菌等

结肠pH=5.0～5.7
定植菌种：拟杆菌门、梭菌属、普氏菌、链球菌、乳杆菌属、瘤胃球菌属、梭杆菌门等

小肠pH=5.0～7.0
定植菌种：拟杆菌门、梭菌属、链球菌、乳杆菌属、肠球菌属等

盲肠pH=5.7
定植菌种：毛螺菌属、丁酸弧菌属、瘤胃球菌属、梭杆菌门等

图 4-10   人体正常的肠道微生物分布图

1. 肠道微生物的营养和代谢功能

肠道微生物的主要功能是发酵不可代谢的饮食残渣及由肠道上皮产生黏液。在结直肠内，宿主无法降解的碳水化合物（如包括抗性淀粉、纤维素、半纤维素、果胶的多糖及部分寡糖等）均可以在肠道菌群的帮助下被降解，其代谢的终产物是短链脂肪酸，供宿主吸收利用。碳水化合物、支链氨基酸、胺、酚、吲哚和苯乙酸都是通过肠道菌群的作用产生的。肠道菌群可利用弹性蛋白、胶原蛋白、胰酶、脱落的上皮细胞和裂解的细菌等蛋白质生成短链脂肪酸、支链脂肪酸。肠道微生物负责将膳食成分代谢为具有生物活性的食物成分。这些细菌能将纤维素、半纤维素、抗性淀粉、果胶、寡糖和木质素等不可消化的碳水化合物代谢为乙酸、丙酸和丁酸等短链脂肪酸。这些脂肪酸在上消化道中脱离消化系统，进入结肠。这些代谢产物主要由厚壁菌门、拟杆菌门和一些厌氧肠道微生物产生。此外，肠道菌群对宿主机体在合成维生素（如生物素、维生素 B_1、维生素 B_{12}、维生素 B_2、烟酸、泛酸以及维生素 K）方面发挥着重要作用。

2. 肠道微生物的生物屏障功能

对于外源性致病菌的入侵，肠道正常菌群可以起到生物屏障的作用。这一功能主要从以下两个方面体现：其一，肠道菌群在肠道膜表面形成密集的菌膜，形成一道物理性屏障，阻止入侵细菌黏附，使其无法在肠黏膜上形成微菌落。因此，病原菌不能激发肠道上皮细胞内相关跨膜信号通路，无法侵入上皮细胞诱发炎症反应，从而发挥生物屏障作用。其二，正常的肠道菌群可以产生如细菌素等多种抑菌物质，抑制外源性病菌增殖。肠道菌群的大量增殖也可以竞争性地消耗外源性致病菌生长繁殖所必需的营养物质。

此外，肠道菌群通过厌氧发酵分解不可消化的化合物（如短链脂肪酸）。这些发酵产物是肠上皮细胞的重要能量来源，并可以加强黏膜屏障功能。

3. 肠道微生物的免疫功能

肠道微生物与宿主免疫系统相辅相成，其通过与免疫细胞间的相互作用，保证了免疫系统的可靠性，使免疫系统从对环境抗原的低应答状态转变到病原菌高应答状态，刺激黏膜免疫系统的成熟，阻止了病原菌在宿主肠道内的定植，保证黏膜屏障的完整性。这种肠道微生物群和免疫系统细胞强烈相互作用的方式称为肠上皮屏障。最近的研究表明，肠道微生物组的组成影响免疫系统的发育和调节免疫介质，进而影响肠道屏障。微生物失调可能会促使肠道屏障的破坏，并可能与某些疾病的易感性增加有关。

新一代测序技术已经确定了肠炎症性疾病中肠道菌群的组成和功能的改变，也称为菌群失调。临床和实验数据表明，菌群失调可能在肠炎症性疾病的发病机制中起着关键作用。肠道菌群的多样性与其肠道内的炎症标志物含量相关，且易受到饮食结构的影响。富含膳食纤维等高发酵食物的饮食稳定地增加了微生物群的多样性，降低了肠道内炎症标志物的含量。

（三）肠道微生物与慢性疾病预防

肠道菌群组成和功能的改变可以改变肠道的通透性、消化和代谢以及免疫反应。肠道菌群平衡的改变引起的促炎症状态导致许多疾病的发生。一些慢性非传染性疾病（如过敏性胃病、代谢综合征、炎症性疾病、癌症和一些行为障碍等）与肠道菌群的微生物失调有关，即表现为肠道菌群中物种丰富度的丧失和偏离宿主原先的微生物环境等状态。正常菌群和宿主之间动态的微生态失衡容易造成免疫系统的紊乱。

肠道菌群之间复杂的相互作用以及肠道菌群的代谢物对心血管疾病的产生和发展具有潜在影响。肠道微生物菌群具有治疗心血管疾病的潜力。大量研究表明，肠道微生物衍生的代谢物（如三甲胺、次生胆汁酸、短链脂肪酸和乙醇）在非酒精性脂肪性肝病的发病机制中起着致病作用。肝硬化本身与肠道菌群组成的改变和不同水平的肠屏障防御（包括上皮、血管和免疫屏障）的损伤息息相关。肝硬化患者的肠屏障严重紊乱与活菌易位、细菌感染和疾病进展有关。

二、肠道微生物的形成发展及影响因素

大量研究表明，分娩方式，宿主的饮食习惯、年龄、性别、健康状况等是影响肠道微生物菌群结构的主要因素，可分为环境因素和宿主内在因素两类。

（一）分娩方式对肠道微生物组成的影响

新生儿的肠道菌群首先来自母体阴道和粪便的菌群以及出生环境中的菌群。有研究表明，不同的分娩方式对新生儿肠道菌群具有一定的影响，出生时的医院卫生条件也决定了婴儿肠道菌群的组成。

出生后，细菌在婴儿肠道内迅速定植。子宫内的环境并非无菌，而是在怀孕期间发生了母婴之间的菌群传播。研究者对英国医院出生的 596 名足月婴儿的 1679 个肠道菌群样本（在新生儿期和婴儿期的几个时间点采集）进行了纵向取样和全基因组鸟枪元基因组分析，研究表明分娩方式是影响整个新生儿期和婴儿期肠道菌群组成的一个重要因素。在自然分娩的婴儿肠道中，肠球菌及肠杆菌成为优势菌。对于剖宫产婴儿，环境因素更为重要，剖宫产婴儿成年后的乳酸菌数量远低于自然分娩的孩子，产气荚膜梭菌的含量明显高于自然分娩的婴儿。

（二）宿主的饮食习惯影响肠道微生物组成

人体自身的肠道菌群组成基因信息与食物的营养价值息息相关。饮食在调节肠道菌群方面起着至关重要的作用。无论是有益的还是有害的作用，都可以通过增加或减少某些食物的摄入，进而调整肠道环境中产生的代谢物来实现。出生后，饮食是塑造婴儿肠道菌群的关键驱动因素，因为肠道菌群组成会根据营养物质的可用性变化进行调整。婴儿早期以母乳为主要食物来源，其肠道菌群的基因丰富，可参与消化母乳中的低聚糖。后来，由于引入固体食物，婴儿的肠道菌群元基因组改变，逐渐增加与多糖和维生素代谢相关的基因。母乳喂养的婴儿表现出放线菌门的过度生长和厚壁菌门与变形菌门的生长抑制。母乳中含有的低聚糖可以被这些细菌有效代谢，导致短链脂肪酸的增加，从而引导免疫系统增加免疫球蛋白 G 的表达。然而，配方奶粉喂养的婴儿则表现出梭状芽孢杆菌、链球菌、拟杆菌和肠杆菌的增加。在婴儿期结束后，肠道菌群继续发育，饮食成为组织肠道菌群结构、形态和多样性的关键因素。

膳食纤维的摄入对保持肠道黏膜屏障功能的完整性至关重要。此外，富含纤维的饮食可以改善 2 型糖尿病患者的葡萄糖控制，促进更健康的代谢状况。在欧洲常见的富含蛋白质和脂肪的饮食模式与大量的胆汁耐受性肠道菌群（如拟杆菌门）种类的变化以及对厚壁菌门的生长抑制有关。长期的这类饮食模式会导致机体免疫力下降，肥胖易感性增加，并可能发展为代谢性疾病。

（三）宿主的年龄、性别等因素影响肠道微生物组成

宿主的年龄对菌群组成有显著影响。对于人类而言，1 岁是其肠道菌群建立和发展最重要的时期。肠道菌群种类的多样性在出生时相对较低，但随着时间的推移其多样性增加。2～5 岁时，肠道菌群组成（包括厚壁菌门和拟杆菌门在内，以及具有生产丁酸盐能力的菌群等）变得更加稳定。研究发现，青春期前（7～12 岁）的肠道菌群种类可能影响宿主的发育；参与叶酸和维生素 B_{12} 合成的肠道菌群种类增加。在青少年（11～18 岁）菌群中，梭状芽孢杆菌属和双歧杆菌属的丰度显著高于成人。伴随着淀粉水解活性增加和短链脂肪酸的产生，相较于年轻人，老年人机体内肠道菌群中兼性厌氧菌、梭菌、梭杆菌和真菌数量增加，而双歧杆菌数量减少。总体而言，与成年人相比，老年人肠道菌群显示出较低的拟杆菌门与厚壁菌门的比例和肠杆菌科的丰度。这些微生物变化的原因可能与饮食多样性的减少和炎症因子的增加有关。

研究表明，性激素是性别与肠道菌群相互作用的重要介质。在人类中，从青春期到围绝经期的平均年龄、性别与肠道微生物群的差异有关。性激素是差异的重要驱动因素。反之，微生物组也可能在控制性激素水平方面发挥重要作用。一项针对 1 型糖尿病非肥胖糖尿病模型的开创性研究表明，微生物组的性别差异会影响自身免疫性疾病。

（四）宿主遗传因素对肠道菌群的影响

宿主遗传影响物种丰富度和个体类群的丰度，并有助于病原易感性的变化。Zoetendal 等研究了基因亲缘程度不同的个体的粪便微生物群，范围从同卵双胞胎到无血缘关系的个体。分居多年的同卵双胞胎在微生物图谱上表现出高度的相似性，而生活在相同环境、饮食习惯相似的已婚伴侣则没有。Kurilshikov 等指出：厚壁菌门、放线菌门、软壁菌门显示出

更强的可遗传性，而高度丰富的拟杆菌门显示出较弱的可遗传性。有研究证实了猪、人和小鼠候选基因的遗传类群和功能类别高度相似，这表明宿主遗传效应对哺乳动物肠道微生物群的作用机制相似。

（五）抗生素的使用影响肠道菌群的生物组成

抗生素的使用是一把双刃剑，它同时摧毁致病性微生物和有益微生物，导致肠道菌群紊乱，称为菌群失调。许多研究表明，抗生素治疗会显著改变肠道菌群的结构，影响肠道黏膜的健康，阻碍营养的消化和吸收。抗生素治疗的不良反应之一是病原菌拮抗肠道菌群微生物的定植，从而影响菌群结构。抗生素对肠道菌群的具体影响取决于抗生素的种类和给药时间，如服用克林霉素 2 年会导致宿主肠道菌群发生变化，但其拟杆菌类菌群的数量没有变化。使用克拉霉素治疗幽门螺杆菌可使放线菌数量减少，而环丙沙星可使瘤胃球菌数量减少，瘤胃球菌在治疗半年后仍未恢复。

（六）宿主健康状况影响肠道微生物组成

肠道菌群在许多慢性疾病中起到至关重要的作用。如肥胖个体的微生物群在发酵过程中有更大的能力，并能够从饮食中获取更多的能量。肥胖人群中厚壁菌门与拟杆菌门/普氏菌门比例较高，增强了参与多糖降解的微生物基因，增加了短链脂肪酸的水平。这导致了负责碳水化合物代谢和短链脂肪酸生产的酶编码基因的表达增加。与较为苗条的个体相比，肥胖个体的肠道菌群特征是含有某些卟啉单胞菌属、弯曲杆菌属、拟杆菌属、葡萄球菌属、副杆菌属、小杆菌属和瘤胃球菌属。1 型糖尿病患者的肠道菌群表现为高水平的拟杆菌门，这是一群产生乳酸和丁酸盐的细菌，而此类个体的肠道菌群功能种类减少。与健康人群相比，糖尿病患者肠道菌群中变形菌门、拟杆菌门和厚壁菌门等一些门的繁殖量更高。动脉粥样硬化患者的肠道微生物特征是产生丁酸盐的真杆菌和玫瑰菌的丰度降低。

综上所述，肠道菌群与人体关系密切，它们的组成和状态可以真实地反映人体的健康状态，发挥着体外"器官"的作用。肠道菌群也会随着年龄、生理状态、食物种类、药物的使用及周围环境的变化发生相应的改变。

三、肠道微生物组学研究技术

（一）传统培养法

传统的肠道菌群研究方法通常利用不同培养条件（包括不同培养基种类、耗氧程度）分别培养不同的细菌，再根据分类鉴定方法进行鉴定。传统方法具有一定的局限性，如肠道内 40%～80% 的细菌不能在体外纯培养，某些单细胞微生物需在其他共生菌的帮助下才能生长。因此，传统培养方法只能研究比较容易培养的菌群，分离培养菌群的种类有限，难以获得整个肠道菌群的全部信息；传统培养方法工作量大，耗时长且敏感度低。

（二）16S rRNA 分子研究方法

细菌的 rRNA 有 3 种类型：23S rRNA、16S rRNA 和 5S rRNA。其中，16S rRNA 的相对分子量适中，较容易进行序列测定的分析比较。在漫长的进化过程中，16S rRNA 分子功能几乎保持恒定，其序列具有保守性和高变性的特点。其中，保守性能够反映出物种之间的亲缘关系，为系统发育重建提供线索；高变性则揭示出物种的特征性核酸序列，是种属鉴定的分子基础。因此，以细菌核糖体 RNA（rRNA）序列为基础的微生物培养技术极大地拓展了肠道微生物研究的内容，其具体技术包括变性梯度凝胶电泳法（DGGE）、末端限制性片段长度多态性技术（T-RFLP）、生物芯片、实时荧光定量 PCR 技术、16S rRNA 基因克隆文库测序法、16S rRNA 基因焦磷酸测序法等，这些方法的原理与优缺点见表 4-9。

表 4-9　基于 16S rRNA 的分子研究方法原理及优缺点比较

方法	原理	优点	缺点	适用范围
变性梯度凝胶电泳法(DGGE)	通过逐渐增加化学变性剂线性浓度梯度和线性温度梯度可以把长度相同但只有一个碱基不同的 DNA 片段分离	提供群落中优势种类信息并同时分析多个样品，具有可重复和操作简单等特点	只能检测到环境样品中十几种优势菌，但是无法检测痕量微生物。因电泳条带中包含不止一条 16S rRNA 序列，如需获悉具体菌种信息，还需进行克隆、测序，实验操作繁琐，无法反映微生物丰度情况	调查微生物生态种群的变化，通过对条带的序列分析或与特异性探针杂交分析鉴定群落组成
生物芯片	使用 16Sr RNA 克隆探针，利用点样制成的基因芯片。微生物菌群元基因组 DNA 经过 16S rDNA 通用引物扩增后与芯片上的探针杂交，然后用荧光扫描仪检测信号，获得微生物多样性的信息	广泛性、灵敏性	交叉反应明显，假阳性偏高。只可用于验证已知菌群，通过信号强弱判断微生物的丰度不准确	仅用于探索已知菌群
实时荧光定量 PCR 技术	样本核酸扩增呈指数增长，在反应体系和条件完全一致的情况下，样本 DNA 含量与扩增产物的对数成正比。由于反应体系中荧光染料或荧光标记物（荧光探针）与扩增产物结合发光，其荧光量与扩增产物成正比，通过荧光量的检测可测定样本的核酸量	高灵敏性，可检测单个细胞基因，高特异性和精确性，操作简便、速度快、安全、无污染，结果重现性好	基因突变易导致漏检，低浓度模板检测结果无法确定，使用标准曲线定量检测时误差较大	肠道微生物特定菌群的定量分析
基因克隆文库测序法	在体外构建的一组含有目的 DNA 片段的克隆集合体，外源 DNA 的片段通常被插入到一个可以稳定增殖克隆载体中，然后再对外源的 16S rRNA 基因进行测序	可确定某个微生态的菌群构成，全面地了解特定微生态系统的细菌结构	对于复杂的菌群结构而言，16S rRNA 基因克隆文库工作量巨大，耗时长，可以获知的信息量偏少	了解肠道微生物菌群的多样性
基因第二代测序方法	边合成边测序，通过捕捉新合成的末端的标记来确定 DNA 的序列	具备数字化信号、高数据通量、高测序深度、高准确率等特点	测序时间较长	可分析人体菌群的多样化

（三）元基因组学研究方法

1998 年，美国威斯康辛大学教授 Handelsman 首次提出元基因组（又称宏基因组）的概念，其科学定义可概括为：其一指任意环境中的不同类微生物混合体的基因组总和；其二是指从基因组或 DNA 水平去研究这一由不同类微生物混合的基因组。2001 年，Hooper 等学者在 *Science* 杂志上发表了关于微生物元基因组和人体肠道微生物的研究，这是首次从基因组角度描述了人体肠道微生物是和人体自身共同进化的，且从不同角度验证了宿主细胞基因组与肠道菌群基因组的相互作用关系。

该方法的研究原理是：提取和纯化环境基因组的大片段 DNA、构建文库、筛选目的基因或大规模测序分析。元基因组文库中包含可培养微生物的基因和基因组，也包含不可培养微生物的基因和基因组，它可以将某一自然环境中的总 DNA 克隆到可培养的宿主细胞中，避开微生物分离培养的难题。借助大规模数据分析，在基因序列分析基础上，结合生物信息学工具去发现过去无法得到的未知微生物的新基因或新基因簇。此方法对了解微生物的区系组成、进化历程和代谢特点，挖掘具有应用潜力的新基因等具有重要意义。

四、肠道微生物组学在营养学中的应用

（一）通过饮食调节肠道菌群预防慢性疾病

菌群移植是一种通过饮食调节肠道菌群预防慢性疾病的手段。研究表明，肠道菌群似乎在肥胖的发生和发展中发挥了作用。大多数关于超重和肥胖人群的研究显示他们出现了一种以多样性较低为特征的生态失调。当科学家将肥胖人类的粪便灌胃给无菌小鼠后，相较于灌胃了健康体重人粪便微生物的小鼠而言，前者体重增加更多。一项针对英国双胞胎的大型研究发现，*Christensenella* 菌属在超重人群中罕见，当给无菌小鼠喂食（接种）时，其体重不会增加。这种微生物和其他微生物（诸如 *Akkermansia*）与较低的内脏脂肪积累相关。虽然大部分证实性证据来自小鼠模型，但人类长期体重增加（超过 10 年）与微生物群的低多样性相关，而低膳食纤维摄入加强了这种相关性。在饮食中加入膳食纤维将明显导致细菌组成成分的变化，并通过竞争性的相互作用，减少多样性。低膳食纤维摄入量会减少短链脂肪酸的产生，并使胃肠道菌群代谢转向使用不太有利的营养物质。在随机对照试验中，低 FOD-MAP（指可发酵的低聚糖、双糖、单糖和多元醇含量较低的膳食纤维）饮食可以减轻肠易激综合征的症状。研究发现，低 FODMAP 饮食导致微生物群和代谢组显著变化。此外，膳食中加入天然多酚可以作为靶向调节剂在结肠癌的预防或治疗中发挥关键作用。

（二）益生菌的补充治疗

益生菌是一种活的微生物，可以添加在各种产品中，包括食品、膳食补充剂或药物。如果给予适当的剂量，益生菌（主要是双歧杆菌和乳酸菌种）就会对宿主产生健康效益。益生菌可以通过直接作用于宿主而独立于肠道菌群影响健康，如通过免疫调节或生产生物活性化合物。益生菌补充治疗的效果已经在广泛的疾病中进行了研究。对 313 项试验和 46826 名参与者的分析显示，大量证据表明，益生菌补充剂在预防腹泻、坏死性小肠结肠炎、急性上呼吸道感染、儿童肺囊性纤维化和儿童湿疹方面等具有有益作用。益生菌似乎还能改善 2 型糖尿病患者的心脏代谢参数，降低血清 C 反应蛋白浓度。益生菌治疗正在成为新兴领域，包括使用更新的微生物和组合，将益生菌和益生元（合生元）结合，可有效应用于炎症、癌症、脂质代谢或肥胖的个性化治疗。益生菌（如长双歧杆菌）的持久定植已被证明取决于个体的肠道菌群特征，这为益生菌的个性化应用提供了理论依据。

（三）个体化营养

鉴于人与人之间肠道菌群具有巨大差异。因此，人们在选择食物或进行营养干预时，应将自己视作人和微生物的超级共生体，通过基于个性化的营养支持来优化健康或预防、管理、治疗疾病，这一概念称为精准营养（precision nutrition）或个体化营养（personalized nutrition）。近年来的研究表明，肠道菌群是精准营养的关键特征之一。Zeevi 等获得了 900 人的多维度微生物群落、膳食摄入情况、连续不断的血糖水平和 1 周的体力活动水平资料，研究人员设计了一种机器学习算法，根据临床和肠道菌群数据来预测餐后的个体血糖反应，结果显示，它的预测结果明显高于用碳水化合物计数得分或血糖生成指数评分等方法。在一项 26 名参与者的随访双盲随机交叉试验中，基于该算法的个体化饮食干预成功地使血糖水平正常化。Lin 等在 *The American Journal of Clinical Nutrition* 上发表了针对代谢综合征及其高风险人群开展的连续 12 周的饮食干预研究。该研究利用花生替代等能量的精制谷物摄入，而对照组食用等能量的精制谷物棒，发现花生替代等能量的精制谷物能显著提高代谢综合征的逆转率。在该研究基础上，科研人员开展肠道菌群的采集与分析，并将菌群信息与临床指标进行关联研究。通过分析临床指标，研究发现花生干预后各临床检验指标和身体测量指标的变化呈现高度的个体差异性。通过分析人群肠道菌群的组成，研究发现无论是组间比较还是组内前后比较，菌群结构均具有高度的个体特异性，其组成变化的一致性规律较少。

五、肠道微生物组学展望

关于肠道微生物组学的研究仍需完善。这需要在现有的大量营养学研究中将肠道微生物组作为一项测量纳入研究中，将微生物组与营养流行病学研究特别是那些大型随机对照试验结合起来，也将其纳入人体干预试验中。饮食、疾病、肠道微生物组之间存在密切相关性。饮食与微生物组的相互作用很可能为饮食的生理效应提供了机制基础。加深多个领域交叉合作，以肠道微生物为重点嵌入营养科学的方方面面，从而为解决与饮食有关的疾病预防和管理作出贡献。

小　结

本章从营养组学的角度阐述了基因组学、转录组学、蛋白质组学、脂质组学、代谢组学、肠道微生物组学的技术方式、研究策略以及在营养学中的应用前景。组学技术在营养学中不断整合和发展，将使未来的营养学能够应用基因芯片、蛋白质组学和代谢组学等技术阐明营养素与基因的相互作用，并将有利于发现一批营养相关疾病预防、诊断和治疗的标志物以及营养素作用的新靶点。这为全面认识营养素和疾病的关系提供了新的历史机遇。

思考题

1. 请论述营养组学在食品领域的应用和发展前景。
2. 蛋白质组学、脂质组学和代谢组学有哪些常见的研究方法？
3. 请描述个性化营养与营养组学的联系及营养组学在临床上的应用价值。

第五章　特定人群营养

第一节　婴幼儿营养

　　婴幼儿期为出生至 3 周岁之内的阶段，其中出生后至 1 周岁内为婴儿期，满 1 周岁到 3 周岁内为幼儿期。该阶段营养不仅要满足婴幼儿新陈代谢的需要，还需满足机体生长发育的需要。此外，婴幼儿消化吸收及免疫功能尚未成熟，机体与环境之间的平衡也需完善，合理喂养及营养对婴幼儿健康至关重要。

一、婴儿营养

　　婴儿期是生长发育的第一个高峰期，该阶段营养的主要关注点是母乳喂养和辅食添加。为满足机体新陈代谢和生长发育的需要，提倡顺应喂养，避免非顺应喂养带来的营养和行为问题。

（一）婴儿生长发育特点

1. 体格发育特点

　　婴儿期是生命周期中体重增长速度最快的时期。新生儿出生后 1 周内可能会发生生理性体重下降，但出生后 7～10 日可恢复到出生时体重，下降的体重不超过出生时体重的 9%。婴儿期体重的增长为非等速增加，随着月龄的增加体重增长速度逐渐减慢。足月儿体重在前 3 个月平均每月增加 1000～1200g；4～6 月龄体重月均增加 500～600g；7～12 月龄体重月均增加 250～300g；至 1 周岁时婴儿体重重达 9.6～10kg，约为出生时的 3 倍。

　　婴儿期也是生命周期中身长增长速度最快的一年。出生时身长平均 50cm，前 3 个月身长月均增长 4cm；4～6 月龄月均增长 2cm；7～12 月龄月均增长 1cm；1 周岁时达 75～76cm，约为出生身长的 1.5 倍。

　　婴儿期的前半年是头围增长最快的时期。新生儿头围平均 34cm；0～6 月龄头围增加 9cm 左右；7～12 月龄增加 3cm 左右；至 1 周岁时头围平均 46cm。

　　婴儿期胸围增长速度较其他时期也更快。出生时胸围较头围略小 1～2cm，为 32～33cm；1 周岁时胸围约等于头围，出现头围、胸围生长曲线交叉。

2. 消化系统特点

（1）口腔　婴儿口腔小、舌短而宽、舌系带固定、唇肌和两颊脂肪垫发达，有利于吸吮，舌系带、两颊脂肪垫随年龄增长逐渐被吸收。出生时唾液腺发育不完善，3～4 月龄时唾液分泌开始增加，5～6 月龄婴儿常因来不及吞咽而发生生理性流涎。3 月龄内的婴儿唾液中淀粉酶低下，不宜喂淀粉类食物。

（2）食管和胃　婴儿食管壁肌肉、弹力纤维和贲门括约肌发育尚不完善，而幽门括约肌发育较好，易造成溢乳。胃多呈水平位，胃壁肌层及腺体发育不够完善，易发生胃扩张。胃酸分泌较少，胃蛋白酶活性差，胃液消化能力随年龄增长而增强。

（3）肠道　婴儿肠道约为身长的 6 倍，有利于消化吸收，但其固定性较差，易发生肠扭转和肠套叠。肠黏膜发育良好，血管、淋巴管丰富，绒毛发达，但肌层发育差，肠壁薄，通透性高，屏障功能较差，口服耐受机制尚需完善，肠腔中消化不全产物、微生物、毒素等致敏原可经肠黏膜进入体内，引起感染或变态反应性疾病。

（4）胰腺　新生儿胰腺发育尚不成熟，3～4 月龄婴儿胰腺发育迅速，胰液分泌量随年龄增长而增加，酶类出现的顺序依次为胰蛋白酶、糜蛋白酶、羧肽酶、脂肪酶，最后是淀粉酶。新生儿胰液所含脂肪酶活性不高。

（5）肝脏　婴儿肝脏占体重的 4%，而成人为 2%。婴儿肝结缔组织发育较差，肝细胞再生能力强，不易发生肝硬化，但在感染和心力衰竭等情况下易淤血肿大。婴儿期胆汁分泌较少，故对脂肪的消化、吸收功能较差。

（6）消化酶　出生时已能分泌胃蛋白酶和胰蛋白酶，故新生儿消化蛋白质的能力较好；新生儿主要利用舌脂酶、人乳脂肪酶及胰脂肪酶来水解脂肪中的甘油三酯。新生儿舌脂酶分泌活跃，胰脂肪酶分泌较少，虽然人乳中脂肪酶含量多，可部分补偿出生时胰脂肪酶的不足，但新生儿对脂类的吸收仍不完善。足月儿脂肪吸收率为 90%，随着胰脂肪酶分泌的增加，4～6 个月婴儿脂肪吸收率大于 95%，达到成人水平。足月儿肠蔗糖酶、麦芽糖酶、乳糖酶分泌充足，但唾液淀粉酶分泌较迟，出生时量少且活性低，3 月龄后其活性逐渐增强，2 岁时达成人水平；肠淀粉酶出生时已有，而胰淀粉酶在 4～6 月龄开始分泌。

（7）肠道菌群　在母体内，胎儿肠道几乎是无菌的，生后数小时细菌侵入肠道，主要定植于结肠和直肠。肠道菌群受食物成分影响，单纯母乳喂养的婴儿肠道中双歧杆菌为优势菌，人工喂养和混合喂养儿肠内的双歧杆菌、大肠埃希菌、嗜酸杆菌及肠球菌所占比例不相上下。婴儿肠道正常菌群脆弱，易受各种因素影响而发生菌群失调，从而导致消化功能紊乱。

3. 心理行为特点

（1）感知觉的发育　婴儿期是感知觉发育的关键时期，视觉、听觉、嗅觉、味觉、皮肤感觉在这个时期均有不同程度的发育。

① 视觉：新生儿出生时已有视觉，对光刺激有反应。新生儿期后视感知发育迅速，1 月龄后可凝视光源，开始有头眼协调；随着年龄的增加，头眼协调能力越来越好。

② 听觉：刚出生时，新生儿听力差；生后 3～7 日听觉良好；3～4 个月时头可转向声源，听到悦耳声时会微笑；7～9 个月时能确定声源，区别语言的意义。

③ 嗅觉：新生儿嗅觉中枢及神经末梢已发育成熟，哺乳时，新生儿闻到乳汁的香味就会积极寻找乳头。3～4 月龄时能区别愉快与不愉快的气味；7～8 月龄开始对芳香气味有反应。

④ 味觉：出生时味觉发育已很完善。母乳是婴儿接触的第一种食物，略带甜味；4～5月龄婴儿可以敏锐察觉出食物味道的变化并作出反应。

⑤ 皮肤感觉：包括触觉、痛觉、温度觉及深感觉等。新生儿不同部位的触觉反应不一，眼、口周、手掌、足底等部位的触觉很灵敏，但前臂、大腿、躯干的触觉较迟钝。新生儿有痛觉，但较迟钝，2月龄时逐渐改善。出生时温度觉就很灵敏。

（2）运动的发育　运动的发育分为大运动和精细运动发育。

① 大运动：是指涉及上下肢、足部肌肉或全身较大幅度的动作，又称大肌肉运动。婴儿最先学会的大动作是抬头，3～4月龄时抬头很稳、挺胸；6月龄时能双手向前撑住独坐；7月龄时能有意识地翻身；8月龄时能稳坐；8～9月龄时可用双上肢向前爬；11月龄时可独自站立片刻；12～15月龄可独自走稳。

② 精细运动：是指手的动作，相对于大运动而言是较小的动作，例如用大拇指和食指捏起东西等。新生儿两手握拳很紧；2月龄两手握拳姿势逐渐松开；3月龄握持反射消失；6～7月龄出现可以换手、抓、敲等探索性动作；9～10月龄时，可拇指、食指相对，用指尖拿起物品，喜撕纸；12～15月龄学会用匙，乱涂画。

（3）语言的发育　儿童的语言发育与听觉、发音器官和大脑功能密切相关。婴儿的语言处于语言前期，也就是发音和学语阶段。新生儿的第一声啼哭便是语言发育的开始；3～4月龄婴儿反复咿呀作声；6月龄时能听懂自己的名字；8月龄时，发声已有辅音和元音的组合；12月龄时，会使用一个字，同时用姿势表示意思，如挥手再见等。

（二）婴儿营养需要

婴儿期是儿童生长发育的最快速时期，需要相对较多的能量和营养素支持。目前主要依据生长发育良好的婴儿所获得的营养素的水平估计婴儿营养需要量。

1. 能量

婴儿能量消耗主要包括基础代谢、生长发育、活动、食物热效应及排泄耗能等5个方面。能量需要量包括总能量消耗量和组织生长的能量储存量。婴儿期过多的能量摄入可能导致婴儿生长速率过快，增加远期超重或肥胖的风险。《中国居民膳食营养素参考摄入量（2023版）》推荐0～6月龄婴儿能量需要量（EER）为0.38MJ/(kg·d)[90kcal/(kg·d)]，7～12月龄为0.31MJ/(kg·d)[75kcal/(kg·d)]。

2. 蛋白质

蛋白质是均衡饮食中的重要营养物质，对于儿童生长发育、认知功能和免疫功能均具有极为重要的促进和保障作用，但过量摄入蛋白质也可能会给儿童的远期健康造成不良影响。一项在欧洲开展的多中心随机对照研究显示，24月龄内高蛋白配方喂养婴儿与母乳喂养者相比2岁内体重更重，可能会增加远期超重和肥胖风险。对于母乳喂养的婴儿，0～6月龄婴儿蛋白质的适宜摄入量（AI）为9g/d；7～12月龄婴儿蛋白质的推荐摄入量（RNI）为17g/d。对于非母乳喂养的婴儿，考虑到配方奶中的蛋白质质量不如母乳，应适当增加蛋白质摄入量以弥补蛋白质营养价值的不足。

3. 脂类

为满足婴儿快速的生长发育，充足的能量尤其是高能量密度的脂肪的供给是必不可少的，其AI多采用脂肪供能占总能量百分比（%E）表示。0～6月龄婴儿脂肪的AI为48%E。7～12月龄婴儿膳食仍以母乳或配方奶为主，脂肪比例仍较高，但添加辅食的脂肪含量不高，推荐 7～12 月龄婴儿膳食脂肪的 AI 为 40％E。

亚油酸（LA）和 α-亚麻酸（ALA）是人体需要但不能自身合成，且必须依赖食物提供的脂肪酸，为必需脂肪酸。0～6 月龄婴儿合成 DHA 有限，故 DHA 为条件必需脂肪酸。此外，人体也不能将 n-6 系脂肪酸转化为 n-3 系脂肪酸。推荐 0～6 月龄婴儿 LA、ALA、DHA 的 AI 分别为 8.0％E、0.90％E、100mg/d；7～12 月龄婴儿 LA、ALA 的 AI 分别为 6.0％E、0.67％E。

4. 碳水化合物

母乳可以满足 6 月龄内婴儿营养需求，0～6 月龄婴儿碳水化合物主要来源于母乳，主要是乳糖及少量葡萄糖、半乳糖和低聚糖等。推荐 0～6 个月婴儿的碳水化合物的 AI 为 60g/d。7～12 个月婴儿碳水化合物摄入量包括 600mL 母乳和添加的辅食，推荐 7～12 月龄婴儿碳水化合物的 AI 为 80g/d。

5. 维生素

（1）维生素 A　出生后婴儿所需维生素 A 均需从食物中摄取。0～6 月龄母乳喂养的婴儿一般不需额外补充，维生素 A 的 AI 以母乳中含量计算获得，按活性视黄醇当量计为 300μg RAE/d。7～12 月龄婴儿维生素 A 的来源为母乳及辅食，以活性视黄醇当量计为 350μg RAE/d。

（2）B 族维生素　参与能量代谢、核酸的合成，对生长发育、食欲等有重要作用。B 族维生素是水溶性维生素，在机体内储存量较少。0～6 月龄婴儿 B 族维生素主要来源于母乳，营养均衡乳母的乳汁含有较丰富的 B 族维生素。

（3）维生素 C　维生素 C 是一种水溶性维生素，机体储存也少，参与胶原蛋白的合成，对维持结缔组织的正常功能起重要作用。推荐 0～12 月龄婴儿维生素 C 的 AI 为 40mg/d。

（4）维生素 D　维生素 D 是婴儿钙代谢和骨骼发育必不可少的维生素，母乳中维生素 D 含量非常低，主要通过晒太阳由皮肤合成。母乳喂养的婴儿需额外补充维生素 D，推荐 0～12 月龄婴儿维生素 D 的 AI 为 10μg/d。

（5）维生素 E　维生素 E 是一种抗氧化剂，可延迟不饱和脂肪酸的氧化，保护生物膜免遭体内自由基的过氧化损伤，从而维持细胞膜的稳定和正常功能。新生儿血浆中维生素 E 水平很低，出生后的前 1～2 周应注意给予维生素 E 的额外补充。推荐 0～6 月龄婴儿维生素 E 的 AI 为 3mg α-TE/d，7～12 月龄为 4mg α-TE/d。

（6）维生素 K　新生儿肠道内正常菌群尚未建立，合成维生素 K 有限，新生儿出生初期需补充维生素 K。随着婴儿的成长，肠道菌群逐渐建立，合成维生素 K 的能力也增加。推荐 0～6 月龄婴儿维生素 K 的 AI 为 2μg/d，7～12 月龄婴儿维生素 K 的 AI 为 10μg/d。

6. 矿物质

（1）钙　0～6 月龄婴儿钙的来源主要是母乳，且母乳中的钙吸收率高，纯母乳喂养的婴儿缺钙的风险较低。0～6 月龄婴儿钙的 AI 值为 200mg/d；7～12 月龄婴儿开始添加辅食，母乳摄入相对减少，钙的 AI 为 350mg/d。

（2）铁　足月新生儿体内有 300mg 左右的铁储备，可满足 4～6 个月婴儿铁的需要。推荐 0～6 月龄婴儿铁的 AI 为 0.3mg/d；7～12 月龄婴儿可引入含铁丰富的辅食，铁的 RNI 为 10mg/d。

（3）锌　足月新生儿体内有一定锌的储备，在出生后前几个月一般不发生锌缺乏，但 4～5 月龄后需从辅食中补充。辅食添加时期引入的肝泥、蛋黄、婴儿配方食品是较好的锌来源。0～6月龄婴儿锌的 AI 为 1.5mg/d，7～12月龄为 3.2mg/d。

（4）碘　碘是甲状腺素的组分，甲状腺素在维持机体的正常代谢、体格生长和脑发育方面具有重要作用。0～6月龄婴儿碘的 AI 为 85μg/d，7～12月龄为 115μg/d。

7. 水

婴儿新陈代谢旺盛，水的需要量也相对较高，体内水分含量相对成人也较高，占体重的70%～75%。0～6月龄婴儿需水约 700mL/d，可来源于含水量高达 87% 的母乳，且不需要额外添加水。7～12月龄婴儿每日需水约 900mL，除母乳外，也可从辅食中获取水。

（三）母乳喂养

母乳喂养对母婴健康均有益处。母乳中营养素齐全，能全面满足婴儿生长发育的需要，有利于子代获得良好的体格生长，促进认知、行为发育和免疫发展，降低过敏性疾病及成年后各种慢性病的风险，获得远期健康效益。母乳喂养可延长母亲闭经时间，促进产后体重恢复；降低产后出血、产后抑郁、乳腺癌、骨质疏松等多种疾病的发生风险，获得更为健康的未来。《中国居民膳食指南（2022）》关于 0～6月龄婴儿母乳喂养提出了以下 6 条准则。

1. 母乳是婴儿最理想的食物，坚持 6 月龄内纯母乳喂养

正常情况下，纯母乳喂养一般能满足 6 月龄内婴儿所需要的全部能量、营养素和水。母乳是婴儿出生后最理想的食物，应坚持母乳喂养至婴儿满 6 月龄。坚持让婴儿直接吸吮母乳，若因特殊情况需在婴儿满 6 月龄前添加母乳之外的其他食物，应咨询医务人员并谨慎作出决定。母乳喂养除了母亲的坚持、专业人士的指导外，还需要家庭、社区及工作单位的积极支持。

2. 生后 1h 内开奶，重视尽早吸吮

分娩后给新生儿第一次哺喂母乳的时间称为"开奶"。初乳富含营养和免疫活性物质，有助于肠道成熟和功能发展，并提供免疫保护。分娩后母婴应立刻开始不间断地肌肤接触，生后 1h 内让新生儿开始吸吮乳头和乳晕，刺激母乳分泌，尽早开奶，坚持新生儿第一口食物是母乳。出生后婴儿体重下降不超过出生体重的 7% 就应坚持纯母乳喂养。哺乳和泌乳与母亲神经心理活动之间存在双向良性互动，可以通过精神鼓励、专业指导、温馨环境、愉悦心情等辅助开奶。

3. 回应式喂养，建立良好的生活规律

从母乳喂养最初开始，就应坚持顺应喂养的原则，及时识别婴儿饥饿、饱腹信号，并尽快作出喂养回应。按需喂养，不强求喂奶次数和时间。随着婴儿胃肠道成熟和生长发育过程，母乳喂养将从按需喂养模式转变为规律喂养模式。母乳的分泌量会随着婴儿的生长发育需求适应性增加；随着月龄增加，婴儿胃容量明显增加，单次摄乳量也随之增加，哺喂间隔则会相应延长，喂奶次数减少，逐渐形成规律哺喂的良好饮食习惯。若婴儿异常哭闹，应考虑非饥饿因素。

4. 适当补充维生素 D，母乳喂养无需补钙

母乳中维生素 D 含量很低，纯母乳喂养的婴儿出生后数日应开始补充维生素 D10μg/d。母乳中的钙可以完全满足婴儿钙的适宜摄入量，不用额外补钙。推荐新生儿出生后补充维生素 K，特别是剖宫产的新生儿。

5. 任何动摇母乳喂养的想法和举动，都必须咨询医生或其他专业人员，并由他们帮助作出决定

一般情况下，在专业的指导下，绝大多数母亲都能纯母乳喂养自己的孩子。如果母乳喂养遇到困难，应积极寻求专业人士的帮助，克服困难，坚持母乳喂养。不要轻易放弃母乳喂养，除非是医生针对母婴任何一方原因明确提出不宜母乳喂养的建议。任何婴儿配方奶粉或代乳品只能作为纯母乳喂养失败后的无奈选择或母乳不足时对母乳的补充。

6. 定期监测婴儿体格指标，保持健康生长

体重和身长是反映婴儿喂养和营养状况的直观指标。6 月龄内婴儿每月应测量一次身长、体重和头围，病后恢复期可适当增加测量次数。按照国家卫生标准《5 岁以下儿童生长状况判定》（WS/T 423—2013）评判婴儿生长发育情况。遵循婴儿自身生长规律，不盲目攀比生长指标。只要处于正常的生长轨迹即为健康的生长状态。

（四）辅食添加

辅食是指除母乳和（或）配方奶以外的其他各种性状的食物，包括各种天然的固体、液体食物，以及商品化食物。营养状况良好、发育正常的婴儿，一般在满 6 月龄后，在继续母乳喂养的基础上开始添加辅食，其间逐渐完成不同种类、不同质地的各种食物的添加和对食物的感知，至 24 月龄，让其逐步形成多样化的膳食结构。

婴儿满 6 月龄时是添加辅食的最佳时机。婴儿满 6 月龄后，纯母乳喂养已无法再提供足够的能量，还需补充铁、锌、维生素 A 等关键营养素，因而必须在继续母乳喂养的基础上引入各种营养丰富的食物。在这一时期添加辅食也与婴儿的口腔运动能力，及其对不同口味、不同质地食物的接受能力相一致。添加辅食时，应继续母乳喂养，从富含铁的泥糊状食物开始，及时引入多样化食物，重视动物性食物的添加；少糖少盐，油脂适当，保持食物原味；提倡回应式喂养，鼓励但不强迫进食；同时注意饮食卫生和进食安全，并定期监测体格指标，追求健康生长。

辅食添加的原则：每次只添加一种新食物，由少到多、由稀到稠、由细到粗，循序渐进。从一种富铁泥糊状食物开始，如强化铁的婴儿米粉、肉泥等，逐渐增加食物种类，逐渐过渡到半固体或固体食物，如烂面、肉末、碎菜、水果粒等。每引入一种新的食物应适应 2～3 天，密切观察是否出现呕吐、腹泻、皮疹等不良反应，适应一种食物后再添加其他新的食物。

二、幼儿营养

幼儿期与婴儿期相比，体格生长发育相对减缓。该时期幼儿各组织、器官、系统的功能逐渐发育成熟，感知觉、认知和行为能力迅速发展。这一时期也是饮食行为形成的关键期，膳食也从辅食喂养逐渐过渡到成人饮食，从被动接受喂养到逐渐自主进食，形成的饮食习惯可以延续到儿童青少年期，直至成人期。幼儿期的营养和喂养不合理，不仅会影响生长发育，增加患各种营养性疾病的风险，还会影响心理认知发育。

（一）幼儿生长发育特点

1. 体格生长

幼儿期的体格生长仍处于快速生长期。该阶段摄入的能量和营养素主要用于维持机体的运转以及生长发育。

（1）体重 体重用于反映幼儿近期的营养状况。1～2 岁幼儿全年体重增长 2.5～3.5kg，2～3 岁再增长 2kg，至满 3 周岁时体重约为 14kg。

（2）身长（高）　身长（高）可反映幼儿较长期的营养状况。按 2006 年 WHO 儿童生长标准：满 1 岁时身长约 75cm，1～2 岁幼儿全年身长增长约 12cm，2～3 岁身高再增长 9cm。

（3）头围　1～2 岁幼儿头围增长约 2cm，2～3 岁再增长 1.5cm。头围大小与脑发育有关，头围过小或过大均应及时查明原因。

2. 神经心理行为发育

从胎儿到出生后 2 年内是脑发育最快的时期。新生儿脑重约 390g，2 岁时脑重 900～1000g。幼儿脑功能不断增强，心理和行为也变得越来越成熟，表现为语言表达能力逐渐出现，运动正确性和协调性提高，抑制能力和综合分析能力加强，情绪逐渐稳定，个性特征逐渐明显以及社会适应能力的发展。

随着脑发育逐渐成熟，幼儿心理行为发育也不断发展，包括感知觉、运动、语言、认知、情绪、个性和社会性的发展等。喂养和进食是幼儿体验外界环境、进行社会交往的最早机会。幼儿与父母或喂养者之间的良好互动有助于幼儿良好的喂养及进食行为的建立，也有利于儿童情绪和社会性的发展。

3. 消化系统发育

随着辅食的添加，幼儿咀嚼、吞咽能力趋于成熟，消化腺分泌的各种酶的活性逐渐接近成人水平，肠道菌群也会发生相应变化，至幼儿 3 岁时形成比较稳定的肠道菌群。

4. 骨骼运动发育

幼儿前囟闭合一般在 18～24 月龄。幼儿肌肉发育较为缓慢，4 岁以后肌肉增长明显。幼儿大运动发育与脊柱的生理性弯曲（颈曲、胸曲、腰曲、骶曲）形成以及相关肌群的发育密切相关。精细运动发育则需要眼、手与粗大运动协调。

（二）幼儿营养需要

1. 能量

幼儿的能量需要量包括每日总能量消耗量和用于生长的能量储存量。幼儿能量的平均需要量主要根据其体重及体重增加值来推算。1～2 岁幼儿的能量推荐量为女孩 3.35MJ/d（800kcal/d），男孩 3.77MJ/d（900kcal/d）；2～3 岁幼儿，女孩 4.18MJ/d（1000kcal/d），男孩 4.60MJ/d（1100kcal/d）。来自碳水化合物的能量应占总能量的 50%～65%，脂肪所提供能量为 35%。

2. 蛋白质

蛋白质的平均需要量可从蛋白质的维持量和生长发育所需蛋白质储存量估算。幼儿蛋白质的 RNI 为 25g/d。为确保幼儿的膳食蛋白质质量，来自动物性食物的优质蛋白质需要占半数以上。幼儿每日膳食中来源于蛋白质的能量应占总能量的 10%～15%。

3. 脂类

脂肪是幼儿能量的重要来源，也是必需脂肪酸亚油酸和 α-亚麻酸的重要载体。亚油酸衍生的花生四烯酸（ARA）、α-亚麻酸衍生的二十二碳六烯酸（DHA）在幼儿大脑、神经组织以及视网膜发育和功能中有着重要作用。1～3 岁幼儿膳食由高脂含量的母乳向成人多样化膳食过渡，膳食的脂肪供能逐渐下降。1～3 岁幼儿膳食每日脂肪的 AI 为 35%E，亚油酸、α-亚麻酸、DHA 的 AI 分别为 4.0%E、0.60%E、100mg/d。

4. 碳水化合物

幼儿的食物种类和膳食构成逐渐成人化，碳水化合物成为能量的最主要来源。1～3 岁幼儿碳水化合物的 EAR 为 120g/d，碳水化合物的能量应占总能量的 50%~65%。

5. 维生素

（1）维生素 A　维生素 A 是促进幼儿生长及免疫系统发育和功能成熟的重要营养素。维生素 A 缺乏是目前造成幼儿感染、失明，甚至死亡的重要原因之一。1~3 岁男孩维生素 A 的 EAR 为 250μg RAE/d，RNI 为 340μg RAE/d；1~3 岁女孩维生素 A 的 EAR 为 240μg RAE/d，RNI 为 330μg RAE/d。

（2）维生素 D　维生素 D 可维持幼儿血钙水平的稳定，钙在骨骼的沉积及骨骼的正常矿化过程、肌肉收缩、神经传导等方面具有重要作用。1~3 岁幼儿维生素 D 的 EAR 为 8μg/d，RNI 为 10μg/d。

（3）B 族维生素　B 族维生素为幼儿能量代谢所必需，对维持生长发育、机体正常功能有重要作用。1~3 岁幼儿维生素 B_1、维生素 B_6 的 EAR 均为 0.5mg/d，RNI 均为 0.6mg/d。1~3 岁男孩维生素 B_2 的 EAR 为 0.6mg/d，RNI 为 0.7mg/d；1~3 岁女孩维生素 B_2 的 EAR 为 0.5mg/d，RNI 为 0.6mg/d。维生素 B_{12} 的 EAR 为 0.8μg/d，RNI 为 1.0μg/d。叶酸的 EAR 为 130μg DFE/d，RNI 为 160μg DFE/d。

6. 矿物质

（1）钙　幼儿骨骼中的钙每 1~2 年更新一次，加上体格生长对钙沉积的需要，幼儿缺钙可导致骨骼钙化不良，生长迟缓，严重者出现骨软化和佝偻病。1~3 岁幼儿钙的 RNI 为 500mg/d。

（2）铁　幼儿期生长较快，生长需要的血容量扩增和肌肉增加，因此需要较多的铁。此外，幼儿奶类食物占膳食比重大，如不及时添加富含铁的辅食，容易出现铁缺乏和缺铁性贫血。1~3 岁幼儿铁的 EAR 为 7.0mg/d，RNI 为 10.0mg/d。

（3）锌　锌在幼儿体格生长、免疫、中枢神经系统发育方面具有重要作用。锌缺乏除了会引起幼儿食欲减退、生长发育迟缓、腹泻、免疫力减退等，还会影响幼儿认知能力的发展。1~3 岁幼儿锌的 RNI 为 4.0mg/d。

（4）碘　甲状腺素对机体的新陈代谢和生长发育均有着重要作用。在生命早期，碘缺乏所致的生长发育障碍是不可逆的。1~3 岁幼儿碘的 EAR 为 65μg/d，RNI 为 90μg/d。

7. 水

年龄越小，体内水分含量越多。1~3 岁幼儿水的 AI 为 1300mL/d。幼儿摄入的水来源于饮用水以及食物。食物中的液体量随食物种类而异，对维持人体水平衡有着重要作用。

（三）幼儿喂养指导原则

幼儿期为满 1 周岁到 3 周岁内这段时期。幼儿膳食逐渐从母乳喂养过渡到成人饮食模式，1~2 岁的膳食可遵从《中国居民膳食指南（2022）》7~24 月龄婴幼儿的喂养指南，2~3 岁的膳食原则参照学龄前儿童的膳食。7~24 月龄婴幼儿主要有以下 6 条膳食指导准则。

1. 继续母乳喂养，满 6 月龄起必须添加辅食，从富含铁的泥糊状食物开始

WHO 推荐婴儿满 6 月龄后可继续母乳喂养至 2 岁或以上，母乳可为 1~2 岁幼儿提供总能量的 1/3；继续母乳喂养可降低感染性疾病的发生风险，持续增进母子间的亲密接触，促进幼儿认知发育。7~24 月龄婴幼儿贫血高发，铁缺乏和缺铁性贫血可损害婴幼儿认知发育和免疫功能。添加富含铁的辅食是预防婴幼儿铁缺乏的重要措施。

2. 及时引入多样化食物，重视动物性食物的添加

肉、蛋、鱼、禽类动物性食物是优质辅食，富含优质蛋白质、脂类、B 族维生素和矿物质。此外，食物多样化才能满足 7~24 月龄婴幼儿的营养需求。早期引入各种食物，增加食物的多样性，可诱导机体产生免疫耐受，降低过敏性疾病的发病率，因此不能盲目回避易过敏食物，1 岁内应适时引入各种食物。

3. 尽量少加糖盐，油脂适当，保持食物原味

该时期婴幼儿的饮食还处在过渡时期，家庭膳食的盐、糖调味品相对较多，不太适合婴幼儿食用。婴幼儿辅食应单独制作，保持食物原味，尽量少加糖、盐及其他调味品。辅食添加适量和适宜的油脂。1 岁后可逐渐尝试淡口味的家庭膳食。

4. 提倡回应式喂养，鼓励但不强迫进食

父母或喂养者应根据婴幼儿发出的饥饿或饱腹的信号，作出恰当的喂养回应，尊重婴幼儿对食物的选择，耐心喂养，鼓励进食，但不强迫喂养；帮助婴幼儿逐步达到与家人一致的规律进餐模式，营造良好进餐环境；鼓励并协助婴幼儿自主进餐，每次进餐时间不超过 20min。

5. 注重饮食卫生和进食安全

选择安全、优质、新鲜的食材制作辅食；制作辅食过程始终保持清洁卫生，注意生熟分开；妥善保存和处理剩余食物；进餐前洗手，保持餐具和进餐环境的清洁和安全，预防食源性肠道疾病的发生；父母或喂养者陪护进食，以防进食意外的发生。

6. 定期监测体格指标，追求健康生长

体重、身长、头围等是反映婴幼儿营养状况的直观指标，每 3 个月监测一次婴幼儿的体格生长指标，绘制生长曲线，平稳生长是最佳生长模式。鼓励婴幼儿自主进食，学会生活自理，减少久坐不动的时间，增加日常活动时间。1~2 岁幼儿每天活动时间不少于 3h，多则更好。此外，2 岁内婴幼儿除了必要的视频对话外，应禁止看屏幕。

第二节　学龄前儿童营养

学龄前儿童（preschool children）指的是 3~6 岁之间的儿童，该阶段儿童的生长发育仍处于较高水平，是养成良好饮食行为习惯和健康生活方式的关键时期。同时该阶段的生长发育状况将对青少年期和成人期的肥胖和慢性病发生风险产生重要影响。

一、学龄前儿童的生理特点

1. 身高及体重稳步增长

与婴幼儿期相比，学龄前儿童体格生长速度相对较慢，但仍保持稳步增长。此期体重增长约 6.5kg（约 2kg/年），身高增长约 21cm（7~8cm/年）。足够的能量和营养素供给是保证其生长发育的物质基础。

2. 神经系统发育逐渐完善

神经系统的发育在生命早期领先于其他各系统。新生儿的大脑重量已达到成人大脑的 25%；1 岁时达到 60%；到 5 岁时，大脑重量达到成人的 90% 以上。神经细胞的分化也基本完成，神经纤维的髓鞘化完成，神经冲动传导速度加快，从而改变婴儿期神经冲动传导缓慢、易于泛化、疲劳进而进入睡眠的状况。

3. 咀嚼及消化能力有限

尽管 3 岁时 20 颗乳牙已出齐，6 岁左右第一颗恒磨牙已萌出，但学龄前儿童的咀嚼能力仅仅达到成人的 60%，消化能力也有限。学龄前儿童胃容量较小，消化功能不健全，尤其是对固体食物需较长时间适应，不能过早进食家庭成人膳食，以免导致消化吸收功能紊乱，造成营养不良。

4. 心理发育特点

注意力容易分散是学龄前儿童行为的主要特征之一，这一特征在饮食行为上的表现是不专心进餐，吃饭时边吃边玩，延长进餐时间，食物摄入不足从而导致营养素缺乏。同时这一时期幼儿的模仿性很强，因此应特别注意培养儿童良好的饮食习惯。

二、学龄前儿童的营养需要

学龄前儿童处于生长发育期较快速阶段，需要充足的能量以满足其基础代谢、体力活动、食物热效应及生长发育。

1. 能量

学龄前儿童由于活动量增加，其能量按照中等身体活动水平制定。其中 3～4 岁男童为 5.23MJ（1250kcal）/d，女童为 4.81MJ（1150kcal）/d；4～5 岁男童为 5.44MJ（1300kcal）/d，女童为 5.23MJ（1250kcal）/d；5～6 岁男童为 5.86MJ（1400kcal）/d，女童为 5.44MJ（1300kcal）/d。

2. 蛋白质

学龄前儿童蛋白质的 RNI 为 30g/d，若蛋白质供应不足可能导致蛋白质-能量营养不良。学龄前儿童的蛋白质主要来源于动物性食物，优质蛋白质应占 50% 以上，包括牛奶和瘦肉等，剩余蛋白质可由谷类、豆类等植物性食物提供。

3. 脂肪

脂肪供能占 20%～30%，主要提供能量和脂溶性维生素。脂肪摄入不足会影响儿童生长发育，尤其是大脑神经系统发育；但脂肪摄入过多则会增加儿童肥胖风险。同时，应注意脂肪酸之间的比例，要有足够的必需脂肪酸、DHA、ARA 的摄入，其中亚油酸应占总能量的 4.0%E。

4. 碳水化合物

碳水化合物是学龄前儿童能量的主要来源，占总能量的 50%～65%，主要来源于米、面食，但不能过多摄入精制米面，食物应多样化，粗细搭配。不宜摄入过多糖和甜食。保证每天摄入一定量的膳食纤维，以维持肠道健康。

5. 矿物质

钙、铁、锌、磷、钾、镁、氟、碘等矿物质对学龄前儿童的生长发育都有重要作用，如骨骼发育、血细胞的形成以及机体能量代谢等均需要矿物质参与。各种矿物质相应的 RNI 或 AI 见表 5-1。

表 5-1 学龄前儿童每日矿物质推荐摄入量（RNI）或适宜摄入量（AI）

矿物质	钙 RNI /mg	磷 RNI /mg	钾 AI /mg	钠 AI /mg	镁 RNI /mg	铁 RNI /mg	碘 RNI /μg	锌 RNI /mg	硒 RNI /μg	铜 RNI /mg	氟 AI /mg	铬 AI /μg	钼 RNI /μg
RNI(AI)	600	350	1100	800	160	10	90	5.5	30	0.4	0.7	15	12

数据来源：中国营养学会．中国居民膳食营养素参考摄入量（2023 版）.

（1）钙　为满足学龄前儿童的骨骼生长需要，应提供充足的钙，长期钙和维生素 D 不足可导致生长发育迟缓、骨软化、骨骼变形，严重者可导致佝偻病等。儿童钙的最佳食物来源有奶及其制品、大豆及其制品、芝麻、小虾皮及一些深绿色叶菜。

（2）铁　铁是构成学龄前儿童血红蛋白、肌红蛋白的组成成分，参与体内氧的运输及组织呼吸过程，维持正常的造血功能，同时参与维持儿童正常智力活动。缺铁儿童主要表现为皮肤黏膜苍白，同时影响儿童的免疫力、行为和智力发育。铁的最佳来源是动物肝脏、动物血和红肉等。植物性食物中的铁为非血红素铁，吸收利用率低，但蔬菜水果中的维生素 C 可促进铁吸收。根据 WHO 报道，在儿童和孕妇等主要人群中，缺铁性贫血的患病率高于 50%。一项针对中低收入国家的研究显示，向 1～59 月龄儿童补充铁可降低 45% 的贫血发生率，但发育迟缓或消瘦并未得到改善。

（3）锌　锌对学龄前儿童的生长发育及机体代谢发挥重要作用，锌缺乏主要出现味觉下降、厌食甚至异食癖、嗜睡、面色苍白、抵抗力下降及生长发育迟缓等症状。一项关于预防性锌补充对儿童健康影响的荟萃分析显示，1～59 月龄儿童补充锌可使腹泻发病率下降 11%，但对贫血、发育迟缓、消瘦和全因死亡率没有影响。还有研究表明，2～59 月龄儿童补充锌可以使肺炎发病率下降 13%，使肺炎患病率下降 41%。

6. 维生素

维生素对于学龄前儿童的生长需求同样十分重要，缺乏或过量都会导致不可逆的影响。特别是对生长发育有显著影响的维生素，如维生素 A、维生素 D、B 族维生素和维生素 C 等。各种维生素相应的 RNI 或 AI 见表 5-2。

表 5-2　学龄前儿童每日维生素推荐摄入量（RNI）或适宜摄入量（AI）

维生素	维生素 A RNI /μgRAE	维生素 D RNI /μg	维生素 E AI/ mgα-TE	维生素 B$_1$ RNI/mg	维生素 B$_2$ RNI/mg	维生素 B$_6$ RNI/mg	维生素 B$_{12}$ RNI/μg	维生素 C RNI /mg	泛酸 AI/mg	叶酸 RNI /μgDFE	烟酸 RNI /mgNE	胆碱 AI /mg	生物素 AI/μg
RNI(AI)	390(男) 380(女)	10	7	0.9	0.9(男) 0.8(女)	0.7	1.2	50	2.5	190	7(男) 6(女)	200	20

数据来源：中国营养学会. 中国居民膳食营养素参考摄入量（2023 版）.

（1）维生素 A　维生素 A 对维持学龄前儿童正常的视功能、上皮分化和生长尤其是对骨骼生长具有重要作用。同时与维持完整上皮结构和功能，增强呼吸道和消化道抗感染能力也有密切关系。一项回顾性研究分析了维生素 A 膳食补充对 6～59 月龄儿童健康的影响，该研究统计了来自世界各国的 47 个研究，结果显示膳食补充维生素 A 可降低 12% 全因死亡率，腹泻特异性死亡率降低 12%，腹泻发病率降低 15%，但对麻疹、呼吸道疾病和脑膜炎的死亡率没有影响。但维生素 A 属于脂溶性维生素，过量摄入能在体内蓄积导致中毒。富含维生素 A 的食物主要为动物肝脏、鱼卵、蛋黄和全脂牛奶。

（2）维生素 D　维生素 D 主要参与学龄前儿童的细胞代谢和骨骼分化，促进钙吸收。儿童维生素 D 缺乏会导致肠道钙、磷吸收减少，肾小管对钙和磷的重吸收作用降低，影响骨钙化，造成骨骼和牙齿的矿化异常。天然维生素 D 仅存在于少数食物中，如含脂肪较高的海鱼、奶类和蛋类等。因此，应鼓励学龄前儿童每周进行 2～3 次且每次 1～2h 的户外活动。

（3）B 族维生素　维生素 B$_1$ 和维生素 B$_2$ 主要参与学龄前儿童的能量代谢和重要物质的合成代谢。严重维生素 B$_1$ 缺乏会影响儿童的食欲和消化功能，甚至引起儿童多发性神经炎。谷物、豆类及干果等是维生素 B$_1$ 的重要来源。学龄前儿童维生素 B$_2$ 的缺乏表现为唇干裂、口角炎、舌炎、口腔黏膜水肿充血、鼻及脸部脂溢性皮炎等。富含维生素 B_2 的食物主要有奶类、蛋类、肉类及动物内脏等。

（4）维生素 C　儿童维生素 C 缺乏主要引起坏血病，早期表现为患儿全身乏力、食欲减退等。维生素 C 主要来源于新鲜的蔬菜和水果，尤其是鲜枣类、柑橘类水果和深色蔬菜。

三、学龄前儿童的合理膳食原则

学龄前儿童的合理膳食原则如下。

1. 平衡膳食

平衡膳食是学龄前儿童获得全面营养的基础和保障。食物多样化，合理搭配，每日膳食应由谷类、乳类、肉类（或鱼、蛋类）、果蔬类食物组成，保证营养全面均衡。

2. 规律就餐

餐次以一日 4～5 餐为宜，3 次正餐，2 次加餐。正餐进食时间不超过 30min。一日三餐的能量分配为：早餐 30%，午餐 35%，晚餐 25%，加餐点心 10% 左右。定时、定量、定点进食，注意饮食卫生。

3. 选择易于消化的烹调方式

学龄前儿童消化功能不如成年人，烹调方式要符合其消化功能和特点，烹调注意色香味美，使孩子喜欢，促进食欲。食品的温度应适宜、软硬适中，易被儿童接受。

4. 不挑食、偏食或暴饮暴食

注意引导儿童自主、有规律地进餐，不挑食、偏食，正确选择零食，并注意零食的食用安全。

第三节　学龄儿童营养

学龄儿童（school-age children），指 6～12 岁的儿童。处于学龄期的儿童生长迅速、代谢旺盛，身高在该阶段后期增长较快。

这期间，除生殖系统外的其他器官和系统，包括脑的形态发育已逐渐接近成人水平，而且独立活动能力逐步加强，可以接受成人的大部分饮食。

一、学龄儿童的生理特点

学龄儿童生长迅速、代谢旺盛，每年体重增加 2～3kg，身高每年增加 4～7cm。各器官的发育快慢不同，神经系统发育较早，生殖系统发育较晚，皮下脂肪年幼时较发达，肌肉组织到学龄期才加速发育。

二、学龄儿童的营养需要

学龄儿童生长发育迅速，除了要维持生理代谢和身体活动需要，还要满足组织器官生长发育所需的能量和营养素，因此其相对需要量高于成人，而且不同年龄和性别的儿童膳食营养素参考摄入量存在明显差异。由于学龄儿童学习任务繁重，思维活跃、认识新事物多，必须保证供给充足的蛋白质。学龄儿童脂肪的 AMDR 为总能量的 20%～30%。学龄儿童膳食中碳水化合物的 AMDR 为总能量的 50%～65%。由于学龄儿童骨骼生长发育快，矿物质的需要量明显增加，必须保证供给充足。由于体内三大营养素代谢反应十分活跃，学习任务重，因此有关能量代谢、蛋白质代谢和维持正常视力、智力的维生素必须保证充足供给，尤其要重视维生素 A 和维生素 B_2 的供给。

1. 能量

学龄儿童的能量需要量要满足基础代谢、身体活动、食物热效应及生长发育的需求。其中生长发育所需要的能量包括新组织中合成及储存的能量，年龄越小，占总能量需要量比例越大，学龄儿童时期为 1％～2％。中国学龄儿童的能量需要量（EER）采用要因加算法得来，EER＝基础能量消耗（BEE）×身体活动水平（PAL）＋能量储存。

2. 蛋白质

学龄儿童蛋白质需要量主要包括蛋白质的维持量以及生长发育所需储存量，处于生长阶段的儿童对蛋白质缺乏更为敏感，常表现为生长迟缓、低体重、免疫功能下降等；过多蛋白质摄入也会使尿钙排泄增多、肝肾负担加重。鱼、禽、肉、蛋、奶等动物性食物，以及大豆制品都是优质蛋白质来源，优质蛋白质应占总膳食蛋白质的 50％以上。

3. 脂类

脂类对于维持学龄儿童的发育与健康必不可少。脂肪酸摄入过低会导致必需脂肪酸的缺乏，影响正常生长发育。膳食脂肪摄入过多会增加超重、肥胖、高血压等的风险。目前，学龄儿童超重肥胖率上升趋势明显，心血管疾病、糖尿病等慢性疾病逐渐呈现低龄化。有研究显示，过量摄入亚油酸可能影响儿童的免疫功能，增加哮喘发生的风险。目前学龄儿童脂肪酸的 ADMR 与成人一致，为供能比的 20％～30％。亚油酸和 α-亚麻酸的 AI 值分别为供能比的 4.0％E 和 0.60％E。单不饱和脂肪酸的推荐原则是在控制总脂肪供能比小于 30％、饱和脂肪酸供能比小于 8％、满足 n-6 和 n-3 多不饱和脂肪酸适宜摄入量的前提下，其余膳食脂肪供能由单不饱和脂肪酸提供。

4. 碳水化合物和膳食纤维

学龄儿童碳水化合物的 ADMR 与成人一致，为总能量的 50％～65％。学龄儿童应该摄入营养素密度高的食物，限制纯能量食物的摄入，减少含糖饮料、甜点等的摄入，WHO 建议学龄儿童添加糖 AMDR 小于供能比的 10％，小于 5％可获得额外的健康效益。膳食纤维对学龄儿童有显著的健康效益，包括降低便秘、超重和肥胖、糖尿病等的发生风险。多摄入全谷物、薯类、豆类、果蔬，学龄儿童应保证每日至少 300～500g 果蔬摄入。

5. 维生素

（1）维生素 A   儿童维生素 A 缺乏发生率远高于成人，可导致生长迟缓、贫血、免疫功能下降、暗适应障碍、干眼症等。患有轻度到中度维生素 A 缺乏的儿童，呼吸道感染和腹泻风险升高，补充维生素 A 可降低儿童腹泻和麻疹的严重程度。维生素 A 主要来源于动物肝脏、鱼类、蛋黄、奶制品等。维生素 A 原（类胡萝卜素）在深色蔬菜如胡萝卜、菠菜、南瓜中含量较高，学龄儿童应保证每日蔬菜的 1/3～1/2 为深色蔬菜。

（2）维生素 D   研究表明，学龄儿童血清 25-(OH)D 水平达到 50nmol/L，骨矿物质含量明显增加，钙吸收率最大。因此，以 50％个体 25-(OH)D 水平达到 50nmol/L 所需膳食维生素 D 摄入量为 EAR，建议学龄儿童维生素 D 的 EAR 和 RNI 与成年人相同。为补充充足维生素 D，学龄儿童应保证每日 60min 以上户外活动。

（3）B 族维生素   学龄儿童维生素 B_1 缺乏可导致脚气病，主要表现为神经-心血管系统损伤。中国居民维生素 B_1 主要来自谷物类食物，学龄儿童应保证粗杂粮的摄入，减少精加工谷物膳食。坚果、豆类、动物内脏和瘦肉等也是维生素 B_1 的良好来源。维生素 B_2 缺乏常伴有其他维生素的缺乏，可出现生长迟缓、皮肤炎症或继发性缺铁性贫血。谷物类加工对维生素 B_2 含量具有重要影响，精磨谷类中维生素 B_2 含量极少。维生素 B_2 主要存在于动物性食物中，如动物内脏、蛋黄和乳类。

（4）维生素 C　维生素 C 具有抗氧化作用，在铁的利用、叶酸还原、胆固醇代谢，以及抗体、胶原蛋白、神经递质合成等方面发挥重要作用。维生素 C 的主要来源是新鲜的果蔬。

6. 矿物质

（1）钙　处于生长发育期的学龄儿童往往比成年人需要更多的钙，如果长期钙摄入不足，并常伴随蛋白质和维生素 D 的缺乏，可引起生长迟缓、骨骼结构异常、骨钙化不良，严重者出现骨骼变形。奶及其制品是钙的良好食物来源，学龄儿童应保证每日 300～500g 奶制品摄入。

（2）铁　学龄儿童铁的需求主要满足基本铁丢失（粪便、汗液、皮肤、尿液，0.5～0.85mg/d）、生长期铁蓄积（血红素铁、非储存性组织铁、储存铁）的需要。铁缺乏可以引起贫血、身体免疫力和抗感染能力下降。动物血、动物肝脏、大豆、黑木耳、芝麻酱等都是铁的良好来源。

（3）锌　锌对学龄儿童生长发育、智力发育、免疫功能、物质代谢和生殖功能均具有重要作用。锌缺乏可导致味觉障碍、偏食、厌食或异食，生长迟缓，免疫功能低下等。动植物性食物中都含有锌，贝壳类海产品、禽畜肉、动物内脏等都是锌的良好来源。

三、学龄儿童的合理膳食原则

学龄儿童应该食物多样化，平衡膳食。注意粗细粮搭配，荤素食搭配，保证鱼、蛋、肉、乳类及大豆等食物的摄入。每天饮用 300mL 左右的牛奶，1～2 个鸡蛋，其他动物性食物 100～150g。粮谷类食物和大豆类 300～500g/d。培养良好的饮食习惯和卫生习惯，少吃零食，不挑食，不偏食，不暴饮暴食。

学龄儿童的合理膳食原则如下。

1. 平衡膳食

应摄入粗细搭配的多种食物，保证鱼、禽、蛋、畜、奶类及豆类等食物的供应。

2. 坚持吃好早餐

早餐的能量及营养素供应量应相当于全日量的 1/3。不吃早餐或早餐吃不好会使小学生在上午 11 点前后因能量不够而导致学习行为的改变，如注意力不集中，数学运算、逻辑推理能力及运动耐力等下降。

3. 培养良好饮食习惯

定时定量进食，少吃零食，不挑食、不偏食或暴饮暴食。

第四节　青少年营养

青少年期是指 12～18 岁，包括青春发育期（adolescence）及少年期（juvenile），相当于初中和高中阶段。

一、青少年的生理特点

1. 身高和体重的第二次突增期

通常女生的突增期开始于 10～12 岁，男生略晚，开始于 12～15 岁。体重每年增加 2～5kg，个别可达 8～10kg，所增加的体重占其成人时体重的一半。身高每年可增高 2～8cm，个别可达 10～12cm，所增加的身高可占其成人时身高的 15%～20%。

2. 体成分发生变化

在青春期以前男生和女生的脂肪和肌肉占体重的比例是接近的，分别为 15% 和 19%。进入青春期以后，男生去脂体重增加显著，体脂百分比随年龄增长逐渐减少；而女生体脂指标（如皮褶厚度、腰围、体脂含量等）随着年龄增长直线上升。男生的睾酮分泌使肌肉、中心性脂肪增加，女生则因雌二醇分泌促进臀部皮下脂肪蓄积。

3. 性发育成熟

青春期性腺发育逐渐成熟，性激素促使生殖器官发育、出现第二性征。

4. 心理发育成熟

青少年的抽象思维能力加强、思维活跃，记忆力强，心理发育成熟，追求独立愿望强烈。心理改变可导致饮食行为改变，如盲目节食等。

二、青少年的营养需要

青少年时期对各种营养素的需要量达到最大值，到发育成熟时营养素需要量有所下降。生长发育中的青少年的能量、蛋白质均处于正平衡状态，对能量、蛋白质的需要量与生长发育速率相一致。蛋白质的 RNI 男性为 70～75g/d，女性为 60g/d。脂肪的摄入量占总能量的 20%～30%。碳水化合物的摄入量占总能量的 50%～65%。

青少年骨骼生长迅速，钙需求旺盛，每日钙摄入量高的青少年的骨量和骨密度均高于钙摄入量低者，进入老年期后骨质疏松性骨折的发病危险性降低。因此，青少年钙的 RNI 为 1000mg/d。青春期男生比女生增加更多的肌肉，肌蛋白和血红蛋白需要铁来合成，而青春期女生还要从月经中丢失大量铁，故需要通过膳食增加铁的摄入量。由于生长发育迅速，特别是肌肉组织增加以及性发育成熟，青少年对锌的需求量增加，需要增加锌的摄入量，肉类、海产品、蛋类等都是锌的良好来源。青春期碘缺乏所致的甲状腺肿发病率较高，故这一时期应注意保证碘的摄入。

三、青少年的合理膳食原则

青少年的合理膳食原则如下。

1. 多吃谷类，供给充足的能量

青少年的能量需要量大，可因活动量大小而有所不同，而且宜选用加工较为粗糙、保留大部分 B 族维生素的谷类，适当选择杂粮及豆类。

2. 保证足量的鱼、禽、蛋、奶和新鲜蔬菜水果等的摄入

优质蛋白质应达 50% 以上，鱼、禽、肉、蛋每日供给量 200～250g，奶不低于 300mL。每日蔬菜和水果的总供给量约为 500g，其中绿色蔬菜类不低于 300g。

3. 平衡膳食，鼓励参加体力活动，养成健康的饮食行为

青少年肥胖率逐年增加，对于那些超重或肥胖的青少年，应引导他们合理控制饮食，少

吃高能量的食物（如肥肉、糖果和油炸食品等），同时增加体力活动（包括家务、休闲活动、体育活动及以健身为目的的运动锻炼等）。吃好一日三餐，做到三餐规律、定时定量，做到不偏食挑食、不过度节食、不暴饮暴食。

4. 保持适宜的身高和体重增长

定期测量身高和体重，适宜的身高和体重增长是青少年营养均衡的体现。同时通过合理膳食和充足身体活动来预防营养不良，合理膳食也可控制肥胖的发生。

第五节　孕妇营养

孕期是指从受精卵在子宫里着床到胎儿娩出的时间段，是生命早期 1000 天机遇窗口的起始阶段。其间，母体乳腺和子宫等生殖器官的发育以及胎儿的生长发育均需额外的营养，合理营养对母婴近远期健康均有至关重要的影响，不仅可以预防子代低出生体重、巨大儿、早产等不良出生结局的发生，也有助于降低母亲发生妊娠期贫血、妊娠糖尿病、妊娠高血压、剖宫产、产后体重滞留和肥胖等不良结局的风险。

一、孕期母体的生理变化

（一）内分泌系统

为了适应妊娠并确保妊娠成功，与妊娠相关的激素水平发生相应的改变。

1. 卵巢及胎盘相关激素水平改变

受精卵着床后，人绒毛膜促性腺激素水平逐渐升高，在妊娠 8～10 周达到顶峰，随后开始下降。妊娠 10 周时，妊娠黄体退化，胎盘逐渐形成并分泌雌激素、孕激素（黄体酮）、人绒毛膜生长激素、绒毛膜促甲状腺素、促肾上腺皮质激素等。随着妊娠的进展，母体内雌激素、孕激素及胎盘激素（人胎盘雌激素、人胎盘催乳素）的水平也相应升高。人胎盘催乳素由胎盘分泌，随着妊娠时间的增加持续升高，分泌增加的速率与胎盘增大的速率持平，常用于评价胎盘的功能；其结构与生长激素结构类似，也是母体促进胎儿发育的重要"代谢调节因子"。血清雌二醇在妊娠初期分泌开始增加，同样随妊娠进展而逐渐升高，可刺激母体垂体生长激素细胞转化为催乳素细胞，为泌乳做准备。至产后时，上述母体激素水平改变均恢复至孕前水平。

2. 甲状腺素及其他激素水平改变

孕期甲状腺呈均匀性增大，约比非孕时增大 65%，并伴随血浆甲状腺素 T_3、T_4 水平升高，但游离甲状腺素升高不多。孕 8 周后，母体和胎盘产生促肾上腺皮质激素释放激素（CRH），血清 CRH 水平随妊娠进展而不断升高，至孕晚期约增加 50 倍。胎盘 CRH 刺激胎儿腺垂体合成促肾上腺皮质激素促进胎儿肾上腺合成皮质醇，母体血浆中皮质醇升高，从而提高了胰岛 β 细胞对胰岛素的拮抗作用，促使胰岛素分泌增加，循环血中胰岛素水平升高，使孕妇空腹血糖值低于非孕妇，但糖耐量试验时血糖增高幅度大且回落延缓，致糖耐量异常及妊娠糖尿病发病率升高。

（二）血液及循环系统

孕妇血容量自妊娠 6～8 周开始增加，32～34 周达到顶峰，增加量约 1450mL，其中血浆平均增加 1000mL，红细胞平均增加 450mL。按增加百分比计，血浆容积增加约 50%，红细胞量增加约 20%。血浆容量和红细胞增加程度的不一致性，导致血红蛋白浓度下降20% 以上，血细胞比容下降约 15%，形成血液的相对稀释，称为妊娠期生理性贫血。

妊娠期心输出量增加，多数器官的血流量也相应增加，其中肾脏的血流量增加最为明显，子宫次之。虽然受孕激素和雌激素的影响，外周血管阻力下降，但由于妊娠期血容量和心输出量均增加，妊娠早期及中期血压仍正常或偏低，妊娠 24～26 周后血压轻度升高。

（三）消化系统

妊娠初期，受孕激素的影响，胃肠道的平滑肌蠕动减弱，胃排空及食物在肠道中停留时间延长，易出现上腹部饱胀感、便秘；消化液分泌减少，易出现消化不良；胃贲门括约肌松弛，胃内容物可逆流至食管下部，引起反胃。这些改变导致孕妇常出现食欲减退、恶心、呕吐等"早孕症状"。受雌激素的影响，孕妇齿龈肥厚，容易充血、水肿。

（四）泌尿系统

妊娠期不仅要排泄母体的代谢产物，还要清除胎儿代谢产生的废物，母体肾脏负担明显增加，泌尿系统变化较大。因血容量和心输出量的增加，孕期肾脏血流量和肾小球滤过率显著增加，尿素、肌酐等排泄也增加。肾脏血流量和肾小球滤过率均受体位影响，孕妇仰卧位时尿量增加，故夜尿量多于日尿量。肾脏排蛋白及糖的阈值降低，可产生生理性蛋白尿或糖尿。因增大的子宫对腹腔脏器产生挤压，妊娠期间易出现尿频甚至尿失禁。

（五）呼吸系统

孕妇耗氧量于妊娠中期增加 10%～20%，肺通气量约增加 40%，有过度通气现象，有利于供给孕妇及胎儿所需的氧，排出胎儿血液中的二氧化碳。

二、孕期的营养需要

孕期是将一个受精卵孕育成一个体重约为 3.3kg 的新生儿的过程，胎儿生长发育所需的各种营养物质均需母体提供。孕期母体的营养状况对子代的宫内生长发育乃至远期的健康状况有着至关重要的作用，因此该阶段的营养一直备受关注。

（一）能量

孕期能量主要用于母体自身基础代谢、日常活动、生殖器官发育、产后泌乳的脂肪储备以及胎儿生长发育。轻体力活动水平孕妇孕早期能量摄入维持孕前水平，推荐 1700kcal/d；孕中期能量增加 250kcal/d，孕晚期能量增加 400kcal/d，分别达到 1950kcal/d 和 2100kcal/d。

孕期体重是反映能量供给不足或过量的重要指标，体重增长不足对孕妇自身健康及胎儿生长发育易造成不良影响，增长过多可增加妊娠糖尿病、巨大儿、难产等不良妊娠结局发生的风险。孕期定期监测体重，并根据孕前体重、孕期增重及体力活动等调整膳食质量及能量摄入，保证各种营养素的供给，维持适宜的体重增长。

（二）碳水化合物

碳水化合物主要分解成葡萄糖为机体提供能量。总能量的 50%～65% 由碳水化合物提供。胎儿组织中脂肪氧化酶活性极低，脂肪供能受限，葡萄糖几乎是胎儿能量来源的唯一方式。母体内的葡萄糖以异化扩散的方式进入胎盘，其中46%直接供胎儿利用，其余大部分在胎盘中合成糖原储存起来，储存的糖原可通过胎盘的糖酵解酶转变成葡萄糖再供给胎儿。孕早期因妊娠反应常使孕妇处于食物摄入不足状态，影响碳水化合物的摄入。当机体未摄入足够的碳水化合物时，需动员身体脂肪来产生能量维持基本生理需要。当脂肪酸代谢产物酮体水平超过机体氧化能力时，血液中酮体浓度升高，并通过胎盘进入胎儿体内，影响胎儿大脑和神经系统的发育。因此，早孕反应严重且进食困难的孕妇，为避免酮血症或酮症酸中毒带来的不利影响，应保证每天碳水化合物摄入不低于130g，或者在医生指导下通过静脉补充葡萄糖及能量代谢相关维生素。

（三）蛋白质

妊娠期间，胎儿、胎盘、羊水、血容量的增加及母体生殖器官的发育约需925g蛋白质。孕期的蛋白质需要量包括根据体重计算得到的蛋白质维持量及蛋白质的储存量。推荐孕早期膳食蛋白质维持孕前摄入水平，为55g/d；孕中期和孕晚期分别增加15g/d和30g/d。营养调查结果显示，我国城市孕妇膳食蛋白质摄入量已达到甚至超过了推荐量。

（四）脂类

脂类包括脂肪和类脂，其中类脂主要是磷脂和固醇。孕妇孕期需储备3～4kg脂肪以备产后泌乳，胎儿储备的脂肪为胎儿体重的5%～15%。孕期膳食脂肪中的磷脂、长链多不饱和脂肪酸（DHA、ARA等）对子代早期脑和视网膜发育有重要的作用。推荐孕妇膳食脂肪AMDR为总能量的20%～30%，其中亚油酸和α-亚麻酸的AI分别为总能量的4.0%E和0.60%E，EPA＋DHA应达到250mg/d，其中DHA应达到200mg/d。

（五）矿物质

1. 钙

孕期雌激素水平升高可增加钙的吸收率。育龄女性孕前钙的吸收率约为35%，孕早期增至40%，孕中期、孕晚期分别增至56%、62%。钙代谢研究显示，孕期钙吸收增加量减去尿钙排出增加量后可基本满足胎儿钙储留。平衡试验表明，孕期补钙并不增加孕妇钙储留量。此外，系统综述结果也表明孕期补钙并不能改善母体与新生儿的骨密度。因此，孕期并不需要额外增加母体钙的需要量，孕妇钙的RNI与孕前一致，为800mg/d。

2. 铁

整个孕期体内约需要储存铁1g，其中胎儿体内约300mg，孕妇红细胞增加约需450mg，其余储存在胎盘中。孕早期铁的RNI与孕前一致，为18mg/d；孕中期在孕前18mg/d的基础上增加7mg/d；孕晚期增加11mg/d，达到29mg/d。

3. 碘

碘对母体和胎儿维持正常的甲状腺功能和能量代谢以及胎儿的脑发育均必不可少。在妊娠期的不同阶段，碘缺乏引起的甲状腺功能减退导致的神经损害不同，孕早期更为严重。孕期的前20周，碘的需要大量增加时，碘缺乏流行区50%孕妇会发生明显的或边缘性的甲状腺功能减退，导致孕妇流产、死亡，子代的先天畸形、甲状腺肿、克汀病、脑功能减退，以及儿童和成人的甲状腺功能减退等。孕期碘的RNI应在孕前基础上增加110μg/d，达到230μg/d。

4. 锌

妊娠期储存在母体和胎儿组织中的锌总量为 100mg，其中约 53mg 储存在胎儿体中。孕期的生理改变使锌的吸收增加，孕晚期母体经胎盘转运至胎儿的锌为 0.6～0.8mg/d，食物锌的吸收率约 20%。孕期锌的 RNI 为 10.5mg/d。

（六）维生素

1. 维生素 A

孕期维生素 A 缺乏与母亲视力障碍、胎儿宫内发育迟缓及新生儿早产和低出生体重有关。WHO 根据 1995—2005 年 64 个国家提供的数据估计，孕妇夜盲的发生率为 7.8%，影响了全球大概 970 万的妇女，且估计在全球范围内大概有 15.3% 的孕妇存在血清视黄醇浓度不足的情况。此外，文献证据显示在维生素 A 缺乏的尼泊尔，孕前每周补充维生素 A 可使母亲死亡风险降低 44%。孕早期维生素 A 的 RNI 不增加，为 660μg RAE/d，孕中、晚期维生素 A 的 RNI 为 730μgRAE/d。

2. 维生素 D

维生素 D 主要来源于紫外光照下皮内的合成，然而由于生活方式的改变，孕期户外活动减少，孕期维生素 D 缺乏也常常发生。孕期维生素 D 缺乏可导致母婴钙代谢紊乱，比如增加新生儿低钙血症、手足搐搦、婴儿牙釉质发育不良以及母体骨软化症的发生风险。维生素 D 缺乏的孕妇每天补充 10μg 维生素 D 可降低新生儿低钙血症、手足搐搦及母亲骨软化症的发病率。研究发现，母亲维生素 D 缺乏，尤其是在孕早期，可增加先兆子痫的发生风险。孕期维生素 D 的 RNI 为 10μg/d。

3. 叶酸

膳食叶酸的来源分为两类：天然来源及化学合成，前者需要在小肠内转变为单谷氨酸盐形式才可被机体利用，后者为补充剂或强化食品中的叶酸，属于完全氧化形式的单谷氨酸盐，性质稳定，可直接被吸收。孕期叶酸 RNI 为 600μgDFE/d，除膳食来源的叶酸外，推荐孕妇每天服用 400μg 叶酸补充剂。新英格兰相关研究显示每天补充叶酸 400μg 可降低 70% 的神经管畸形的风险。我国数据同样表明孕期补充叶酸 400μg/d 与神经管畸形发病率下降相关。目前，叶酸在预防神经管畸形方面的作用已备受认可，我国妇幼保健中一项重要公共卫生措施就是为育龄妇女免费发放叶酸，并推荐从孕前 3 个月开始补充叶酸 400μg/d。

三、孕期营养不良的影响

（一）对子代的影响

1. 孕期蛋白质-能量营养与出生体重

动物实验及人群的回顾性和干预性研究结果表明，孕期营养可影响胎儿的体格发育及智能发育。孕期蛋白质-能量营养不良、母体孕期增重不足、孕期血浆总蛋白和白蛋白水平低下、孕期贫血均是低出生体重的危险因素。孕期蛋白质-能量过剩同样会影响胎儿的健康，比如增加巨大儿的发生风险。此外，在孕期相对高蛋白质摄入的人群中，更高蛋白质摄入量者，其分娩的新生儿的出生身长反而较低，随访至 7 岁发现，其生长速度也较慢。孕期蛋白质供能比超过 20% 时，胎儿出生体重较低。

2. 孕期微量营养素与子代结局

营养素缺乏同样会对子代健康造成不良影响，目前营养素缺乏报道比较多的是叶酸、碘、维生素 A 和铁等。

叶酸具有重要的生理功能，可为嘌呤核苷酸和胸腺嘧啶核苷酸提供一碳单位，也可为同型半胱氨酸提供甲基，甲基化后形成的蛋氨酸可转化为 S-腺苷甲硫氨酸（SAM），而 SAM 作为体内唯一的甲基供体，可为 DNA、蛋白质、脂类等的甲基化提供甲基。叶酸不仅在预防神经管畸形方面具有重要作用，还与 3 岁儿童严重语言发育迟缓风险降低相关，孕前 4 周至孕 8 周补充了叶酸的孕妇所生的孩子 3 岁时严重语言障碍的风险降低 45%。

碘是合成甲状腺素的重要原料，而甲状腺素对胎儿的体格和神经发育起关键的作用。孕期缺碘导致的甲状腺素合成不足可增加早产、流产及死胎的风险，也可增加孕期高血压、胎盘早剥等严重妊娠并发症的发生风险，影响胎儿的生长发育和健康。在中国武汉开展的同济母婴健康队列研究发现孕早期碘缺乏与过量均会影响胎儿的生长发育，与碘营养适宜的孕妇相比，孕早期碘缺乏和过量的孕妇所怀胎儿的股骨长及出生体重均较低。除了严重碘缺乏的明显表现，生活在低碘地区看似健康的孕妇也可出现地区性甲状腺功能减退，对受孕或孕妇的新陈代谢产生影响。孕期碘过量也可致胎儿甲状腺功能降低。

人类母体维生素 A 可通过简单扩散的方式经胎盘转运至胎儿。文献报道贫困地区母体维生素 A 营养状况不良与早产、宫内发育迟缓及婴儿低出生体重有关。在发展中国家，由于活性维生素 A（视黄醇）的来源有限，依赖胡萝卜素转换效价低，维生素 A 缺乏是较为普遍的营养问题。

孕期女性对铁的需求量增加，但低铁和高铁状态均会对机体造成不良影响。研究发现，孕期女性的血红蛋白水平与不良妊娠结局呈 U 型关系，孕早期低血红蛋白水平与低出生体重、早产、小于胎龄儿风险增加相关，而高血红蛋白水平与小于胎龄儿以及死胎的风险增加有关。

3. 出生体重与成年慢性病

新生儿的出生体重，一定程度反映其在宫内的营养状况，出生体重低反映宫内营养不良。针对营养不良，胎儿减少了胰岛素分泌，而提高另一些激素的水平来调节胎儿和胎盘的代谢，选择性地表达胰岛素抵抗和糖尿病的易感基因，以提高胎儿的存活率，从而改变胎儿的生长模式和代谢模式。20 世纪 80 年代，Barker 等报道了低出生体重与成人心血管疾病患病率增加相关，后续研究均表明，低出生体重与成年后高血压、糖耐量异常发生率有关，是除吸烟、饮酒和其他危险因素外的独立危险因素。低出生体重还与成年后高血压的风险增加相关，与出生体重 3200～3800g 者相比，校正年龄、成年期体质指数及父母高血压史等因素后，出生体重＜2500g 者的高血压风险增加 26%。英国相关研究表明，低出生体重与收缩压的关系随成年后年龄增加而增强，出生体重低，出生后体重增速较快者收缩压增加更多，患糖尿病的风险也更高。

巨大儿，多为母体能量和宏量营养素摄入过量的结果，其代谢变化的基础是高能量和宏量营养素摄入状态下的胰岛素抵抗。与出生体重正常者相比，巨大儿长大后超重或肥胖的风险增加。美国的队列研究显示，出生体重过低或过高均增加成年后患糖尿病的风险。

（二）对母体健康的影响

1. 体重与妊娠结局

随着生活方式的改变，我国育龄期女性肥胖人群比例呈上升趋势。研究显示，孕前超重或肥胖不仅会增加妊娠糖尿病、妊娠高血压的发病风险，还会增加母亲产后体重滞留、心血管疾病的风险。

随着妊娠的进展，孕妇的体重逐渐增加。孕期增重是反映母体营养状况的一个重要指标。临床上，一般于孕 24～28 周行口服葡萄糖耐量试验（OGTT）筛查妊娠糖尿病。研究发现，OGTT 筛查前的增重，尤其是孕早期的增重与妊娠糖尿病的发生风险呈正相关。此外，孕期增重过多的孕妇患妊娠高血压、先兆子痫等不良妊娠结局的风险显著增加，且产后泌乳启动延迟、体重滞留、肥胖、精神抑郁和后续发生 2 型糖尿病及心血管疾病的风险也增加。

2. 营养素摄入与妊娠结局

钙在维护血管内皮细胞功能和维持正常血压方面有重要作用，人和动物缺钙可引起血压升高。近年来有学者认为妊娠高血压的发生可能与钙缺乏有关，Hofmeyr GJ 等对 20 个研究结果进行荟萃分析发现，孕期每天补充 1g 钙可显著减少妊娠高血压的发生，并使先兆子痫的发生率降低 50% 以上，而且研究对象基线时钙营养状况越差，补充钙的预防效果越明显。叶酸和维生素 B_{12} 参与同型半胱氨酸甲基化形成甲硫氨酸的过程。在挪威的大规模回顾性研究中发现，血浆总同型半胱氨酸浓度处于高四分位孕妇与处于低四分位孕妇比较，先兆子痫风险高 32%。

孕中期铁调素、铁蛋白水平与妊娠糖尿病呈正相关，过量补充铁剂会增加妊娠糖尿病的风险。中国武汉开展的队列研究表明，孕前至孕期补充铁剂 30mg/d 超过 3 个月的女性妊娠糖尿病的风险增加 53%。

过量服用叶酸对母亲健康效益造成的影响也有相关文献报道，在中国武汉开展的队列研究发现，从孕前至孕中期长期服用高剂量叶酸补充剂（≥800μg/d）的孕妇患妊娠高血压的风险较未服用者增加 32%，此外长期高剂量补充叶酸者妊娠糖尿病风险同样升高。

维生素 C 是天然的抗氧化剂，有助于提高机体的抗氧化能力、增加机体抵抗力。国内队列研究显示，孕中期膳食维生素 C 摄入量与妊娠糖尿病风险呈负相关，膳食维生素 C 摄入充足的孕妇与摄入适宜的孕妇相比，妊娠糖尿病风险降低 32%。

孕期补充维生素 D 可能有助于改善妊娠结局。研究发现，孕期补充了维生素 D 的孕妇先兆子痫、妊娠糖尿病的风险以及子代低出生体重的风险降低。一项关于 2000—2016 年孕期维生素 D 干预试验的荟萃分析结果显示，孕期补充维生素 D 可显著降低母亲胰岛素抵抗指数。

四、孕妇的合理膳食原则

随着经济的发展和生活方式的改变，育龄妇女超重、肥胖问题日益突出，孕期膳食摄入不合理、活动量不足，能量过剩和体重增长过多的现象较为普遍，铁、钙、碘、叶酸、维生素 D 等微量营养素缺乏在部分人群中依然存在，这些问题都会影响母婴双方的近期和远期健康。针对孕妇现存的与营养相关的问题，建议孕期妇女遵从《中国居民膳食指南（2022）》推荐，合理安排日常饮食和身体活动，核心内容推荐如下。

1. 调整孕前体重至正常范围，保证孕期体重适宜增长

体重增加是孕期最明显的生理特征，增加的体重包括母体生殖器官的生长发育以及妊娠的产物如胎儿、胎盘和羊水。孕期增重可作为评价孕妇营养状况及胎儿生长发育状况的综合指标。随着居民生活水平提高及生活方式改变，近 30 年来我国孕妇孕期增重呈上升趋势。伴随着孕期体重的增加，不良妊娠结局的发生率也呈上升趋势。

为探讨我国孕妇的适宜孕期增重值，国内专家团队近年来一直开展各种人群观察研究。

基于前期研究成果，国家卫生健康委员会于 2022 年 8 月发布《妊娠期妇女体重增长推荐值标准》（WS/T 801—2022）卫生行业标准，具体推荐值详见表 5-3。建议孕妇孕期每周测量一次体重，监测体重变化情况，维持适宜的增重速率及总增长值。

表 5-3　妊娠期妇女体重增长范围及妊娠中期和妊娠晚期每周体重增长推荐值

妊娠前体质指数（BMI）分类	总增长值范围/kg	妊娠早期增长值范围/kg	妊娠中期和妊娠晚期每周体重增长值及范围/(kg/周)
低体重（BMI<18.5kg/m²）	11.0～16.0	0～2.0	0.46（0.37～0.56）
正常体重（18.5kg/m²≤BMI<24.0kg/m²）	8.0～14.0	0～2.0	0.37（0.26～0.48）
超重（24.0kg/m²≤BMI<28.0kg/m²）	7.0～11.0	0～2.0	0.30（0.22～0.37）
肥胖（BMI≥28.0kg/m²）	5.0～9.0	0～2.0	0.22（0.15～0.30）

2. 常吃含铁丰富的食物，选用碘盐，合理补充叶酸和维生素 D

关注叶酸、碘、铁等重要营养素的储备。育龄期妇女至少应从计划怀孕前 3 个月开始补充叶酸 400μg；坚持食用碘盐；每天吃鱼、禽畜瘦肉和蛋类共计 150g，每周至少摄入 1 次动物血和肝脏替代瘦肉。

3. 孕吐严重者，可少量多餐，保证摄入含必需量碳水化合物的食物

早孕反应不明显者孕早期可继续维持孕前平衡膳食；早孕反应严重并影响进食者，不必强调平衡膳食和规律进餐，应保证每天摄入至少含 130g 碳水化合物的食物。

4. 孕中晚期适量增加奶、鱼、禽、蛋、瘦肉的摄入

孕中、晚期，胎儿生长速度加快，胎盘增大，与此相伴随的是母体子宫、乳房等的逐渐增大，因此对能量和各种营养素的需要明显增加，应适当增加食物的摄入量，特别是富含优质蛋白质、钙、铁、碘等营养素的食物。孕中、晚期每天饮奶量应增至 500g；孕中期鱼、禽畜及蛋类合计摄入量增至 150～200g，孕晚期增至 175～225g；建议每周食用 1～2 次动物血或肝脏、2～3 次海产鱼类。

5. 经常户外活动，禁烟酒，保持健康生活方式

若无医学禁忌，孕期进行身体活动是安全的。建议孕中、晚期每天进行 30min 中等强度的身体活动，保持健康的生活方式，禁烟酒。常见的中等强度运动包括快走、游泳、打球、孕妇瑜伽、各种家务劳动等。孕妇可根据自己的身体状况和孕前的运动习惯，结合主观感觉选择熟悉的活动类型，量力而行。

6. 愉快孕育新生命，积极准备母乳喂养

孕育新生命是正常的生理过程，要以积极的心态适应孕期的变化，学习孕育相关知识。孕妇应定期进行孕期检查，及时发现异常，并寻求专业指导和正确处理。遇到困难多与家人和朋友沟通，积极寻求专业咨询以获得必要的帮助和支持，释放压力，缓解焦虑，愉悦心情。母乳喂养对孩子和母亲都是最好的选择，夫妻双方应尽早了解母乳喂养的益处，学习正确哺乳的方法，为产后尽早开奶和成功母乳喂养做好各项准备。

第六节　哺乳期女性营养

哺乳期是指分娩后开始泌乳直至断乳这段时间，分为产褥期和后续母乳喂养两个时间段。哺乳期妇女（乳母）既要分泌乳汁、哺育后代，还需要逐步补偿妊娠、分娩时的营养素损耗并促进各器官、系统功能的恢复，因此比正常育龄妇女需要更多的营养。随着经济发展和生活方式改变，乳母存在的营养健康问题日益凸显，比如膳食结构不合理、产后体重滞留等；膳食结构不合理引起的乳汁分泌不足或某些微量营养素的缺乏还会影响婴儿的生长发育。因此，乳母的合理营养不仅有助于母亲身体的恢复，也可以促进婴幼儿早期发展，为儿童期乃至成人期的健康奠定良好的基础。

一、乳母的生理特点

为适应泌乳的需求以及自身器官、系统功能的恢复，乳母机体会发生一系列生理代谢变化，营养需求也随之改变。

1. 内分泌系统

分娩后雌激素、孕激素水平迅速下降，产后1周恢复至孕前水平，解除了对催乳素的抑制，启动泌乳，加上新生儿吸吮乳头的刺激，抑制了下丘脑促性腺激素释放激素和垂体黄体生成素的释放，延迟排卵和月经的恢复。哺乳过程中分泌的催产素可促进乳房排出乳汁，也可促进子宫复原。

2. 生殖系统

产后子宫恢复至孕前状态，大致需要6周。产褥期阴道和盆底组织肌张力逐渐恢复。生殖系统各器官恢复期间应注意清洁卫生，避免感染。

3. 循环系统

产后72h乳母循环血量增加15%～25%，心脏负荷加重，此时应避免摄入过量的液体。产后2～3周血容量逐渐恢复至孕前状态。

4. 消化系统

随着孕激素水平的下降，乳母的胃肠蠕动、肌张力、胃酸分泌在产后1～2周逐渐恢复。胎儿的娩出及子宫的变小，不再挤压胃肠，产妇饥饿感增强，食欲增大。

5. 泌尿系统

由于妊娠期体内潴留的体液以及子宫收缩后的血液涌入体循环，产后1周乳母尿量及排汗增多。

二、哺乳期的营养需要

哺乳期妇女与普通育龄女性相比，需要更多的能量和营养素，其所需要的能量部分来自孕期储存的脂肪。哺乳有助于乳母体重恢复，避免产后体重滞留。

1. 能量

乳母的基础代谢、身体活动、食物热效应等与怀孕前差不多，其额外的能量需要主要由分泌母乳的能量以及体重的变化决定。推荐乳母在正常成年女性的基础上增加1.67MJ/d（400kcal/d）能量的摄入。衡量乳母摄入的能量是否充足，可根据泌乳量和母亲的体重来判断。断乳后的乳母不需要考虑乳汁分泌所带来的额外能量需要量。

2. 蛋白质

膳食蛋白质转化为母乳蛋白质的有效率约70%，基于我国的膳食结构和膳食蛋白质质量的情况，推荐乳母每天摄入蛋白质比一般成年女性高25g，达到80g。建议乳母多摄入富含优质蛋白的食物，如鱼、禽、肉、蛋、奶类等食物。

3. 脂类

乳母膳食脂肪摄入量随能量的摄入量增加而相应增加，每日脂肪的宏量营养素可接受范围以占总能量的 20%～30%为宜。乳汁中 n-3、n-6 系列脂肪酸水平随乳母膳食摄入量增加而升高。目前我国暂无乳母 n-3 多不饱和脂肪酸（PUFA）膳食摄入数据，其推荐数据参照一般成年女性。乳母 n-3、n-6 PUFA 的 AMDR 分别为 0.5%～2.0%E、2.5%～9.0%E。DHA 是 0～6 月龄婴儿的条件必需脂肪酸。6 月龄前的婴儿建议纯母乳喂养，而乳母增加海鱼的摄入或补充鱼油，可增加乳汁中 DHA 和 EPA 的含量，因此乳母的 DHA 摄入对婴儿的生长发育极为重要。推荐乳母 EPA＋DHA 的 AI 为 250mg/d，其中 DHA 为 200mg/d。

4. 碳水化合物和膳食纤维

关于乳母碳水化合物需要量的研究有限，乳母碳水化合物的平均需要量为普通成人需要量（120g/d）加上乳汁中的碳水化合物含量（50g/d），即 170g/d。

膳食纤维能够促进肠道蠕动，可以帮助改善产后因身体活动较少带来的消化不良问题，并且有利于肠道益生菌的增殖。乳母的膳食纤维建议摄入量为 29～34g/d。

5. 维生素

（1）维生素 A　维生素 A 在婴儿体格生长、视觉发育、免疫系统成熟以及造血功能方面有着重要作用。乳汁中的维生素 A 水平可随着乳母维生素 A 的摄入量增加而显著提升，但上升到一定水平后，就不再按比例增加。推荐乳母维生素 A 的 RNI 较一般成人女性增加 $600\mu g$ RAE/d，达到 $1260\mu g$ RAE/d。

（2）维生素 D　由于我国膳食结构中富含维生素 D 的食物较少，维生素 D 的来源主要通过晒太阳由皮肤合成，但由于乳母生活方式的改变，户外活动的减少，由皮肤合成的维生素 D 可能不能满足机体的需求，建议乳母继续补充维生素 D $10\mu g$/d。

（3）B 族维生素　乳汁中维生素 B_1、维生素 B_2 浓度可反映乳母的膳食摄入情况。乳母维生素 B_1 RNI 为 1.5mg/d，维生素 B_2 RNI 为 1.7mg/d。乳汁中维生素 B_6 的浓度受乳母膳食维生素 B_6 摄入量影响较大，RNI 为 1.7mg/d。

（4）叶酸　目前，包括我国在内的多个国家推广围孕期补充叶酸或食物强化叶酸，使乳母的血清叶酸状况得到明显改善。乳母叶酸的 RNI 为 $550\mu g$ DFE/d。

6. 矿物质

乳母钙摄入不足会动员骨骼中的钙来维持乳汁中的钙水平，可能会出现腰酸背痛、抽搐等症状，影响骨密度，增加绝经后患骨质疏松症的风险，因此乳母应注意摄入含钙丰富的食物。乳母钙的 RNI 为 800mg/d。

2013 年调查结果显示，我国乳母贫血患病率为 9.3%，补充铁及叶酸等贫血相关营养素对改善乳母健康状况有重要意义。推荐乳母铁的 RNI 为 24mg/d。

乳母膳食摄入的碘很快被转运至乳汁中，补碘可有效提高乳汁中的碘浓度。乳母碘的 RNI 在一般成年女性 $120\mu g$/d 基础上增加 $120\mu g$/d，为 $240\mu g$/d。除了食用碘盐，还需增加富含碘食物的摄入，如海带、紫菜等。

7. 水

乳汁的分泌与水的摄入密切相关，水摄入不足时，乳汁分泌减少。此外，产妇的基础代谢率较高，乳母每日水的需要量比普通女性多，哺乳期每日应比孕前增加 1100mL 水的摄入，食物中的水和饮水中的水应达到 3800mL。

三、哺乳期女性的合理膳食原则

乳母的营养是泌乳的基础，如若乳母营养素储备不够、摄入不足或缺乏，可能会影响泌乳量或乳汁成分。乳母的合理营养不仅可以促进自身功能恢复，也能为婴儿的近远期健康奠定良好的基础。《中国居民膳食指南（2022）》对于哺乳期妇女的膳食提出了以下 5 条核心推荐内容。

1. 产褥期食物多样不过量，坚持整个哺乳期营养均衡

产褥期是自胎儿、胎盘娩出，直至产妇身体各器官（除乳腺外）恢复或接近未孕状态所需的一段时期，一般需 6～8 周，在我国民间，俗称为"坐月子"。"坐月子"受时间、空间的影响，不同地区月子风俗各异，传承下来的"月子食谱"有待考究。"月子"期间饮食不合理造成的能量和营养摄入不均衡，对乳母健康会产生不良影响。比如过量摄入动物性食物，引起能量过剩，从而导致产后体重滞留，甚至肥胖。"坐月子"过后，若产妇迅速恢复到孕前饮食，动物性食物摄入变少，使得能量和蛋白质等营养素达不到乳母的推荐摄入量，也会影响到母乳喂养持续。

包括产褥期在内的整个哺乳期均应坚持食物多样原则，适量摄入，满足自身营养需求，促进机体各器官的恢复，保证乳汁营养和母乳喂养的持续性。每天的膳食应包括谷薯类、蔬菜水果类、畜禽鱼蛋奶类、大豆坚果类等食物。可采用小份量食物、同类食物互换、粗细搭配、荤素双拼、色彩多样等方法达到食物多样。

2. 适量增加富含优质蛋白质及维生素 A 的动物性食物和海产品，选用碘盐，合理补充维生素 D

乳母膳食蛋白质需要较一般成年女性有所提高，每天增加 25g，达到 80g/d。鱼、禽、肉、蛋、奶及大豆类食物是优质蛋白质的良好来源，建议一天选用 3 种以上，数量适当，合理搭配，以获得所需要的优质蛋白质和其他营养素。为满足蛋白质需要，建议乳母每天摄入 175～225g 鱼禽蛋肉类（其中蛋类 50g）、25g 大豆或相当量的大豆制品、300～500g 奶类。为保证乳汁中碘和维生素 A 的含量，乳母应选用碘盐烹调食物，适当摄入海带、紫菜、鱼、贝类等海产品和动物肝脏、蛋黄等动物性食物。

乳母膳食钙推荐摄入量为 800mg/d。奶类富含钙且易于吸收，是钙的最好食物来源。乳母每天早晚各 1 瓶 250mL 的牛奶，加上摄入深绿色蔬菜、豆制品、虾皮、小鱼等含钙较丰富的食物，即可达到钙的推荐摄入量。此外，乳母还应补充维生素 D 或晒太阳，增加钙的吸收和利用。

3. 家庭支持，愉悦心情，充足睡眠，坚持母乳喂养

母乳喂养不仅可促进婴幼儿体格、心理行为、免疫功能等的发育，还可降低其成年后患慢性病的风险；对于乳母而言，母乳喂养可降低产后出血和体重滞留风险，延长闭经时间，降低乳腺癌和卵巢癌的发生风险等。家庭成员的认知和支持是影响母乳喂养的重要因素，使家庭成员认识母乳喂养的重要性，可有助于母乳喂养的维持。

产后乳母心理和情绪可能发生变化，一般会在产后 10～14 天明显改善；若心理症状无减轻甚至加重，应及时寻求专业人员帮助和支持，保持心情愉悦。此外，乳母要保证每日 7～9h 睡眠，以促进乳汁分泌和产后恢复。

4. 增加身体活动，促进产后恢复健康体重

产后应循序渐进增加适度身体活动，即使剖宫产的产妇术后 24h 也应下床活动。产褥期以低强度活动为主，包括日常生活活动、步行、盆底肌运动和伸展运动等，减少静坐时间。产后6～8周应咨询专业人员（尤其剖宫产者），根据身体恢复和体重状况，逐渐增加身体活动量和强度，开始进行有氧运动，如散步、慢跑等。WHO建议产后女性应逐渐恢复每周至少150min中等强度身体活动，可有利于产后体重恢复以及降低产后抑郁风险。

产后1年内是体重恢复的关键时期，产后6个月左右恢复到孕前体重的女性，可降低产妇后续10年超重的风险。研究发现，产后体重每周下降0.5kg是安全而有效的，而减重过快可能会影响产后恢复及母乳分泌。为保证母乳喂养的持续以及产妇体重的恢复，应通过合理膳食和充足的身体活动等综合措施，帮助产妇在产后6个月至1年内体重逐渐恢复至孕前水平。

5. 多喝汤和水，限制浓茶和咖啡，忌烟酒

乳母每日水的需要量比孕前增加1100mL，可以多吃流质食物如鸡汤、鲜鱼汤、猪蹄汤、排骨汤、菜汤、豆腐汤等，每餐都应保证有带汤的食物。但同时应注意餐前不宜喝太多汤，否则会导致食量减少而影响营养素的摄入；喝汤的同时也应吃肉；不宜喝多油浓汤，选择一些脂肪含量较低的肉类煲汤，如鱼类、瘦肉、去皮的禽类、瘦排骨等。

婴儿3个月内，乳母应避免饮用含咖啡因的饮品，如咖啡、茶。咖啡因可通过乳汁进入婴儿体内，而3个月的婴儿不能代谢咖啡因。此外，研究显示乳母摄入咖啡因可引起婴儿烦躁及影响婴儿睡眠质量，长期摄入可影响婴儿神经系统发育。

乳母主动和被动吸烟、饮酒会影响乳汁分泌，烟草中的尼古丁和酒精也可通过乳汁进入婴儿体内，影响婴儿睡眠及精神运动发育。哺乳期间应忌烟酒。

第七节　老年人营养

随着社会经济和医学保健事业的发展，人类寿命将逐渐延长，老年人口比例不断增大。老年人合理营养有助于延缓衰老进程、促进健康和预防慢性退行性疾病，提高生命质量。《中国居民膳食指南（2022）》中将65～79岁的成年人定义为一般老年人，80岁以上的成年人定义为高龄老人。

一、老年人的生理代谢特点

1. 体成分改变

随着年龄的增长，体内脂肪组织逐渐增加，而瘦体重逐渐减少；此外，脂肪在体内储存部位的分布也有所改变，有一种向心性分布的趋势，即由肢体逐渐转向躯干。体成分改变的具体表现为：①细胞数量减少，肌肉组织的重量减少而出现肌肉萎缩。②体内水分减少，主要为细胞内液减少，影响体温调节，降低老年人对环境温度改变的适应能力。老年人排尿量明显少于青壮年。③骨矿物质减少、骨质疏松，尤其是女性更加明显，40～50岁骨质疏松发生率为15％～30％，60岁以上可达60％。

2. 身体机能下降

（1）基础代谢率下降　人体基础代谢率（BMR）随着年龄增长而降低，75岁时BMR较30岁下降26％。40岁以后，每增加10岁能量供给下降5％。因此，老年人的能量供给应适当减少。

（2）脂质代谢能力降低　老年人易出现血甘油三酯、总胆固醇和 LDL-C 升高，HDL-C 下降的现象。

（3）消化系统功能减退　老年人消化器官功能随着年龄增加而逐渐减退，如牙齿脱落影响咀嚼功能；味觉和嗅觉功能减退；胃酸和胃蛋白酶分泌减少；胃肠蠕动减慢，胃排空时间延长；胆汁分泌减少，对脂肪的消化能力下降等。此外，肝脏功能下降也会影响机体消化和吸收功能。

（4）代谢功能降低　老年人合成代谢降低，分解代谢增高，导致代谢失衡，引起细胞功能下降。另外，随着年龄增高会出现胰岛素分泌能力减弱，胰岛素敏感性下降，导致葡萄糖耐量下降。

（5）心血管功能下降　老年人血管壁弹性降低，造成外周阻力增大，血压升高，而肺活量和心脏的每搏输出量减少。

（6）肾脏功能下降　肾血流减少，肾单位数量减少，肾的排泄和重吸收能力下降，酸碱平衡的调节能力降低，维生素 D_3 转化减少。

（7）体内氧化损伤加重　人体组织的氧化反应可产生自由基。自由基作用于多不饱和脂肪酸形成脂质过氧化产物，主要有丙二醛和脂褐素，在衰老的过程中脂褐素大量堆积，沉积于内脏和皮肤组织中，老年人心肌和脑组织中脂褐素沉着率明显高于青年人，如沉积于脑及脊髓神经细胞则可引起神经功能障碍。自由基除损害细胞膜产生脂质过氧化物以外，还可使一些酶蛋白质变性，引起酶的活性降低或丧失。

（8）免疫功能下降　老年人胸腺萎缩、重量减轻，T 淋巴细胞数目明显减少，免疫功能下降，容易患各种疾病。

二、老年人的营养需要

1. 能量

老年人体力活动减少、骨骼肌减少、身体脂肪增多、基础代谢率降低，使其能量消耗也随之降低，因此老年人能量需要量下降。过量的能量摄入，会转化成脂肪储存在体内，对心血管系统造成不良影响。因此，能量的摄入与消耗以能保持平衡并可维持正常体重为宜。但是，老年人也不应过度苛求减重，体重过高或过低都会影响健康。从降低营养不良风险和死亡风险的角度考虑，老年人的 BMI 以不低于 $20kg/m^2$ 为宜。

2. 蛋白质

老年人的分解代谢大于合成代谢，容易出现负氮平衡。老年人的身体蛋白质含量相当于年轻人的 60%～70%。蛋白质的每日摄入量以达到每千克体重 1.0～1.2g 为宜，以占总能量的 12%～14% 为宜。优质蛋白质应占总蛋白质摄入量的 50%。老年人膳食蛋白质的 RNI 男女分别为 72g/d 和 62g/d。鱼类是老年人动物性蛋白的优质来源之一，氨基酸模式较好，生物学价值高，营养全面。老年人的肝肾功能降低，过多的蛋白质摄入可增加肝肾负担。

3. 脂肪

由于老年人胆汁分泌减少和酯酶活性降低而对脂肪的消化功能下降，因此应限制脂肪的摄入，脂肪供能占膳食总能量的 20%～30% 为宜。其中要求饱和脂肪酸摄入不宜多于总能量的 10%，以防止动脉粥样硬化等心血管疾病；亚油酸达到总能量的 4.0%E，α-亚麻酸达到总能量的 0.60%E。动物脂肪含饱和脂肪酸较多，要控制摄入量；动物内脏、鱼卵等含胆固醇较多，老年人不宜多食。

4. 碳水化合物

老年人的糖耐量降低，血糖的调节作用减弱，容易发生血糖增高。过多的糖在体内还可转变为脂肪，引起肥胖、高脂血症等疾病。建议碳水化合物提供的能量以占总能量50%～65%为宜。而且，老年人应降低单糖、双糖和甜食的摄入量，增加膳食中膳食纤维的摄入。

5. 矿物质

（1）钙　老年人的钙吸收率低，一般<20%，应适当增加牛奶、豆制品等含钙较多食物的摄入量。中国营养学会推荐老年人膳食钙的 RNI 为 800mg/d。老年人缺钙主要是由于：①胃肠道功能降低，胃酸分泌减少，影响钙的吸收；②维生素 D 相对缺乏，户外活动减少，皮肤转化 7-脱氢胆固醇为维生素 D 的量减少，肾转化 $1,25\text{-}(OH)_2$ 维生素 D_3 的能力降低；③膳食结构中，钙供给量不足。老年人对钙的利用和储存能力低，容易发生钙摄入不足或缺乏而导致骨质疏松症。牛乳是优质的钙来源，易被人体吸收利用。

（2）铁　老年人胃酸分泌减少，蛋白质摄入较少，铁、维生素 C 摄入不足，影响铁的吸收和利用；同时维生素 B_{12}、叶酸摄入不足，造成造血功能减退，血红蛋白含量减少，易出现缺铁性贫血，老年人贫血发病率高达 21.5%。老年人铁的 RNI 男性为 12mg/d，女性为 10mg/d，UL 为 42mg/d。动物性食物的铁含量高，血红素铁吸收率为 20%～30%，而植物中的非血红素铁吸收率只有 3%～5%。动物肝脏、血制品、瘦肉含铁量较高且容易吸收，老年人宜多食用。新鲜果蔬中含有较多的维生素 C，可促进铁的吸收。

（3）钠　65 岁以上老年人钠的 AI 为 1400mg/d。

此外，微量元素硒、锌、铜和铬在每天膳食中亦须有一定的供给量以满足机体的需要。

6. 维生素

老年人对维生素的利用率下降，户外活动减少使皮肤合成维生素 D 的功能下降，加之肝脏和肾脏功能衰退导致活性维生素 D 生成减少。同时，老年人也容易出现维生素 A、叶酸及维生素 B_{12} 等缺乏。维生素 D 的补充有利于防止老年人的骨质疏松症；维生素 E 是一种天然的脂溶性抗氧化剂，有延缓衰老的作用。维生素 B_2 在膳食中最易缺乏。维生素 B_6 和维生素 C 对保护血管壁的完整性，改善脂质代谢和预防动脉粥样硬化等有良好的作用。叶酸和维生素 B_{12} 能促进红细胞的生成，预防贫血。叶酸有利于胃肠黏膜正常生长和预防消化道肿瘤。叶酸、维生素 B_6 及维生素 B_{12} 能降低血中同型半胱氨酸水平，有防治动脉粥样硬化的作用。

因此，应保证老年人各种维生素的摄入量充足，以促进代谢、延缓机体功能衰退、增强抗病能力。

三、老年人的合理膳食原则

1. 食物品种丰富，合理搭配

（1）品种多样化　各种食物的营养素之间可以起到互补作用。除常吃的大米、馒头、花卷等主食外，还可选择小米、红薯、玉米等作为主食。

（2）餐餐有蔬菜　不同品种的蔬菜营养成分差异较大，老年人应尽可能换着吃不同种类的蔬菜，特别是深色蔬菜，如油菜、青菜、紫甘蓝等。

（3）选择不同种类的水果　不宜在一段时间内只吃一种水果，应尽可能选择不同种类的水果，如苹果、橘子、葡萄、香蕉等。此外，也不应用蔬菜代替水果。

（4）动物性食物换着吃　尽可能换着吃猪肉、羊肉、牛肉、鸡肉、鸭肉、鱼虾类及动物内脏类食物。

（5）吃不同种类的奶类和豆类食品　常见的奶类有牛奶和羊奶等鲜奶及其制品。鲜奶可加工成奶粉、酸奶、奶酪和炼乳等，老年人可选择不同种类的奶制品。

2. 摄入足量的动物性食物和大豆类食品

动物性食物富含优质蛋白质，微量营养素的吸收、利用率高，有利于减少老年人贫血及延缓肌肉衰减的发生。大豆制品口感细软、品种多样，可以食用豆腐、豆皮、豆腐脑、黄豆芽及豆浆等不同形式的豆制品，保证充足的大豆类制品摄入。

3. 努力增进食欲，享受食物美味

老年人味觉、嗅觉、视觉敏感度的下降可显著影响其食欲，导致营养不良。应鼓励老年人积极参加群体活动，保持乐观情绪；适度增加身体活动量，提升进食欲望；采用不同烹调方式，丰富食物色泽、风味，增加食物本身的吸引力。

4. 主动参加户外活动

老年人的肌肉数量、质量均有所降低，应根据自身的生理特点和健康状况选择合适的运动强度、频率和时间进行户外活动。阳光下的户外活动有利于体内维生素 D 的合成，延缓骨质疏松和肌肉衰减的发展。

5. 减少久坐等静态时间

老年人要避免长时间看电视（电脑）、玩手机、打麻将等。长时间保持同一姿势可导致局部肌肉劳损、加重痔疮等疾病，应每小时起身活动至少几分钟，起身踢踢腿、弯弯腰、伸伸臂等。

6. 参加规范体检，做好健康管理

老年人应该根据自身状况，每年到医疗机构参加1～2次健康体检。

小　结

本章主要介绍了婴幼儿、学龄前儿童、学龄儿童、青少年、孕妇、哺乳期女性、老年人的生理特点、营养需求及膳食摄入推荐量，并根据人群特点重点介绍了各类人群的合理膳食原则。

思考题

1. 母乳喂养对母婴健康的益处有哪些？
2. 如何培养学龄前儿童的良好饮食习惯？需要注意哪些问题？
3. 学龄儿童的饮食应该如何全面搭配？
4. 营养不良的老年人如何补充营养？

第六章 公共营养

第一节 合理营养

合理营养是指膳食提供给人体的营养素种类齐全、数量充足，能保证机体各种生理活动的需要。合理营养可维持人体的正常生理功能，促进健康和生长发育，提高机体的劳动能力、抵抗力和免疫力，有利于某些疾病的预防和治疗。缺乏合理营养将产生障碍以至发生营养缺乏病或营养过剩性疾病（肥胖症和动脉粥样硬化等）。合理营养即要求做到平衡膳食（又称合理膳食或健康膳食），平衡膳食在营养学上指全面达到营养素供给量的膳食。这种膳食意味着：第一，使摄食者得到的能量和营养素都能达到生理需要量的要求；第二，要求摄入的各营养素间具有适当的比例，能达到生理上的平衡。获得平衡膳食是制订膳食营养素供给量标准的基本原则，也是研究人类营养学以提高全民健康水平的最终目标。

人们的生活环境不同，饮食习惯、健康状况等千差万别，对营养的要求也就各不相同。在实际生活中只有根据合理营养的基本要求，按照每个人的性别、年龄、劳动状况、健康情况等方面综合考虑，安排好每日膳食，才能真正达到合理膳食的要求。合理营养的主要内容如下。

1. 食物应多样化

膳食中必须含有蛋白质、脂肪、糖类、维生素、矿物质、水和膳食纤维等人体必需的营养素，且保持各营养素之间的数量平衡，避免有的缺乏、有的过剩。因此，食物应多样化，粗细混食，荤素混食，合理搭配，从而能供给用膳食者必需的能量和各种营养素。

2. 合理的膳食制度

将一天的食物总量按一定数量、质量、次数和时间分配到每一餐次的一种制度称膳食制度。膳食制度也必须与日常生活相协调，以便使能量和各种营养素的摄入量能适应人体的消耗，并保证各种营养成分能够充分地得到利用。制订膳食制度时，首先必须考虑进食者胃肠道的消化功能；其次要考虑每餐的间隔时间，以便一方面使进食者有良好的食欲，另一方面又不致产生明显的饥饿感。合理的膳食制度应一日三餐定时定量，可采取早晨吃好、中午吃饱、晚上吃少的原则。

3. 适当的烹调方法

合理的烹调是提高食欲，保证营养不被破坏的关键。烹调方法要以利于食物的消化吸收，且有良好的食品感官性状，能刺激食欲为原则。

4. 食品必须卫生且无毒

应保证食物安全且对人体无毒无害，食物不应含有对人体造成危害的各种有害因素，食物中的有害微生物、化学物质、农药残留、食品添加剂等应符合食品卫生国家标准的规定。

第二节　膳食结构

膳食结构是指一个国家、一个地区或个体日常膳食中各类食物的种类、数量及其在膳食中所占的比重。由于影响膳食结构的这些因素是在逐渐变化的，所以膳食结构不是一成不变的。人们可以通过均衡调节各类食物所占的比重，充分利用食品中的各种营养，达到膳食平衡，促使其向更利于健康的方向发展。

一个国家或区域的膳食结构可以间接地反映当地的食物资源、饮食文化等特征。每一种膳食模式都有着其各自的优势或不足。可以根据各类食物所能提供能量及各种营养素的数量和比例来衡量膳食结构的组成是否合理。

一、世界不同地区的膳食结构

随着时代的发展和进步，世界各国的膳食结构也发生了相应的改变。依据动、植物性食物在膳食构成中的比例，现在世界上典型的膳食结构主要包括以下四种类型。

1. 东方膳食结构

该膳食结构以植物性食物为主，动物性食物为辅，属于营养缺乏型膳食。一些发展中国家的贫困人口的膳食属此类型。该膳食结构的特点是植物性食物消费量大，动物性食物消费量小，植物性食物提供的能量占总能量近90%，动物性蛋白质一般少于蛋白质总量的10%～20%。平均每天能量摄入为2000～2400kcal，蛋白质仅50g左右，脂肪仅30～40g，膳食纤维充足，来自动物性食物的营养素如铁、钙、维生素A的摄入量常不足。这种膳食容易出现蛋白质-能量营养不良，以致体质较弱，健康状况不良，劳动能力降低，但心脑血管疾病（冠心病、脑卒中）、2型糖尿病、肿瘤等慢性病的发病率较低。

2. 经济发达国家膳食结构

该膳食结构以动物性食物为主，是多数欧美发达国家的典型膳食结构，属于营养过剩型膳食。该膳食结构的特点是粮谷类食物消费量小，动物性食物及食糖的消费量大。人均每日摄入肉类300g左右，食糖甚至高达100g，奶和奶制品300g，蛋类50g。人均日摄入能量3300～3500kcal，蛋白质100g以上，脂肪130～150g，以高能量、高脂肪、高蛋白质、低膳食纤维为主要特点。这种膳食模式容易造成肥胖、高血压、冠心病、糖尿病等营养过剩性慢性病发病率上升。

3. 日本膳食结构

该膳食结构是一种动、植物性食物较为平衡的膳食结构。该膳食结构的特点是谷类的消费量平均每天300～400g，动物性食物消费量平均每天100～150g，其中海产品比例达到50%，奶类100g左右，蛋类、豆类各50g左右。能量和脂肪的摄入量低于欧美发达国家，平均每天能量摄入为2000kal，蛋白质为70～80g，动物蛋白质占总蛋白的50%左右，脂肪50～60g。该膳食模式既保留了东方膳食的特点，又吸取了西方膳食的长处，来自于植物性食物的膳食纤维和来自于动物性食物的营养素（如铁、钙等）均比较充足，少油、少盐、多海产品，蛋白质、脂肪和碳水化合物的供能比合适，有利于避免营养缺乏病和营养过剩性疾病（心脑血管疾病、糖尿病和癌症）。

4. 地中海膳食结构

该膳食结构以地中海命名是因为该膳食结构的特点是居住在地中海地区的居民所特有的，意大利、希腊居民的膳食可作为该种膳食结构的代表。该膳食结构的特点是富含植物性食物，包括谷类（每天 350g 左右）、水果、蔬菜、豆类、果仁等；每天食用适量的鱼、禽、少量蛋、奶酪和酸奶；每月食用畜肉（猪、牛和羊肉及其产品）的次数不多，主要的食用油是橄榄油；大部分成年人有饮用葡萄酒的习惯；食物加工程度低，新鲜度较高。脂肪提供能量占膳食总能量的 25%～35%，其中饱和脂肪酸所占比例较低，为 7%～8%；此膳食结构的突出特点是饱和脂肪酸摄入量低，不饱和脂肪酸摄入量高，膳食含大量复合碳水化合物，蔬菜、水果摄入量较高。地中海地区居民心脑血管疾病、2 型糖尿病等的发生率低。

二、我国的膳食结构

随着我国经济的高速发展，充足的食物供应和居民生活水平的不断提高，我国各地区、各民族居民的膳食结构都发生了显著变化，总的来说，我国居民膳食结构向"富裕型"膳食结构的方向转变。当前我国居民主要存在 3 种膳食结构，即贫困和偏远地区居民仍然保持了东方膳食结构，主要以植物性食物为主；经济发达地区（大城市）的居民已经接近西方经济发达国家的膳食结构，油脂及动物性食物摄入量大大增加；其他地区的居民则处于从原来的东方膳食结构向西方经济发达国家膳食结构过渡的阶段，动物性食物摄入量增加，但奶类的摄入量仍偏低，膳食多油多盐。目前困扰我国居民主要的营养问题是营养过剩引起的超重、肥胖、心脑血管疾病、糖尿病、癌症等慢性病迅速增加。我国正处于膳食结构变迁的关键期，正确引导居民改变膳食现状，建立科学合理的膳食结构，是一项紧迫而艰巨的任务。

第三节　中国居民膳食指南与膳食宝塔

一、中国居民膳食指南

《中国居民膳食指南》是以营养科学原理为基础，针对当前主要的公共卫生问题，提出的我国食物选择和身体活动的指导意见，其目的是实现平衡膳食。1989 年我国首次发布了《中国居民膳食指南》，并于 1997 年、2007 年和 2016 年进行了三次修订。2022 年，在国家卫生健康委员会的组织和领导下，中国营养学会组成了《中国居民膳食指南》修订专家委员会，制定了《中国居民膳食指南（2022）》及其说明。

《中国居民膳食指南（2022）》由一般人群膳食指南、特定人群膳食指南、平衡膳食模式和膳食指南编写说明组成。

1. 一般人群膳食指南

一般人群膳食指南适用于 2 岁以上的健康人群，共有 8 条指导准则：①食物多样，合理搭配。②吃动平衡，健康体重。③多吃蔬果、奶类、全谷、大豆。④适量吃鱼、禽、蛋和瘦肉。⑤少盐少油，控糖限酒。⑥规律进餐，足量饮水。⑦会烹会选，会看标签。⑧公筷分餐，杜绝浪费。

2. 特定人群膳食指南

（1）0～6月龄婴儿　①母乳是婴儿最理想的食物，坚持6月龄内纯母乳喂养。②生后1h内开奶，重视尽早吸吮。③回应式喂养，建立良好的生活规律。④适当补充维生素D，母乳喂养无需补钙。⑤任何动摇母乳喂养的想法和举动，都必须咨询医生或其他专业人员，并由他们帮助作出决定。⑥定期监测婴儿体格指标，保持健康生长。

（2）7～24月龄婴幼儿　①继续母乳喂养，满6月龄起必须添加辅食，从富含铁的泥糊状食物开始。②及时引入多样化食物，重视动物性食物的添加。③尽量少加糖盐，油脂适当，保持食物原味。④提倡回应式喂养，鼓励但不强迫进食。⑤注重饮食卫生和进食安全。⑥定期监测体格指标，追求健康生长。

（3）学龄前儿童　①食物多样，规律就餐，自主进食，培养健康饮食行为。②每天饮奶，足量饮水，合理选择零食。③合理烹调，少调料少油炸。④参与食物选择与制作，增进对食物的认知和喜爱。⑤经常户外活动，定期体格测量，保障健康成长。

（4）学龄儿童　①主动参与食物选择和制作，提高营养素养。②吃好早餐，合理选择零食，培养健康饮食行为。③天天喝奶，足量饮水，不喝含糖饮料，禁止饮酒。④多户外活动，少视屏时间，每天60min以上的中高强度身体活动。⑤定期监测体格发育，保持体重适宜增长。

（5）备孕及孕期妇女　①调整孕前体重至正常范围，保证孕期体重适宜增长。②常吃含铁丰富的食物，选用碘盐，合理补充叶酸和维生素D。③孕吐严重者，可少量多餐，保证摄入含必需量碳水化合物的食物。④孕中晚期适量增加奶、鱼、禽、蛋、瘦肉的摄入。⑤经常户外活动，禁烟酒，保持健康生活方式。⑥愉快孕育新生命，积极准备母乳喂养。

（6）哺乳期妇女　①产褥期食物多样不过量，坚持整个哺乳期营养均衡。②适量增加富含优质蛋白质及维生素A的动物性食物和海产品，选用碘盐，合理补充维生素D。③家庭支持，愉悦心情，充足睡眠，坚持母乳喂养。④增加身体活动，促进产后恢复健康体重。⑤多喝汤和水，限制浓茶和咖啡，忌烟酒。

（7）一般老年人　①食物品种丰富，动物性食物充足，常吃大豆制品。②鼓励共同进餐，保持良好食欲，享受食物美味。③积极户外活动，延缓肌肉衰减，保持适宜体重。④定期健康体检，测评营养状况，预防营养缺乏。

（8）高龄老年人　①食物多样，鼓励多种方式进食。②选择质地细软、能量和营养素密度高的食物。③多吃鱼禽肉蛋奶和豆，适量蔬菜配水果。④关注体重丢失，定期营养筛查评估，预防营养不良。⑤适时合理补充营养，提高生活质量。⑥坚持健身与益智活动，促进身心健康。

二、中国居民平衡膳食宝塔

中国居民平衡膳食宝塔是根据《中国居民膳食指南（2022）》的准则和核心推荐，结合中国居民的膳食结构特点设计的，它把平衡膳食的原则转化成各类食物的重量，并以宝塔图形表示，便于群众理解和在日常生活中实行。

《中国居民平衡膳食宝塔》（2022）见图6-1。

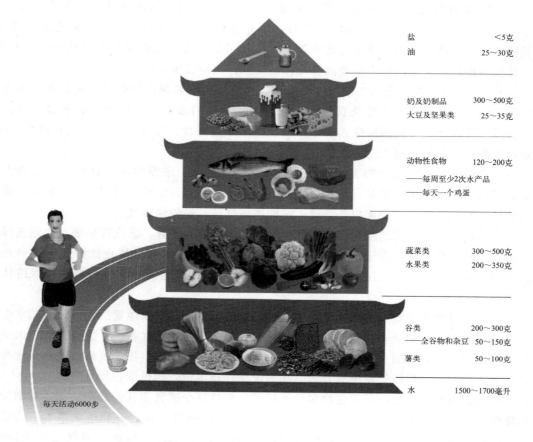

中国居民平衡膳食宝塔(2022)
Chinese Food Guide Pagoda(2022)

盐	<5克
油	25~30克
奶及奶制品	300~500克
大豆及坚果类	25~35克
动物性食物	120~200克
——每周至少2次水产品	
——每天一个鸡蛋	
蔬菜类	300~500克
水果类	200~350克
谷类	200~300克
——全谷物和杂豆	50~150克
薯类	50~100克
水	1500~1700毫升

每天活动6000步

图 6-1　中国居民平衡膳食宝塔（2022）

第一层　谷薯类食物

谷薯类是膳食能量的主要来源（碳水化合物提供总能量的 50％～65％），也是多种微量营养素和膳食纤维的良好来源。膳食指南中推荐 2 岁以上健康人群的膳食应做到食物多样、合理搭配。谷类为主是合理膳食的重要特征。在 1600～2400kcal 能量需要量水平下的一段时间内，建议成年人每人每天摄入谷类 200～300g，其中包含全谷物和杂豆类 50～150g；另外，薯类 50～100g，从能量角度，相当于 15～35g 大米。

谷类、薯类和杂豆类是碳水化合物的主要来源。谷类包括小麦、稻米、玉米、高粱等及其制品，如米饭、馒头、烙饼、面包、饼干、麦片等。全谷物保留了天然谷物的全部成分，是理想膳食模式的重要组成，也是膳食纤维和其他营养素的来源。杂豆包括大豆以外的其他干豆类，如红小豆、绿豆、芸豆等。我国传统膳食中整粒的食物常见的有小米、玉米、绿豆、红豆、荞麦等，现代加工产品有燕麦片等，因此把杂豆与全谷物归为一类。2 岁以上人群都应保证全谷物的摄入量，以此获得更多营养素、膳食纤维和健康益处。薯类包括马铃薯、红薯等，可替代部分主食。

第二层　蔬菜水果

蔬菜水果是膳食指南中鼓励多摄入的两类食物。在 1600～2400kcal 能量需要量水平下，推荐成年人每天蔬菜摄入量至少达到 300g，水果 200～350g。蔬菜水果是膳食纤维、微量营养素和植物化学物的良好来源。蔬菜包括嫩茎、叶、花菜类、根菜类、鲜豆类、茄果瓜菜类、葱蒜类、菌藻类及水生蔬菜类等。深色蔬菜是指深绿色、深黄色、紫色、红色等有颜色的蔬菜，每类蔬菜提供的营养素略有不同，深色蔬菜一般富含维生素、植物化学物和膳食纤维，推荐每天占总体蔬菜摄入量的 1/2 以上。

水果多种多样，包括仁果、浆果、核果、柑橘类、瓜果及热带水果等。推荐吃新鲜水果，在鲜果供应不足时可选择一些含糖量低的干果制品和纯果汁。

第三层　鱼、禽、肉、蛋等动物性食物

鱼、禽、肉、蛋等动物性食物是膳食指南推荐适量食用的食物。在 1600～2400kcal 能量需要量水平下，推荐每天鱼、禽、肉、蛋摄入量共计 120～200g。

新鲜的动物性食物是优质蛋白质、脂肪和脂溶性维生素的良好来源，建议每天畜禽肉的摄入量为 40～75g，少吃加工类肉制品。目前我国汉族居民的肉类摄入以猪肉为主，且增长趋势明显。猪肉含脂肪较高，应尽量选择瘦肉或禽肉。常见的水产品包括鱼、虾、蟹和贝类，此类食物富含优质蛋白质、脂类、维生素和矿物质，推荐每天摄入量为 40～75g，有条件可以优先选择。蛋类包括鸡蛋、鸭蛋、鹅蛋、鹌鹑蛋、鸽子蛋及其加工制品，蛋类的营养价值较高，推荐每天 1 个鸡蛋（相当于 50g 左右），吃鸡蛋不能丢弃蛋黄，蛋黄含有丰富的营养成分，如胆碱、卵磷脂、胆固醇、维生素 A、叶黄素、锌、B 族维生素等，无论对多大年龄人群都具有健康益处。

第四层　奶类、大豆和坚果

奶类和豆类是鼓励多摄入的食物。奶类、大豆和坚果是蛋白质和钙的良好来源，营养素密度高。在 1600～2400kcal 能量需要量水平下，推荐每天应摄入至少相当于鲜奶 300g 的奶类及奶制品。在全球奶制品消费中，我国居民摄入量一直很低，多吃各种各样的乳制品，有利于提高乳类摄入量。

大豆包括黄豆、黑豆、青豆，其常见的制品如豆腐、豆浆、豆腐干及千张等。坚果包括花生、葵花子、核桃、杏仁、榛子等，部分坚果的营养价值与大豆相似，富含必需脂肪酸和必需氨基酸。推荐大豆和坚果摄入量共为 25～35g，其他豆制品摄入量需按蛋白质含量与大豆进行折算。坚果无论作为菜肴还是零食，都是食物多样化的良好选择，建议每周摄入 70g 左右（相当于每天 10g 左右）

第五层　烹调油和盐

油盐作为烹饪调料必不可少，但建议尽量少用。推荐成年人平均每天烹调油不超过 25～30g，食盐摄入量不超过 5g。按照 DRIs 的建议，1～3 岁人群膳食脂肪供能比应占膳食总能量的 35%；4 岁以上人群占 20%～30%。在 1600～2400kcal 能量需要量水平下脂肪的摄入量为 36～80g。其他食物中也含有脂肪，在满足平衡膳食模式中其他食物建议量的前提下，烹调油需要限量。按照 25～30g 计算，烹调油提供 10% 左右的膳食能量。烹调油包括各种动植物油，植物油如花生油、大豆油、菜籽油、葵花籽油等，动物油如猪油、牛油、黄油等。烹调油也要多样化，应经常更换种类，以满足人体对各种脂肪酸的需要。

我国居民食盐用量普遍较高，盐与高血压关系密切，限制食盐摄入量是我国长期行动目标。除了少用食盐外，也需要控制隐形高盐食品的摄入量。

酒和添加糖不是膳食组成的基本食物，烹饪使用和单独食用时也都应尽量避免。

其他　身体活动和饮水

身体活动和水的图示仍包含在可视化图形中，强调增加身体活动和足量饮水的重要性。水是膳食的重要组成部分，是一切生命活动必需的物质，其需要量主要受年龄、身体活动、环境温度等因素的影响。低身体活动水平的成年人每天至少饮水 1500～1700mL（7～8 杯）。在高温或高身体活动水平的条件下，应适当增加饮水量。饮水不足或过多都会给人体健康带来危害。来自食物中的水分和膳食汤水大约占 1/2，推荐一天中饮水和整体膳食（包括食物中的水，汤、粥、奶等）水摄入共计 2700～3000mL。

身体活动是能量平衡和保持身体健康的重要手段。运动或身体活动能有效地消耗能量，保持精神和机体代谢的活跃性。鼓励养成天天运动的习惯，坚持每天多做一些消耗能量的活动。推荐成年人每天进行相当于快步走 6000 步以上的身体活动，每周最好进行 150min 中等强度的运动，如骑车、跑步、庭院或农田的劳动等。一般而言，低身体活动水平的能量消耗通常占总能量消耗的 1/3 左右，而高身体活动水平者可高达 1/2。加强和保持能量平衡，需要通过不断摸索，关注体重变化，找到食物摄入量和运动消耗量之间的平衡点。

膳食宝塔没有建议食糖的摄入量，因为我国居民现在平均吃糖的量还不多，对健康的影响还不大。但多吃糖有增加龋齿的危险，尤其是儿童、青少年不应吃太多的糖和含糖高的食品及饮料。

平衡膳食宝塔提出了一个营养上比较理想的膳食模式。它所建议的食物量，特别是奶类和豆类食物的量可能与大多数当前的实际膳食还有一定距离，对某些贫困地区来讲可能距离还很远，但为了改善中国居民的膳食营养状况，这是不可缺少的。应把它看作是一个奋斗目标，努力争取，逐步达到。

在应用平衡膳食宝塔时要注意几点：①确定你自己的食物需要；②同类互换，调配丰富多彩的膳食；③要合理分配三餐食量；④要因地制宜、充分利用当地资源；⑤要养成习惯长期坚持。

第四节　营养调查

一、营养调查的目的、内容、步骤

（一）营养调查的目的

营养调查的目的：了解居民膳食摄取情况及其与营养供给量之间的对比情况；了解与营养状况有密切关系的居民体质与健康状态，发现营养不平衡的人群，为进一步进行营养监测和研究营养政策提供基础情况；做某些综合性或专题性的科学研究，如某些地方病、营养相关疾病与营养的关系，研究某些生理常数、营养水平判定指标，营养推荐供给量等。

（二）营养调查的内容

营养调查包括：①膳食调查；②人体营养水平的生化检验；③营养不足或缺乏的临床检验；④人体测量。并在此基础上对被调查者个体进行营养状况的综合判定和对人群营养条件、问题、改进措施进行研究分析。营养调查既可用于人群社会实践，也可用于营养学的科学研究。

（三）营养调查的步骤

营养调查一般包括下列步骤：①确定营养调查的目的；②根据调查目的确定调查对象和人群；③确定抽样方法；④制订调查工作内容、方法和质量控制措施；⑤调查前人员准备，包括组织动员调查对象以及调查员的培训；⑥现场调查、体格检查、样本采集及指标检测；⑦数据管理、统计分析及结果反馈；⑧形成调查报告。在营养调查工作中，调查计划的科学性、严谨性和可行性是保证调查质量的前提，同时调查对象的配合程度、调查人员的专业知识技能水平和工作态度以及各级领导的支持也是影响调查质量的重要因素。

二、营养调查方法

（一）膳食调查

1. 膳食调查的方法

了解在一定时间内调查对象通过膳食所摄取的能量、各种营养素的数量和质量，借此来评定正常营养需要能得到满足的程度。膳食调查是营养调查工作中的一个基本组成部分，它本身又是相对独立的内容。单独膳食调查结果就可以成为对所调查的单位或人群进行营养咨询、营养改善和膳食指导的主要工作依据。膳食调查常用的方法有称量法（或称重法）、记账法、膳食回顾法、化学分析法和食物频率法。

（1）称重法　称重法是运用日常的各种测量工具对食物量进行称重或测定体积，从而了解被调查对象食物消耗的情况，进而应用食物成分表计算出所含有的营养素。

在调查时需要对每餐的各种食物称重，详细记录食物的名称、净重、熟重，并对剩余未吃完的食物称重。从每餐所用各种食物的生重（即烹调前每种食物原料可食部的重量）与烹调后熟食的重量（即食物的熟重），得出各种食物的生熟比值。在此基础上计算出净食量、摄入生食物的量，进一步统计出各种食物实际消耗量（生重）。

① 生熟比值：

$$生熟比值＝食物生重/食物熟重$$

例如，5kg 大米（粳米）烧熟成为米饭后为 9kg。生熟比值为：5kg/9kg≈0.56。食物实际消耗量＝（烹调后熟食物重量－食物剩余重量）/0.56

详细统计每餐的用餐人数。当用餐者的生理状况基本相同时，以用餐人数除摄入食物实际消耗量，得到人均摄入生食物的量。

② 标准人系数：计算用餐人数时，必须引入标准人系数这个概念。

$$标准人系数＝研究对象的每日能量 RNI/标准人的每日能量 RNI$$

以成年男性、轻体力劳动者为标准人。

例如，成年男性、轻体力劳动者的能量摄入量 RNI 为 2150kcal/d，成年女性、轻体力劳动者的能量摄入量 RNI 为 1700kcal/d，成年女性、轻体力劳动者的标准人系数为 1700/2150＝0.79，也就是说，成年女性、轻体力劳动者约相当于 0.79 个标准人。

以每餐用餐的标准人数，计算每餐每标准人人均摄入生食物的量。

标准人人均摄入生食物的量＝各种食物实际消耗量（生重）/用餐的标准人数

调查时还要注意三餐之外所摄入的水果、糖果和点心、花生、瓜子等零食的称重记录。

调查个人食物消耗量时，食物摄入的多少可以用份额大小来描述，因此调查人员要熟悉家庭中常常使用的各种器皿，如碗、杯的容积或可以盛的食物重量；还要掌握食物名称。

称重法主要有以下优点：可以通过测定食物份额的大小或重量，获得可靠的食物摄入量；常把称重结果作为标准，评价其他方法的准确性；摄入的食物可量化，能计算膳食营养素摄入量，能准确地分析每人每天食物摄入变化状况，是个体膳食摄入调查的较理想方法；能准确反映被调查对象的食物摄取情况，掌握一日三餐食物分配情况，适用于团体、个人、家庭的膳食调查。

称重法也存在局限性，如对调查人员的要求高，需要被调查对象能很好地配合，花费人力、时间较多，不适合大规模的营养调查等。

（2）记账法　适合有详细账目的集体单位的膳食调查。通过查账或记录一段时间内的各种食物消耗总量和该时间段的用餐人日数，即可计算出人均每日消耗食物量。

开始食物消耗量的调查前，称量家庭积存或集体食堂库存的所有食物，然后详细记录每日购入的各种食物。在调查周期结束后称量剩余的食物（包括库存、厨房及冰箱内食物）。对每种食物的最初积存或库存量，加上每月购入量，减去每种食物的废弃量和最后剩余量，即为调查阶段该种食物的摄入量。调查期间，不要疏忽各种小杂粮和零食的登记，如绿豆、蛋类、糖果等。

集体食堂等单位，需要记录调查时期的进餐人数，注意早、中、晚餐的人数，计算总人日数。家庭调查要记录每日每餐进食人数，计算总人日数。为了对调查对象所摄入的食物及营养素进行评价，还要了解进餐人的性别、年龄、劳动强度及生理状态，如孕妇、乳母等，计算标准人日数。

记账法操作较简单，费用低，人力少，可适用于大样本；在记录精确和每餐用餐人数统计确实的情况下，能够得到较准确的结果；食物遗漏少；伙食单位的工作人员经过短期培训可以掌握这种方法。

记账法的缺点是难以分析个体膳食摄入状况，不够精确。

（3）膳食回顾法　膳食回顾法又称膳食询问法。通过问答方式，回顾性了解调查对象的膳食情况。成人对 24h 内的食物有很好的记忆，一般认为 24h 膳食回顾调查能够取得可靠资料。其特点是不够准确，常在无法用称重法、记账法时应用。

24h 膳食回顾法：询问调查前一天的食物消耗情况，称为 24h 膳食回顾法。在实际工作中，常用 3 天连续调查方法（每天入户回顾 24h 进餐情况，连续进行 3 天）。通过调查员询问调查 24h 摄入食物的种类和数量来估算个体的一天食物摄入量。调查员提出一些启发性问题，帮助被调查者对食物的类型（如是否是脱脂奶）、烹调方法（油炸或清蒸）、食物数量（大碗或小碗）等进行全面的回顾。

此法对调查员的要求较高，需要掌握一定的调查技巧。调查员可通过正确引导性的提问，获得真实、可靠的资料；了解市场上主副食供应的品种、食物生熟比值和体积之间的关系，即按食物的体积能准确估计其生重值；通过耐心询问每人摄入的比例，在掌握每盘菜所用原料的基础上，能够算出每人的实际摄入量。

24h 膳食回顾法不适合于年龄＜7 岁的儿童与年龄≥75 岁的老人，可用于家庭中个体的食物消耗状况调查。

连续 3 个 24h 回顾所得结果与全家食物称重记录法相比较，差别不明显。

此法一般需要 15～40min 即可完成。可以面对面进行调查，应答率较高，并且对于所摄入的食物可进行量化估计，调查表见表 6-1。

表 6-1 24h 食物消耗状况

类别	食物名称及摄入量/g	合计摄入量/g	膳食宝塔建议摄入量/g
谷薯类			
蔬菜类			
水果类			
畜禽肉类			
水产品类			
蛋类			
奶及奶制品类			
大豆及坚果类			

（4）化学分析法　化学分析法主要的目的常常不仅是调查食物的消耗量，而且要在实验室中测定调查对象一日内所用全部食物的营养成分，准确地获得各种营养素的摄入量。样品的收集方法是制作两份完全相同的饭菜，一份供食用，另一份作为分析样品。样品在数量和质量上与实际食用的食物一致。

化学分析法的优点在于能够最准确地得出食物中各种营养素的实际摄入量。缺点是操作复杂，目前已很少单独使用。由于代价高，仅适于较小规模的调查。

（5）食物频率法　食物频率法又称食物频数法，是估计被调查者在指定的一段时期内摄入某些食物的频率的一种方法。这种方法以问卷形式进行膳食调查，以调查个体经常性的食物摄入种类，根据每日、每周、每月，甚至每年所食各种食物的次数或食物的种类来评价膳食营养状况。

食物频率法的问卷包括两方面：食物名单和食物的频率，即在一定时期内所食某种食物的次数。食物名单的确定要根据调查的目的，选择被调查者经常食用的食物、含有所要研究营养成分的食物或被调查者之间摄入状况差异较大的食物。如对高脂血症、高胆固醇血症者进行调查，要提前拟定高脂肪、高胆固醇食物的名单以及具有降低血脂和血胆固醇功效食物的名单；还有这些食物食用频率的分类（每月、每周食用的次数）。要进行综合性膳食摄入状况评价时则采用被调查对象常用食物。

定性的食物频率法调查，通常是指得到每种食物特定时期内（例如过去 1 个月）所吃的次数，而不收集食物量、份额大小的资料。调查期的长短可 1 周、1 个月或是 3 个月到 1 年以上。被调查者可回答从 1 周到 1 年内的各种食物摄入次数，从每月吃 1 次到每天 1 次、每周 6 次或更多。

食物频率法的主要优点是能够迅速得到日常食物摄入种类和摄入量，其结果反映长期营养素摄取模式，可以作为研究慢性病与膳食模式关系的依据，也可作为在群众中进行膳食指导宣传教育的参考，在流行病学研究中可以用来研究膳食与疾病之间的关系。

食物频率法的缺点是需要对过去的食物进行回忆，应答者的负担取决于所列食物的数量、复杂性以及量化过程等；与其他方法相比，对食物份额大小的量化不准确。

2. 计算营养素

除化学分析法以外，膳食调查后得到的资料都是各种食物的每人每日消耗量，调查资料要与参考摄入量比较才能知道营养素是否符合各类人的需求，参考摄入量是以各种营养素制订的，因此需要计算出各种营养素的摄入量。

用称重法调查得到的数据是食物下锅前称得的重量，是全部可食的部分，是净重；记账法或膳食回顾法得到的数据是购进食物数量，是市售商品的数量，而蔬菜、水果、鱼等许多市售商品有一部分是不能吃的，因此就有可食用部分，即"食部"问题。计算营养素需要以"食物成分表"提供的数据为基础。如果调查的某种食物为市售商品的量（毛重），注意取该食物的可食部，用毛重乘以食部百分比，得到食物净重的数据，再乘以营养素含量/100g。熟重要根据生熟比值计算生重（净重），再计算营养素含量/100g。

例如，500g 市售蚕豆×31％（食部）×0.01（其营养素以每 100g 可食部计）×8.8g（蛋白质）＝13.64g（蛋白质）；500g 净重蚕豆×0.01（其营养素以每 100g 可食部计）×8.8g（蛋白质）＝44.0g（蛋白质）；900g 大米饭/0.56（大米饭的生熟比值）×100％（食部）×0.01（其营养素以每 100g 可食部计）×7.7g（蛋白质）＝123.8g（蛋白质）。

3. 膳食调查评价

（1）能量的食物来源　将食物分为谷薯类、豆类、动物性食物、纯能量食物和其他植物性食物五大类。按照五类食物分别计算各类食物提供的能量摄入量及能量总和。计算各类食物提供能量占总能量的百分比。

（2）能量的营养素来源　根据蛋白质、脂肪、碳水化合物的能量系数，分别计算出蛋白质、脂肪、碳水化合物三种营养素的能量及占总能量的比例。三大营养素占总能量的适宜比例是：蛋白质占 10％～15％，脂肪占 20％～30％，碳水化合物占 55％～60％。

（3）蛋白质的食物来源　将食物分为谷薯类、豆类、动物性食物和其他食物四大类。按照四类食物分别计算各类食物提供的蛋白质、蛋白质总和及各类食物提供蛋白质占总蛋白质的百分比，尤其是动物性蛋白质及豆类蛋白质占总蛋白质的比例。优质蛋白质包括动物性蛋白质和豆类蛋白质，优质蛋白质应占总蛋白质的 1/3 以上，对于儿童其比例应占 1/2 以上。

（4）脂肪的食物来源　将食物分为植物性食物和动物性食物，分别计算它们提供的脂肪摄入量和脂肪总量。计算各类食物提供的脂肪占总脂肪的百分比。脂肪提供的能量应占总能量的 30％以内。

（5）三餐提供能量的比例　分别计算早、中、晚餐各类食物的总能量和一天的总能量。计算早、中、晚餐提供能量的百分比。

（6）各种营养素摄入量　在计算各类食物的每种营养素摄入量的基础上，计算平均每人每日各种营养素的摄入量。按照中国营养学会的《中国居民膳食营养素参考摄入量》的标准分别比较各种营养素的实际摄入比。

（二）人体营养水平鉴定

人体营养水平鉴定指的是借助生化、生理实验手段，发现人体临床营养不良、营养储备水平低下或营养过剩，以便较早掌握营养失调征兆和变化动态，及时采取必要的预防措施。有时为了研究某些有关因素对人体营养状态的影响，也对营养水平进行研究测定。

实验室检查常用指标主要如下。

（1）蛋白质　如血清总蛋白质、血清白蛋白、血清转铁蛋白等。

（2）脂类　如血清总脂、血清总胆固醇、血清高密度脂蛋白胆固醇、血清低密度脂蛋白胆固醇、血清极低密度脂蛋白胆固醇、血清总三酰甘油等。

（3）碳水化合物　如血清葡萄糖、葡萄糖耐量试验、尿糖定量等。

（4）铁　血红蛋白、血清铁蛋白、血清转铁蛋白、血清铁、红细胞计数、红细胞压积、平均红细胞血红蛋白含量、平均红细胞血红蛋白浓度、平均红细胞体积等。

（5）锌　血清锌、红细胞锌、白细胞锌等。

（6）维生素 A　血浆维生素 A、血清 β-胡萝卜素、血浆视黄醇结合蛋白。

（7）维生素 D　血清碱性磷酸酶、血浆 25-(OH)-D_3、血浆 1,25-$(OH)_2$-D_3。

（8）维生素 C　血浆总维生素 C、全血维生素 C、尿维生素 C、4h 负荷尿总抗坏血酸。

（9）维生素 B_1　血清维生素 B_1、4h 负荷尿维生素 B_1、尿维生素 B_1。

（10）维生素 B_2　血清维生素 B_2、4h 负荷尿维生素 B_2、尿维生素 B_2。

（三）营养不足和缺乏的临床检查

应用临床检查的方法，检查人群或个体的生理功能、症状和体征，根据检查结果诊断被检查者营养正常、营养不足或营养过剩。临床检查简单易行，是营养调查不可缺少的一部分。全面的临床检查可以发现营养不足、营养缺乏以及营养过剩。常见营养缺乏的体征见表 6-2。

1. 皮肤

（1）维生素 C 缺乏时，大腿、前臂和臀部常出现滤泡增生；在鼻翼、眉间及耳后皮肤皱褶处皮脂腺分泌过多，有皮脂积留。维生素 A 缺乏时，在颈部、背部、前臂和臀部等处有毛囊角化病，特征是表皮上有针样硬刺，左右对称。

（2）维生素 C 和维生素 K 缺乏时，表皮内常有出血症状，但前者是毛囊周围瘀点，出血点常与蚊叮咬相似，后者出血较多且与毛囊无关。

（3）在许多营养不良情况下，皮肤、黏膜和指甲变成苍白色，出现贫血的症状，如维生素、铁和铜缺乏时产生小细胞低色素性贫血，维生素和叶酸缺乏时可出现恶性贫血。

2. 指甲与头发

营养不良时头发常焦脆无光、蓬松，铁和钙缺乏时可有反甲。慢性维生素缺乏时指甲有变薄、变脆、凹陷、端缘裂开、纵脊等萎缩征象。

3. 口腔与唇

（1）牙齿和牙龈　氟缺乏可引起龋齿；氟过多则破坏牙釉质，使牙表面原有光泽消失，出现灰色斑点，即氟斑牙。维生素 C 缺乏时可产生牙龈炎。

（2）黏膜与黏膜皮肤　维生素 B_2 缺乏时，可发生唇炎、口角炎和舌炎。

4. 眼睛

维生素 A 缺乏可引起角膜病变，结膜也会受到损害，角膜软化为维生素 A 缺乏晚期症状，比托斑（Bitot spots）也是维生素 A 缺乏特有的症状。维生素 A 缺乏可致夜盲，表现为暗适应能力减退，这是维生素 A 缺乏的最早症状。

5. 阴囊

阴囊炎为维生素 B_2 缺乏或其他原因引起的阴囊病变，表现为阴囊边缘有清晰的红斑，分布于阴囊一侧或两侧，自觉瘙痒。

6. 腺体

维生素和矿物质缺乏可致皮脂腺病变。缺碘时甲状腺细胞增生而致甲状腺肿大。

7. 神经系统

维生素 B_1、维生素 B_2、维生素 D、烟酸和铜缺乏都能引起神经系统病变，如维生素 B_1

缺乏病（脚气病）、癞皮病、球后视神经炎等。

8. 骨与软骨

维生素 A、维生素 D 缺乏时，骨与软骨都可发生病变。维生素 A 缺乏时，软骨内骨生成、造骨细胞活动和软骨细胞生长都受影响。维生素 D、钙和磷缺乏可引起佝偻病。

9. 营养性水肿

大致可分为三类，即蛋白质营养不良导致血浆蛋白降低，特别是血清蛋白减少时，可引起蛋白质缺乏性水肿；碘严重缺乏可以导致黏液性水肿；维生素 B_1 严重缺乏可导致湿性脚气病，主要表现为水肿和心脏症状。

表 6-2　常见营养缺乏的体征

部位	体征	可能缺乏的营养素
全身	消瘦或水肿，发育不良	能量、蛋白质、锌
	贫血	蛋白质、铁、叶酸、维生素 B_{12}、维生素 B_6、维生素 B_2、维生素 C
皮肤	干燥，毛囊角化	维生素 A
	毛囊四周出血点	维生素 C
	癞皮病	烟酸
	脂溢性皮炎	维生素 B_2
头发	稀少，失去光泽	蛋白质、维生素 A
眼睛	比托斑，角膜干燥，夜盲	维生素 A
唇	口角炎，唇炎	维生素 B_2
口腔	牙龈炎，牙龈出血，牙龈松肿	维生素 C
	舌炎，舌猩红，舌肉红	维生素 B_2、烟酸
	地图舌	维生素 B_2、烟酸、锌
指甲	舟状甲	铁
骨骼	颅骨软化，方颅，鸡胸，串珠肋，O 形腿，X 形腿	维生素 D
	骨膜下出血	维生素 C
神经	肌肉无力，四肢末端蚁行感，下肢肌肉疼痛	维生素 B_1

（四）人体测量

身体形态和人体测量数据可以较好地反映营养状况，体型的大小和生长速度是反映营养状况的灵敏指标。体格检查的数据是评价群体或个体营养状况的有用指标，特别是学龄前儿童的体测结果，常被用来评价一个地区人群的营养状况。

体格检查的常用指标有：身高（身长）、体重、上臂围、头围、皮褶厚度、腰围、臀围、坐高、胸围等。

1. 身高（身长）

身长是指平卧位头顶到足跟的长度，适用于 2 岁及以下婴幼儿。测量方法：仰卧位，室温 25℃ 左右。采用卧式测量床，将量板平稳放在桌面上，脱去婴幼儿的鞋帽和厚衣裤，使其仰卧于量板中线上，助手固定婴幼儿头部使其接触头板，此时婴幼儿面向上，两耳在同一水平上，两侧耳郭上缘与眼下缘的连线与量板垂直。测量者位于婴幼儿右侧，在确定婴幼儿平卧于量板中线后，将左手置于婴幼儿膝部，使其两腿平行伸直，双膝并拢并使之固定，用右手滑动滑板，使之紧贴婴幼儿双足跟，当两侧标尺读数一致时读数，精确至 0.1cm。

身高是站立位足底到头部最高点的垂直距离。适合于 2 岁以上人群。测量时被测量者应免冠、赤足，解开发髻，室温 25℃左右。采用立柱式身高计，被测量者取立正姿势，站在踏板上，挺胸收腹，两臂自然下垂，两脚跟靠拢，脚尖分开约 60°，双膝并拢并挺直，两眼平视正前方，眼下缘与耳郭上缘保持在同一水平，脚跟、臀部和两肩胛角三个点同时接触立柱，头部保持正立位置。测量者手扶沿测板轻轻向下移动，直到底面与头颅顶点相接触，此时观察被测者姿势是否正确，确认其姿势正确后读数，精确到 0.1cm。

2. 体重

体重是指人体总重量（裸重）。测量应在清晨、空腹、排泄完毕的状态下进行，室温 25℃左右。2 岁及以下婴幼儿的测量：选用经计量认证、分度值≤0.01kg 的体重秤，尽量脱去全部衣裤，将婴幼儿平稳放置于体重计上，四肢不得与其他物体相接触，待婴幼儿安静时读取体重读数，冬季可用已知重量的毯子包裹婴幼儿。准确记录体重秤读数，精确到 0.01kg。如穿贴身衣物称量，称量读数－衣物估重＝裸重。2 岁以上人群的测量：被测者平静站立于体重秤踏板中央，两腿均匀负重，免冠、赤足、穿贴身内衣裤，准确记录体重秤读数，精确到 0.1kg。

理想体重（ideal weight），又称标准体重。一般用来衡量成人实测体重是否在适宜范围内。可用 Broca 公式、Broca 改良公式和平田公式进行计算。

Broca 公式：身高＜165cm，理想体重(kg)＝身高(cm)－100

身高≥165cm，理想体重(kg)＝身高(cm)－110

Broca 改良公式：理想体重(kg)＝身高(cm)－105

平田公式：理想体重(kg)＝[身高(cm)－100]×0.9

我国多采用 Broca 改良公式。实际体重位于理想体重的±10％为正常范围，±10％～20％为超重/瘦弱，±20％以上为肥胖/极瘦弱，＋20％～＋30％为轻度肥胖，＋30％～＋50％为中度肥胖，＋50％以上为重度肥胖。理想体重的概念虽容易被接受，但其"真值"难以估计，故理想体重的准确性有时会受到质疑，作为判断标准已较少使用。

3. 体质指数

体质指数（body mass index，BMI）是目前评价 18 岁以上成人群体营养状况的常用指标。体质指数的计算公式为：$BMI = 体重(kg)/[身高(m)]^2$

WHO 建议，$BMI < 18.5kg/m^2$ 为消瘦，$18.5 \sim 24.9kg/m^2$ 为体重正常，$25.0 \sim 29.9kg/m^2$ 为超重，$\geq 30.0kg/m^2$ 为肥胖，$30.0 \sim 34.9kg/m^2$ 为一级肥胖，$35.0 \sim 39.9kg/m^2$ 为二级肥胖，$\geq 40.0kg/m^2$ 为三级肥胖。亚洲标准为：$BMI 18.5 \sim 22.9kg/m^2$ 为体重正常，$23.0 \sim 24.9kg/m^2$ 为超重，$\geq 25.0kg/m^2$ 为肥胖。2003 年，中国肥胖问题工作组根据我国 20 多个地区流行病学数据与 BMI 的关系分析，提出我国成人 BMI 标准：$BMI < 18.5kg/m^2$ 为体重过低，$18.5 \sim 23.9kg/m^2$ 为体重正常，$24.0 \sim 27.9kg/m^2$ 为超重，$\geq 28.0kg/m^2$ 为肥胖。

BMI 是营养状况的常用指标。它不仅对反映体型胖瘦程度较为敏感，而且与皮褶厚度、上臂围等营养状况指标的相关性也较高。

4. 年龄别体重、年龄别身高和身高别体重

这组指标主要用于评价儿童生长发育与营养状况。年龄别体重主要适用于婴幼儿，年龄别身高反映长期营养状况及其造成的影响，身高别体重反映近期营养状况。一般应先用年龄别身高排除生长迟滞者，再用身高别体重筛查出消瘦者。

5. 腰围、臀围及腰臀比

腰围、臀围及腰臀比是一组评价人体营养状况的重要指标。腰围是腋中线肋弓下缘和髂嵴连线中点的水平位置处体围的周长；12岁以下儿童以脐上2cm为测量平面。测量腰围时，被测者取站立位，两眼平视前方，自然均匀呼吸（不要收腹或屏气），腹部放松，两臂自然下垂，双脚分开25～30cm（两腿均匀负重），在双侧腋中线肋弓下缘和髂嵴连线中点处做标记，将软尺轻轻贴住皮肤，经过双侧标记点，围绕身体一周，平静呼气末读数。臀围是臀部最高点平面体围，反映臀部骨骼和肌肉的发育情况。测量臀围时，被测者取站立位，两眼平视前方，自然均匀呼吸，腹部放松，两臂自然下垂，双足并拢（两腿均匀负重），穿贴身内衣裤，将软尺轻轻贴住皮肤，经过臀部最高点，围绕身体一周读数。腰围、臀围以厘米（cm）为单位，精确到0.1cm，重复测量一次，两次测量的差值不得超过1cm，取两次测量的平均值。腰臀比是腰围（cm）和臀围（cm）的比值。WHO建议采用腰围和腰臀比来判定腹部脂肪分布，并且规定将腰围男性≥102cm、女性≥88cm作为上身性肥胖的标准；将腰臀比男性≥0.9、女性≥0.8作为上身性肥胖的标准。我国提出腰围男性≥90cm、女性≥85cm为成人中心性肥胖。

6. 皮褶厚度

皮褶厚度是通过测量皮下脂肪厚度来估计体脂含量的方法。测量点常选用肩胛下角、肱三头肌和脐旁。实际测量时常采用肩胛下角和上臂肱三头肌腹处的皮褶厚度之和，并根据相应的年龄、性别标准来判断。皮褶厚度一般不单独作为肥胖的标准，通常与身高标准体重结合起来判定。

皮褶厚度测量要使用专用皮褶测量卡尺，分度值0.1cm，使用前需按要求校准仪器零点并调整压力。肱三头肌皮褶厚度测量：测量位置为右臂肱三头肌上，以右上臂肩峰与尺骨鹰嘴连线中点为测量点，用标记笔做标记，被测者取站立位，双足并拢，两眼平视前方，充分裸露被测部位皮肤，肩部放松，两臂垂放在身体两侧，掌心向前，测量者站在被测者后方，在标记点上方约2cm处，垂直于地面方向用左手拇指、食指和中指将皮肤和皮下组织夹提起来，使形成的皮褶平行于上臂长轴，右手握皮褶计，钳夹部位距拇指1cm处，慢慢松开手柄后迅速读取刻度盘上的读数。肩胛下皮褶厚度测量：触摸到右肩下角，在此点下方1cm处用标记笔做标记，被测者取站立位，双足并拢，两眼平视前方，充分裸露被测部位皮肤，肩部放松，两臂垂放在身体两侧，掌心向前，测量者站在被测者后方，左手拇指和食指提起并捏住标记处皮肤及皮下组织，使形成的皮褶延长线上方朝向脊柱，下方朝向臀部，与脊柱成45°角，右手握皮褶计，钳夹部位距拇指1cm处，慢慢松开手柄后迅速读取刻度盘上的读数。读数以毫米（mm）为单位，精确到1mm，连续测量两次，若两次误差超过2mm需测第三次，取两次最接近的数值求其平均值。

7. 上臂围、上臂肌围

上臂围一般测量左上臂肩峰至尺骨鹰嘴连线中点的臂围长。我国1～5岁儿童上臂围＜12.5cm为营养不良，12.5～13.5cm为中等，＞13.5cm为营养良好。上臂肌围＝上臂围－3.14×肱三头肌皮褶厚度，成年人正常参考值为男性25.3cm、女性23.2cm。

8. 头围

头围是齐眉弓上缘经过枕骨粗隆最高点水平位置的头部周长。测量者立于被测者的前方或右方，用左手拇指将软尺零点固定于头部右侧齐眉弓上缘处，右手持软尺沿逆时针方向经枕骨粗隆最高处绕头部一圈回到零点，测量时软尺应紧贴皮肤，左右两侧保持对称，长发者应先将头发在软尺经过处向上下分开。头围反映脑、颅骨的发育，在 2 岁时测量最有意义。头围过大见于脑积水、佝偻病；头围过小见于小头畸形。出生时平均头围 34cm，前半年增长 8～10cm，后半年增长 2～4cm。6 个月时 43cm，1 岁时头围 46cm（同胸围），2 岁为48cm，5 岁时 50cm，15 岁接近成人 54～58cm。

0～5 岁小儿的平均头围见表 6-3。

表 6-3　0～5 岁小儿的平均头围

年龄	平均头围/cm	平均增长数/cm
出生	34	
6 月	43	9/半年
1 岁	46	3/半年
2 岁	48	2/年
5 岁	50	

9. 胸围

胸围一般是指人体胸部的外部周长。胸围也有上胸围与下胸围之分。对于女性来说，以 BP 点（即乳点 bustpoint）为测点，用软皮尺水平测量胸部最丰满处一周，即为女性的胸围尺寸，也称上胸围；下胸围是指乳房基底处的胸围。吸气和呼气时的胸围差可以作为衡量肺活量大小的指标。

10. 坐高

坐高是头顶点至椅面的垂直距离或头顶到坐骨结节的长度。测量时大腿必须与地面平行并与小腿间呈直角，绝对不能直接坐在地面上。被测者坐于一椅面，双足平放地上，足尖向前，上身挺直，牵引颏下部稍稍向前，大腿和臀部肌肉应在放松状态。测高仪垂直，在骶部和左右肩胛之间与脊柱相接触。坐高是反映人体形态结构与发育水平的指标之一，是人体取正位坐姿时头和躯干的长度，它主要反映人体躯干生长发育状况以及躯干与下肢的比例关系。

11. 身高坐高指数

身高坐高指数是一种体型指数，为坐高/身高×100，表示坐高占身高的百分比。一般将指数值小于 51（男）或 52（女）视为短躯干型，大于 53（男）或 54（女）视为长躯干型。女性数值较大，男性数值较小；儿童和成年人数值较大，少年数值较小。黄种人属长躯干型。

身高坐高指数分型如表 6-4 所示。

表 6-4　身高坐高指数分型

型别	指数	
	男	女
短躯干型	$X<51.0$	$X<52.0$
中躯干型	$51.0≤X≤53.0$	$52.0≤X≤54.0$
长躯干型	$X>53.0$	$X>54.0$

另一种常用的体型指数为马氏躯干腿长指数，为（身高－坐高）/坐高×100。马氏躯干腿长指数是检测身体上下部分的相互比例（即躯干与腿的比例）的最可靠和最具有参照价值的量化指标。马氏躯干腿长指数分型如表 6-5 所示。

表 6-5　马氏躯干腿长指数分型

型别	指数
超短腿型	$X\sim74.9$
短腿型	$75.0\sim79.9$
亚短腿型	$80.0\sim84.9$
中腿型	$85.0\sim89.9$
亚长腿型	$90.0\sim94.9$
长腿型	$95.0\sim99.9$
超长腿型	$100.0\sim X$

三、营养调查结果的分析评价

膳食调查、实验室检查、体格检查、临床检查之间的内在联系与营养缺乏病的发生、发展过程有密切关系。各部分营养调查结果，互相参照、综合分析，才能对人群营养状况进行较全面的分析评价。

通过实验室检查、体格检查、临床检查能够发现、确诊哪种营养素缺乏或过剩，是缺乏、较少（边缘状态）、充足、过多还是中毒。通过膳食调查可以了解引起营养性疾病的原因，也就进一步知道营养治疗、预防的方向以及改进的措施。

通过营养调查结果可以分析评价下列问题。

（1）居民膳食营养摄入量，食物组成结构与来源，食物资源生产加工、供应分配，就餐方式及习惯。

（2）居民营养状况与发育状况，营养缺乏与营养过剩的种类、发病率、原因、发展趋势和控制措施等。

（3）营养方面一些值得重视的问题，如动物性食品摄入过多所致的营养过剩、肥胖症、心血管系统疾病，长期摄食精白米面所致的 B 族维生素不足，方便食品和快餐食品及滥用强化食品或其他不良食品的影响等。

（4）第二代发育趋势及原因分析。

（5）各种人群中有倾向的营养失调趋势。

（6）全国或地区特有的营养问题及解决程度、经验等。如优质蛋白、维生素 B_2、维生素 A 不足问题；个别人群贫血问题；个别地区烟酸缺乏与维生素 C 不足问题；地方病、原因不明疾病与营养问题等。

<h2 style="text-align:center">小　结</h2>

本章主要介绍了膳食结构、中国居民膳食指南和中国居民平衡膳食宝塔；营养调查的内容和方法，营养调查结果的分析评价等。重点介绍了营养调查的各种方法及其优缺点。

思考题

1. 如何正确理解《中国居民膳食指南（2022）》的新修订内容？
2. 膳食回顾法、记账法、称重法和食物频率法各自的优缺点及适用范围是什么？
3. 营养调查的方法有哪些？

第七章 营养流行病学与疾病

第一节 概述

一、营养流行病学的定义

营养流行病学（nutritional epidemiology）是应用流行病学的方法，研究人群营养以及营养与健康、疾病关系的科学。营养流行病学的目的是研究膳食因素与疾病发生的关系，寻找可疑的膳食危险因素，发现膳食保护因素，从而在病因学基础上制定预防疾病发生的卫生政策。营养流行病学用于监测人群营养状态，评估和设计人群的膳食模式，研究营养成分及膳食模式对健康的影响及其在疾病发生发展中的作用，特别是在慢性病中的作用。这一学科的特点在于其暴露因素涵盖了膳食的各个方面。

二、营养流行病学的发展简史

尽管营养流行病学属于比较年轻的一门学科，但早在 200 多年前，就有研究者应用流行病学的方法确认了几种基本营养素。例如，在 18 世纪中叶（1753 年），长期在海上航行的水手经常会遭受到坏血病的折磨，一些水手会出现牙龈出血、皮肤淤血、渗血等情况，最后痛苦地死去，人们一直查不到死因。最后是英国海军军医 James Lind 利用临床试验，对比新鲜蔬菜和水果对坏血病的治疗作用，发现柠檬和橘子的治疗效果最好，并最终发现维生素 C 缺乏是导致坏血病的原因。20 世纪 30 年代，我国东北也曾经盛行过一种可怕的地方病——克山病，患者的主要症状是急性和慢性心功能不全，心脏扩大，心律失常以及脑、肺和肾等脏器的栓塞。我国学者于维汉通过对不同地区人群硒营养状况和发病率的比较，提出了克山病病因假说，指出克山病发病与单一膳食条件有关。经过检测以及人群干预试验，最终证明硒缺乏是我国克山病的发病原因之一。因此，早在营养流行病学概念提出之前，流行病学的思想、方法已经应用于营养与健康的研究实践中了。

营养流行病学研究方法的进展也是学科发展的奠基石。1947 年，美国哈佛大学营养学系的 Burk BS 教授为了解个体长期膳食摄入情况，设计了三种膳食史问卷，包括 24h 膳食回忆问卷、3 天膳食日记及过去 1 个月内所消费的食物清单，其中食物清单具有重要意义，也是现在广泛使用的食物频率问卷的前身。在 1960 年左右，Stephanik 和 Trulson、Heady 以及 Marr 等营养流行病学家相继开发了食物频率问卷，并对其在膳食测量中的作用进行了评价。Stephanik 和 Trulson 发现，食物频率问卷可以区别不同种族人群；Heady 通过在英国银行职员中收集的膳食记录发现，食物的摄入频率与其过去 7 天中的摄入食物的总量关系密切。之后经过 20 世纪 80 至 90 年代的进一步研究、细化、修订和评估，食物频率问卷成为了营养流行病学中重要的研究工具之一。在国际的 Framingham 研究（Framingham Study）、护士健康研究（Nurse's Health Study）、全国健康和营养监测调查（National Health and Nutrition Examination Survey，NHANES）和我国的中国居民营养与健康状况监测中均采用了食物频率问卷法。膳食暴露测量方法的进步也推动了膳食因素与慢性病关系研究的进展，促进了营养流行病学的学科发展。

随着流行病学的发展，营养流行病学也逐步发展完善起来。自人类疾病谱从传染性疾病向慢性非传染性疾病过渡阶段，流行病学方法中也发展出了更多针对非传染性疾病的方法，并且大规模人群数据的分析技术与方法也逐步形成。在此阶段，病例对照研究、队列研究和随机对照试验成为了现在流行病学的主要研究方法。随着慢性病研究的不断深入，流行病学出现了多个分支，如心血管病流行病学、代谢流行病学、营养流行病学和遗传流行病学等。1989 年，美国哈佛大学流行病学与营养学教授 Walter C. Willett 主编出版了第一本《营养流行病学》，提出了营养流行病学是流行病学的一个分支学科，研究营养与健康及疾病之间的关系。

三、营养流行病学的应用

营养流行病学目前主要应用于了解人群营养和健康状况，将人群研究结果应用于制定膳食指南和相关政策法规等。

（一）人群营养与健康状况调查

营养调查是全面了解人群膳食结构和营养状况的重要手段，主要采用流行病学方法，定期对全国性或地区性的营养与健康及各类人群的营养与健康状况进行调查，可对不同经济发展时期人们的膳食组成和营养状况进行全面的了解，同时了解人群营养和健康现状及营养变化趋势。营养调查主要是在局部地区人群中进行的限时调查，根据不同目的，营养调查规模有所不同。如我国曾于 1959 年、1982 年、1992 年和 2002 年分别进行了四次全国营养调查。其中，2002 年的全国营养调查与肥胖、高血压和糖尿病等慢性病调查结合在一起，是我国第一次全国性的营养与健康调查。通过该次调查，发现我国城乡居民的膳食、营养状况有了明显改善，营养不良和营养缺乏患病率继续下降，但同时，我国面临着营养缺乏与营养过剩的双重挑战。

（二）营养监测

营养监测是指长期动态监测人群的营养状况，同时收集影响人群营养状况的有关社会经济方面的资料，探讨从政策上、社会措施上改善营养状况的途径。联合国粮食及农业组织（FAO）、联合国儿童基金会（UNICEF）及世界卫生组织（WHO）对营养监测的定义是："对营养进行监测，以便作出改善居民营养的决定"。因此，与营养调查不同，营养监测是在人群水平上，对有代表性的样本进行的长期、纵向的调查。目前最著名的营养监测，是美国疾病预防与控制中心、美国国家健康统计中心负责的 NHANES。该调查最早开始于 20 世纪50 年代，后从 1999 年开始，发展成为连续营养监测项目。该调查结合家庭访谈和健康体检，每年抽样调查全国具有代表性的 15 个地区的约 5000 人。NHANES 访谈部分包括人口统计学、社会经济学、饮食和健康相关问题。体检部分包括生理测量、实验室检查等内容。结果用于判断目前美国主要疾病及其危险因素的流行情况，评价营养状况和相关的健康促进及疾病预防的效果；调查数据还用于流行病学和健康科学研究，有助于制定有效的公共卫生政策，指导和设计健康服务项目，并在全国范围传播健康知识。

（三）制定膳食指南

各国各地区结合本国或者本地区的实际情况，以促进合理膳食、科学选择膳食和改善健康为目的，以定性和定量的方法制定自己的膳食指南。膳食指南的多项建议都是建立在营养流行病学研究结果上，结合现存的问题和健康研究的最新证据，以及参考其他国家的膳食指南完成。如 1989 年我国首次发布了《中国居民膳食指南》，1997 年和 2007 年进行了两次修订，2016 年 5 月发布了《中国居民膳食指南（2016）》，2022 年 4 月发布了《中国居民膳食指南（2022）》。《中国居民膳食指南（2022）》梳理了我国居民膳食与营养健康现况及问题，汇集并分析了膳食与健康研究的新证据，研究了世界各国膳食指南中的关键推荐，聚焦"健康中国"建设并提出落实合理膳食行动的政策建议。

（四）研究营养与疾病的关系

在营养流行病学领域，最初的应用就是确定营养缺乏病的病因。通过研究与疾病分布有关的膳食因素，如居民的饮食特点、饮食习惯、特殊嗜好、营养成分等，为营养相关疾病的预防措施提供依据。受特殊饮食习惯影响的地区，疾病的分布有明显的地区特点。例如，糙皮病主要分布在饮食习惯以玉米为主食的地区；又如维生素 A 缺乏病主要分布在非洲和东南亚等发展中国家，农村经济不发达地区的儿童患病率高于城市，儿童发病随着年龄的增加有升高的趋势，学龄前儿童发病率较高。我国东南沿海和北京、天津地区人群的糖尿病、肥胖和心血管疾病的患病风险较高，原因在于这些地区喜爱甜食的人群较多。因此，了解疾病的分布规律和相关的营养因素可对防治疾病采取相应的措施。

在慢性病的研究中，营养流行病学也在阐释膳食因素和膳食模式对慢性病的影响中发挥着重要作用。国内外大型队列研究，例如 Framingham 研究、护士健康研究和中国慢性病前瞻性研究（China Kadoorie Biobank）等，均阐述了膳食与慢性病的关联。

通过营养干预可评估膳食因素在预防慢性病的发生发展中的重要作用以及防治疾病。例如，我国推行的食盐加碘，目的是改善人群的营养状况，预防碘缺乏病；我国最新研究发现低钠盐的摄入，可以降低脑卒中的发病率；孕早期补充叶酸，可以预防因叶酸缺乏而引起的胎儿神经管畸形。因此，营养干预是疾病预防控制的重要方法。

四、营养流行病学常用方法

营养流行病学的研究方法可分为三类：观察性研究、实验性研究、循证营养学。观察性研究指的是描述性研究和分析性研究，包括横断面研究、生态学研究、队列研究和病例对照研究，其主要目的是阐述人群营养以及营养与健康、疾病的关系。实验性研究则是根据研究假设，设计人体试验，通过试验来验证假设，以确定某膳食因素对某种疾病发生或对健康有无影响。循证营养学指的是通过系统性收集现有的最佳证据，结合专业知识制定营养指南、向公众和医学专业人群提供科学的营养建议。

（一）观察性研究

1. 横断面研究

横断面研究（cross-sectional study）又称现况研究（prevalence study），通过对特定时间内、特定人群的营养、健康、疾病及相关因素进行调查，从而描述该疾病或健康状况在目标人群中的分布及其与相关因素的关系。开展现况研究的目的包括掌握目标人群中疾病或健康状况的分布、提供疾病病因研究的营养学线索、确定高危人群、评价营养监测的效果和为营养政策提供依据。

根据涉及研究对象的范围可以将现况调查分为普查和抽样调查。普查，即全面调查，指在特定时点或时期、对特定范围内的全部人群进行的调查。营养流行病学横断面研究的典型应用是各个国家定期开展的有关全国人群食物消费模式和营养素摄入情况及健康和营养状况指标的调查，例如美国开展的 NHANES，英国开展的全国膳食和营养调查（National Diet and Nutrition Survey，NDNS）、日本开展的全国营养调查（National Nutrition Survey，NNS）以及中国的全国营养调查。此类调查可提供在某个时期人群营养状况的营养流行病学数据。如果横断面研究包括对人群健康或疾病状态的测量，则可用于分析人群的营养与食物消费状况、营养素摄入情况等指标之间的关联。

但是，通过横断面资料进行的相关性分析产生的结论有一定的局限性，因为疾病、健康状态和膳食暴露情况是同时收集的，因果顺序不明，且某一时段或某一时点的膳食暴露并不能完全反映被调查者既往膳食模式，因此横断面资料一般不能确定膳食暴露与疾病发生的因果关联，但可以为病因研究提供线索。

2. 生态学研究

生态学研究（ecological study）是描述性研究的一种类型，是在群体水平上研究某种暴露因素与疾病之间的关系，以群体为观察和分析单位，通过描述不同人群中某因素的暴露状况与疾病的频率，分析该暴露与疾病之间的关系。在营养流行病学中，主要在群体水平上研究膳食因素与疾病或者健康之间的关系，描述不同人群中膳食特征与疾病或健康状况之间的关联。以群体为研究单位是生态学研究的基本特征，群体包括国家、城市或者学校等。生态学研究的研究目的包括提供病因线索、产生病因假设以及评价干预措施的效果。

生态学研究的主要缺点在于生态学谬误（ecological fallacy），这是由于生态学研究以情况不同的个体所在的群体作为观察和分析单位，其中存在的混杂因素往往难以控制，因此可能造成研究结果与真实情况不符。此外，生态学研究中暴露因素与结局的时序关系不易确定，因此其研究结果不能验证因果关系。

3. 队列研究

队列研究（cohort study）是将人群按照是否暴露于某可疑因素及其暴露程度分为不同的亚组，追踪其各自的结局，比较不同亚组之间结局频率的差异，从而判断暴露因子与结局之间有无关联及关联大小的一种观察性流行病学研究方法。队列研究的目的包括检验病因假设、评价预防效果（例如蔬菜水果的摄入）和研究疾病的自然史等。

队列研究按照研究对象进入队列的时间和终止观察时间的不同，可以分为前瞻性队列研究、历史性队列研究和双向性队列研究 3 种。队列研究在收集信息和结局资料方面的时间先后顺序清晰，一般膳食信息收集在前，疾病诊断在后，所以主要应用于膳食因素与疾病的因果关联研究。例如，研究妊娠期营养素补充剂的摄入情况与妊娠期妇女贫血状况关联的队列研究。如果基线调查时调查项目比较全面，队列研究还可以同时研究多种慢性病的病因。例如，天津营养流行病学队列研究，其目的是在成年人群中，通过研发经信效度验证的天津地区"食物频率问卷"，探索膳食营养对体内慢性炎症水平的作用，进而明确"膳食营养-炎症-慢性病发生"的关系链。该研究中研究结局有多种，包括糖尿病、高尿酸血症、高血压、脂肪肝、代谢综合征、幽门螺杆菌感染和抑郁状态等慢性疾病或状态。

4. 病例对照研究

病例对照研究（case-control study）是以确诊有某特定疾病的患者作为病例，以不患有该病但具有可比性的个体作为对照，通过询问、实验室检查或复查病史，搜集研究对象既往各种可能的危险因素的暴露史，测量并比较病例组与对照组中各因素的暴露比例，经统计学检验，若两组差别有意义，则可认为因素与疾病之间存在统计学上的关联。病例对照研究是一种回顾性的，由结果探索病因，在某种程度上检验病因假设的一种研究方法。

病例对照研究的类型可以根据病例与对照是否匹配来分类，近年来也衍生出来许多改进的类型，例如巢式病例对照研究、病例队列研究、病例交叉研究和单纯病例研究等，其中巢式病例对照研究比较常见。

病例对照研究可以应用于探索膳食因素与慢性病的关系。例如，从膳食成分及膳食模式方面探讨营养因素与 2 型糖尿病发病风险之间的关系，其中病例组为诊断糖尿病≤6 个月的初发 2 型糖尿病患者，对照组为非糖尿病或糖调节受损的成年人，研究对象均为年龄 30～80 岁的成年人，研究设计采用性别和年龄 1：2 配对的方式。这样的病例对照研究可以阐明糖尿病发病风险中膳食保护因素和潜在的有害因素，及其影响的强度如何。需要注意的是，病例对照研究是一种回顾性调查研究，研究者不能主动控制病例组和对照组膳食因素的暴露程度，因为暴露与否已为既成事实，并且病例对照研究中存在回忆偏倚，因此不能确切地论证病因学因果关系。

（二）实验性研究

实验流行病学（experimental epidemiology）指以人群为研究对象，以医院、社区、工厂、学校等现场为"实验室"的研究。因为研究中施加了人为的干预因素，因此也常被称为干预性研究。在实验流行病学中，研究对象被分为两组或多组，分别接受不同的干预措施，随即观察一段时间，然后比较各组的结局。英国海军军医 James Lind 将船员分为不同组，分别食用柠檬和橘子、低浓度硫酸和海水等治疗坏血病，观察一段时间后发现柠檬和橘子的治疗效果最好，这就是最早的临床试验。实验性研究的特点包括前瞻性、随机分组、具有均衡可比的对照组、有干预措施以及结论可以验证因果假设。

流行病学实验根据研究目的和研究对象的不同，可以分为临床试验、现场试验和社区试验。临床试验是以患者为研究对象的实验研究，常用于评价药物或治疗方法的效果。现场试验是在实地环境下、以自然人群作为研究对象的实验研究，常用于评价疾病预防措施的效果，例如新型冠状病毒疫苗接种的效果评价。社区试验，是以社区人群整体作为干预单位进行的实验研究，常用于评价某种预防措施的效果，例如食盐中加碘预防地方性甲状腺肿。

营养流行病学中运用实验流行病学的方法进行营养素的干预对研究结局影响的探索。例如，我国用亚硒酸钠作为干预措施，评价其对预防急性和亚急性克山病发生的作用，结果显示干预组发病率较对照组下降 84%，为硒缺乏作为克山病的病因之一提供了强有力的证据。

（三）循证营养学

循证医学是遵循临床研究证据的医学实践过程，是指医生对患者的诊断、治疗、预防、康复和其他决策应建立在当前所能获得的最佳临床研究证据基础之上，同时结合医生自己的临床专业技能和患者的需求做出决策。基于循证医学，循证营养学是指系统收集现有的最佳证据，结合专业知识将其应用于制定营养政策和营养实践中。与临床医学比较，除了对临床患者进行个体营养支持以外，营养学具有更大范围的服务对象：对公众人群进行营养评价和干预。在营养领域，越来越多专家支持使用循证的方法制定膳食指南、向公众和医学专业人群提供科学的营养建议。

循证营养学可以应用在营养学理论研究和指导实践的多个领域，例如，制定营养素的参考摄入量、膳食指南、食物指导、临床营养支持等。国内外营养专家通过循证营养学方法的应用，已经取得了一些引人瞩目的成果并推广应用，例如我国出版的《中国居民膳食指南（2022）》梳理了我国居民膳食与营养健康现况及问题，汇集并分析了膳食与健康研究的新证据，研究了世界各国膳食指南中的关键推荐，最终聚焦于中国的实际情况。

第二节　营养与出生缺陷

一、出生缺陷的概述

（一）出生缺陷的定义

出生缺陷（birth defect）是指在宫内生命期发生并在产前、出生时或出生后发现的结构、功能或代谢障碍，是导致早期流产、死胎、围生儿死亡、婴幼儿死亡和先天残疾的主要原因。出生缺陷病种多、病因复杂，目前已知的出生缺陷超过 8000 种，染色体畸变、基因突变等遗传因素或环境因素均可能导致出生缺陷的发生。

（二）出生缺陷的分类

在国际疾病分类 ICD-10（International Classification of Diseases，ICD）中根据发生部位对出生缺陷进行分类，世界各国对出生缺陷进行调查统计时也采用这种分类方法。世界各国常规监测的出生缺陷有 12 种，根据我国的具体情况，在此基础上增加了常见的 11 种畸形，并将尿道上、下裂合为一类，上、下肢短肢畸形合为一类，共计 23 种。

按照病因分类，出生缺陷可分为单基因遗传性出生缺陷、染色体数目异常型出生缺陷、环境致畸因素引起的出生缺陷、基因环境交互型出生缺陷。

按照临床症状和体征，出生缺陷可分为结构异常缺陷、染色体病、基因病和代谢异常。常见的结构异常缺陷包括神经系统畸形、头部畸形、腹壁缺损及膈疝、先天性心脏病、消化系统畸形、泌尿生殖系统畸形和四肢畸形。染色体病是导致新生儿出生缺陷最多的一类遗传病，可以分为染色体数目异常和结构异常。基因病可以分为单基因病和多基因病。代谢异常，指维持机体正常代谢所需的特殊酶、运载蛋白、膜或受体等的编码基因发生突变，导致机体生化代谢紊乱，引起中间或旁路代谢产物蓄积在完成代谢过程的细胞、组织、器官中，导致其结构或功能受累发生改变，或对重要器官能量供给不足，引起一系列临床异常。

二、出生缺陷的流行状况

(一)世界出生缺陷流行概况

出生缺陷病种繁多，目前已知的有 8000～10000 种。根据 WHO 估计，全球低收入国家的出生缺陷发生率约为 6.4%，中等收入国家约为 5.6%，高收入国家约为 4.7%。根据 2010 年全球疾病负担研究显示，6.4% 的新生儿死亡归因于出生缺陷，在所有新生儿死亡原因中排第五。

(二)我国出生缺陷流行概况

根据 2012 年《中国出生缺陷防治报告》统计，我国出生缺陷总发生率约为 5.6%，高于全球平均水平。以全国年出生数 1600 万计算，每年新增出生缺陷约 90 万例，其中出生时临床明显可见的出生缺陷约 25 万例。我国实施《中国儿童发展纲要（2011—2020 年）》以来，出生缺陷防治取得明显成效，严重致残的出生缺陷发生率从 2010 年的 17.47/万下降至 2020 年的 10.40/万，下降幅度超过 40%。2020 年中国城市和农村小于 1 岁的居民疾病死因构成比中，"先天畸形、变形和染色体异常"类的因素占近 1/6。根据湖南、江苏、广西等地近年的报道，我国目前出生缺陷率为 0.72%～19.18%。

1. 我国围生期常见出生缺陷的发生率及趋势

我国主要监测的出生缺陷病种共 23 种，包括无脑畸形、脊柱裂、脑膨出、先天性脑积水、腭裂、唇裂、唇裂合并腭裂、小耳（包括无耳）、外耳其他畸形（小耳、无耳除外）、食管闭锁与狭窄、直肠肛门闭锁或狭窄（包括无肛）、尿道下裂、膀胱外翻、马蹄内翻足、并指/趾、多指/趾、肢体短缩、先天性膈疝、脐膨出、腹裂、联体双胎、唐氏综合征、先天性心脏病等。

2020 年围生儿前 10 位高发出生缺陷依次为先天性心脏病（congenital heart disease, CHD）、多指/趾、并指/趾、尿道下裂、马蹄内翻足、总唇裂、腭裂、直肠肛门闭锁或狭窄、先天性脑积水和小耳，见表 7-1。

表 7-1　2000—2020 年全国主要出生缺陷医院监测结果发生率（1/万）顺位

顺位	2000 年	2010 年	2015 年	2018 年	2019 年	2020 年
1	总唇裂 (14.07)	CHD (32.74)	CHD (66.51)	CHD (91.18)	CHD (126.62)	CHD (173.20)
2	多指/趾 (12.45)	多指/趾 (16.39)	多指/趾 (18.07)	多指/趾 (21.40)	多指/趾 (22.29)	多指/趾 (23.06)
3	神经管缺陷 (11.96)	总唇裂 (12.78)	总唇裂 (7.41)	并指/趾 (7.62)	并指/趾 (7.66)	并指/趾 (7.89)
4	CHD (11.40)	先天性脑积水 (6.02)	马蹄内翻足 (6.20)	马蹄内翻足 (6.77)	尿道下裂 (6.25)	尿道下裂 (6.71)
5	先天性脑积水 (7.01)	神经管缺陷 (5.74)	先天性脑积水 (5.30)	尿道下裂 (5.78)	马蹄内翻足 (5.60)	马蹄内翻足 (5.37)
6	肢体短缩 (5.81)	马蹄内翻足 (5.08)	并指/趾 (5.17)	总唇裂 (5.63)	总唇裂 (4.68)	总唇裂 (5.16)

顺位	2000 年	2010 年	2015 年	2018 年	2019 年	2020 年
7	马蹄内翻足（4.97）	尿道下裂（4.87）	尿道下裂（5.10）	先天性脑积水（3.86）	小耳（3.55）	腭裂（3.47）
8	尿道下裂（4.07）	并指/趾（4.81）	小耳（3.03）	小耳（2.99）	腭裂（3.32）	直肠肛门闭锁或狭窄（3.45）
9	并指/趾（3.97）	肢体短缩（4.74）	直肠肛门闭锁或狭窄（2.89）	腭裂（2.96）	直肠肛门闭锁或狭窄（2.98）	先天性脑积水（3.32）
10	直肠肛门闭锁或狭窄（3.45）	小耳（3.09）	肢体短缩（2.86）	直肠肛门闭锁或狭窄（2.71）	先天性脑积水（2.93）	小耳（3.30）

数据来源：全国出生缺陷监测系统（2020）。

2. 出生缺陷逐渐成为我国婴儿死亡的主要原因

随着卫生状况和医疗保健水平的升高，新生儿死亡率呈下降趋势，而出生缺陷造成的围生儿死亡比例在逐渐增加，已成为发达国家婴儿死亡的第一原因，这一趋势在我国也逐渐显现。我国人群监测结果显示，5.7%的出生缺陷患儿有不良结局（包括死胎死产和监测期内死亡），该比例农村高于城市，中部地区高于东部和西部地区；其中死胎死产比例为4.1%，出生为活产而于监测期内死亡的占1.7%。

2020年，在我国新生儿死亡和1～11月龄婴儿死亡中，由先天异常所致死亡的比例分别为19.3%和24.1%；1～4岁儿童死亡中，由先天异常所致死亡的比例为9.7%，见表7-2。在婴幼儿因出生缺陷发生的死亡中，新生儿死亡没有城乡差异，1～11月龄婴儿死亡城市略高于农村，1～4岁儿童死亡城市显著高于农村。

表7-2　2020年婴儿死亡率及出生缺陷占死因[①]的构成比　　　　单位：%

分组	全国		城市		农村	
	死亡率	构成比	死亡率	构成比	死亡率	构成比
新生儿	64.8	19.3	41.4	19.7	75.3	19.3
1～11月龄婴儿	48.9	24.1	37.0	25.5	54.2	23.7
1～4岁儿童	20.8	9.7	12.5	15.2	24.1	8.8

数据来源：全国5岁以下儿童死亡监测系统（2020）。
① 按联合国儿童基金会全球疾病负担的死因标准统计。

三、出生缺陷的影响因素

出生缺陷的病因多样，其作用时间窗口位于出生前受精卵形成期及胎儿发育期。病因可大致分为遗传因素、环境因素或多因素交互作用。据估计，由遗传因素为主所致的出生缺陷占20%～30%，由环境因素（如母体疾病、营养不足、宫内病原体感染或环境有害化学物质等因素）所致的出生缺陷约占10%，而剩余60%～70%的出生缺陷多是由遗传和环境因素共同作用造成的。

（一）遗传因素

遗传因素导致的出生缺陷包括单基因遗传缺陷和多基因遗传缺陷。其中单基因遗传缺陷包括常染色体显性遗传、常染色体隐性遗传、性染色体显性遗传和性染色体隐性遗传。多基因遗传缺陷的机制比较复杂，主要是遗传因素和环境因素交互作用导致，如唇腭裂、神经管缺陷、先天性心脏病等。

（二）环境因素

1. 物理因素

物理因素包括电离辐射、超声、噪声、高温等。性腺是对电离辐射高度敏感的器官，电离辐射可直接损伤DNA，是强致畸因子；超声和噪声对于出生缺陷的影响目前还没有完全一致的研究结果；母亲体温升高或胚胎受到高温环境影响也可能引起先天性畸形的发生。

2. 生物因素

一般来说，孕妇感染的病原体微生物及其毒性产物或重金属很难通过胎盘进入胎儿体内，这是由于胎盘屏障效应的保护作用。然而，在妊娠早期三个月内，胎盘屏障功能尚未建立，母亲感染的病原体（如病毒）很有可能经胎盘传递至胎儿，造成其畸形甚至死亡。胎儿期体内长期携带病毒，可能导致胎儿宫内发育畸形。有研究表明，孕早期呼吸道病毒（如风疹病毒、柯萨奇病毒、单纯疱疹病毒和巨细胞病毒等）感染史容易导致胎儿心血管发育畸形，其中风疹病毒是导致CHD的主要原因。

3. 化学因素

化学因素包括某些微量元素、农药、医用药物等都可能导致出生缺陷的发生。微量元素过多或者缺乏都将影响胚胎或胎儿的正常分化和发育。例如，铅中毒会导致婴儿智力低下；锌缺乏可导致胎儿宫内发育迟缓、胎儿畸形甚至死胎。一些地球化学环境元素的超标或者不足也可能导致出生缺陷的发生，例如环境砷暴露可能导致先天畸形。某些农药或者化工生产的有机物也具有致畸作用，孕期接触高浓度铅、苯、汞等有毒化学物质后，出现流产及胎儿畸形率明显增高。孕早期用药，例如抗抑郁药物、抗哮喘药物、抗真菌药物、治疗高血压的药物等都可能使出生缺陷的发病率升高。近年来多项研究发现空气污染物也是出生缺陷的危险因素，例如妊娠早期暴露于高 SO_2、$PM_{2.5}$、PM_{10}、NO_2 环境中，可干扰胎儿发育，引发胎儿畸形甚至发生自发流产。

（三）母体因素

胎儿生长的主要决定因素是母体营养与激素环境，尤其是营养素和氧的供给。由于胎儿的脑和神经系统是最先发育的器官和系统，随后才是其他系统，如果在细胞增殖和胚层分化关键期营养不良，如孕3～4周叶酸缺乏，可能导致胎儿神经管和脊柱的永久性畸形。

母体的健康状况、生活方式、生育年龄和心理状态等均与出生缺陷有关。孕妇患妊娠糖尿病、生活压力大会使胎儿发生出生缺陷的危险性升高。烟草和酒精是常见的致畸原。当烟雾中的有毒物质（例如氰化物）进入胎儿体内时，可导致胎儿大脑和心脏发育不全、唇腭裂及智力低下等先天性缺陷。酒精可以透过胎盘屏障，胎儿体内缺少代谢酒精的酶，所以酒精会干扰胎儿的正常发育而出现出生缺陷。母亲生育年龄也是出生缺陷的危险因素，特别是年龄<25岁或≥35岁的母亲生育出生缺陷患儿的概率相对较高。

特殊的暴露如母亲吸毒或软性毒品，也是导致出生缺陷的危险因素之一。毒品，如海洛因，具有脂溶性，可通过胎盘屏障进入胎儿神经系统，孕期暴露于毒品的新生儿会出现出生缺陷、早产和新生儿猝死综合征的不良结局。

四、母亲营养与出生缺陷

20世纪90年代初期，英国学者Barker提出了著名的"胎源假说"，阐明了生命早期负性暴露与胎儿、儿童的健康密切相关。女性怀孕时体内将经历一系列的生理变化，包括内分泌、消化、心血管、血液、呼吸和肾脏系统等方面均有改变。这导致机体对能量、蛋白质、维生素和矿物质的需求增加，即均衡的营养在孕前及整个怀孕期间均非常重要。妊娠晚期对能量摄入量略有增加，对某些维生素和矿物质的需求明显增加。很多研究表明，某些营养物质的缺乏或过量可导致胎儿先天性畸形的发生。

（一）维生素

女性孕期对维生素的需求会增加，部分微量营养素摄入不足会影响胎儿组织、器官在结构、功能或者代谢方面的异常，从而导致出生缺陷。补充多种微量营养素可帮助女性将体内缺乏的微量营养素提升到合理的水平，预防出生缺陷。但维生素过量，也是发生出生缺陷的危险因素之一。

1. 维生素 A

维生素 A 是胚胎发育、组织稳态和生理所必需的脂溶性营养素。动物实验表明，维生素 A 摄入过量，可导致胚胎吸收、流产及出生缺陷。妊娠早期，孕妇每天摄入过量的维生素 A，其胎儿发育畸形的相对危险度增加，包括颅面、心脏及中枢神经系统等部位的畸形。

流行病学和实验室证据支持妊娠期轻度到中度维生素 A 缺乏症（vitamin A deficiency，VAD）可能具有遗传（隐性）致畸作用，包括早期胚胎死亡和眼睛缺陷以及唇腭裂、心脏畸形、肾脏畸形。例如，前瞻性研究显示，体重适中、总维生素 A 摄入量相对较低的母亲生下患有先天性心脏病婴儿的风险较高；美国出生缺陷预防研究显示，孕妇服用的维生素中总维生素 A 摄入量较低（低于 10%）会增加婴儿患先天性心脏病的风险。

2. 维生素 D

孕妇体内的维生素 D 水平与胎儿的骨骼发育、牙釉质形成有关。我国维生素 D 缺乏的情况较为普遍，根据一项超过 2 万名孕妇的调查，人群中有超过 75% 的孕妇存在妊娠期维生素 D 缺乏的情况。缺乏维生素 D 的孕妇体内维生素 D 的含量低于国际标准，可影响胚胎细胞的早期发育，导致胎儿宫内发育迟缓、早产，还会使胎儿骨骼钙化以及牙齿萌出受影响，严重者可能出现先天性佝偻病。

3. 维生素 K

维生素 K 的来源多种多样，成年人维生素 K 缺乏症很罕见但新生儿的情况有所不同，因为通过胎盘不能转移维生素 K，即从母亲转移到孩子身上的维生素 K 水平相当低。婴儿晚发型维生素 K 缺乏性出血也属于一种出生缺陷。根据出现的时间，婴儿维生素 K 缺乏性出血（vitamin K deficiency bleeding，VKDB）可分为早发型（24h 内）、经典型（出生后 1 周内）和晚发型（2 周至 6 个月大）。维生素 K 缺乏性出血多发生于婴儿期，特别是晚发型 VKDB，可能会危及生命。因此，所有婴儿，包括新生儿，都应该补充维生素 K。

4. 叶酸

叶酸是一种人体不能合成，只能通过食物摄入的 B 族维生素。在全球范围内，神经管缺陷是仅次于先天性心脏病的第二大出生缺陷，它是由早期胚胎发育过程中神经管闭合不全所引起的，主要包括脊柱裂、无脑及脑膨出等中枢神经系统发育异常。

在孕妇怀孕早期，叶酸的重要生理功能是作为一碳单位载体参与代谢，直接参与嘌呤和嘧啶核苷酸的合成过程，在细胞的分裂和增殖中发挥作用。由于怀孕早期细胞分裂以及生长的速度相对较快，如果嘌呤和嘧啶核苷酸在合成的过程中缺乏叶酸，则胎儿容易出现神经管缺陷、先天性唇腭裂及高同型半胱氨酸血症等出生缺陷。

母体补充叶酸还可以降低其他出生缺陷的发生风险。我国广东省的一项大型病例对照研究显示，孕早期母亲叶酸与复合维生素的补充与降低先天性心脏病风险相关，并且在最严重的先天性心脏病表型中关联最强，因此建议育龄妇女尽早补充叶酸，确保覆盖胎儿心脏发育的关键窗口，预防先天性心脏病的发生。

5. 维生素 B_6

维生素 B_6 在生长、认知发育以及调节类固醇激素环境等方面发挥重要作用。体内维生素 B_6 也参与同型半胱氨酸的代谢，因此长期维生素 B_6 摄入不足会造成人体血浆同型半胱氨酸浓度升高。在一些地区，维生素 B_{12} 和维生素 B_6 及其他一些营养物质与叶酸一起食用，以预防神经管缺陷和血管疾病。这些维生素的使用减少了同型半胱氨酸的浓度，可预防神经管缺陷的发生，提示维生素 B_6 可能在预防神经管缺陷方面发挥重要作用。

6. 维生素 B_{12}

维生素 B_{12} 为一组含钴的复杂类咕啉化合物，在体内以甲基 B_{12} 和辅酶 B_{12} 这两种辅酶形式参与各种代谢反应，是维持人体正常代谢和功能不可缺少的一种微量营养素。据报道，单独补充叶酸只能降低 $50\%\sim70\%$ 的胎儿神经管缺陷发生率，仍有 $30\%\sim50\%$ 的病例无法通过这一措施预防，这可能与维生素 B_{12} 和其他营养物质的缺乏有关。已有研究证实，在神经管缺陷高发地区，生育过神经管缺陷患儿的妇女血清叶酸和维生素 B_{12} 水平均较低，提示维生素 B_{12} 缺乏可引起与叶酸缺乏一样所引起的高同型半胱氨酸血症，而高同型半胱氨酸血症是引起神经管缺陷的主要危险因素。

7. 生物素

生物素又称为维生素 B_7，是人体多种酶的辅酶，主要功能是在脱羧化反应和脱氨反应中起辅酶作用，是胎儿正常生长所必需的维生素。在正常人怀孕期间，相当大比例的女性会自发地出现生物素缺乏症，生物素缺乏可导致胚胎生长发育受阻，从而增加出生缺陷的风险。有研究表明，小鼠妊娠期间被喂以导致生物素缺乏的饮食，其后代腭裂的发生率高达 83%。

8. 维生素 C

维生素 C 是人体的必需营养素，且主要通过食物外源性获取。大脑是维生素 C 含量最丰富的器官，在新生儿大脑的不断发育过程中增加了对抗氧化剂的需求，妊娠期维生素 C 缺乏会导致脑实质内出血和小脑发育严重缺陷。豚鼠实验显示，少量缺乏维生素 C 的豚鼠海马体神经元减少 30%，空间记忆明显变差。另外，有动物实验发现，从孕 2 周补充维生素 C 至分娩，死胎和新生小鼠畸形显著减少。

（二）矿物质

1. 铁

铁是胚胎生长发育的重要营养物质，所有发育中的胚胎都需要铁作为血红蛋白和多种酶中的辅因子，缺铁是全世界最常见的孕期营养缺乏症。关于母亲铁摄入量与先天性心脏病之间的关系，有研究显示患有先天性心脏病的胎儿其母亲孕期总铁和血红素铁摄入量较低，缺铁可能导致组织缺氧和应激反应，这可能会影响心血管系统的正常发育。在脑积水和无脑儿脊柱裂患儿母亲中发现铁含量显著低于正常值；更有直接证据显示出生缺陷患儿头发中铁含量显著低于健康儿童，进而证实了铁含量异常与出生缺陷的关联。

2. 锌

锌是神经系统发育的必需微量元素，参与细胞代谢、抗炎、抗氧化、基因表达的调节和蛋白质、糖类、脂肪及核酸的代谢，以及影响着多种酶的活性。缺锌可使核酸合成减少、蛋白质合成减慢，从而造成组织和器官的发育不同步，且使胎儿内分泌代谢发生紊乱及出现代谢障碍，最终导致畸形的发生。国内外的人群研究均显示，孕期锌营养状况较差的妇女所生产后代中畸形儿的出生率较高，其中孕期母体锌不足或缺乏可能是先天性心脏病、唇腭裂和神经管缺陷3种重大出生缺陷的危险因素。动物研究表明，妊娠期缺锌会导致后代心脏畸形。多项研究一致提示，胎儿无脑畸形可能与孕妇缺锌有关。

3. 碘

碘是人体发育所必需的微量元素，且无法自身合成。碘是组成甲状腺素的重要成分，甲状腺素在体内参与蛋白质、碳水化合物和脂肪等的分解代谢，还可以促进生长发育。自妊娠开始至出生后2岁这一脑发育关键期，神经系统发育迅速，神经元增殖、迁移、分化，神经突起分化和发育，特别是树突、树突棘、突触及神经联系的建立和神经纤维髓鞘形成等均依赖于甲状腺素。孕妇体内碘营养水平直接影响着胎儿智力与体格的发育，母亲严重缺碘具有严重后果，包括流产、死胎、先天畸形、围生期或婴幼儿死亡率增高及地方性克汀病。

4. 铜

铜在人体是构成含铜酶和铜结合蛋白的成分；铜参与铁的代谢和红细胞生成，是保障正常造血功能必需的元素；铜还具有促进结缔组织形成的作用；铜也在维护中枢神经系统健康中起着多种重要作用。铜含量可能与出生缺陷有关，例如铜缺乏会导致大鼠心脏异常，而铜过量会导致真鲷的胚胎和幼虫出现高死亡率和形态畸形。正常母亲脐带血中铜、锌和铁元素的含量具有显著统计学差异，相反，有出生缺陷的母亲脐带血中铜、锌、铁元素含量无统计学差异。此外，出生缺陷患儿与健康正常儿血中铜元素的含量有显著统计学差异。这些证据均提示微量元素铜与出生缺陷有关。

5. 硒

硒是人体必需的微量元素，是谷胱甘肽过氧化物酶的成分，在体内主要参与抗氧化、消除自由基，保护细胞膜、核酸和蛋白质结构与功能正常等过程，还有提高免疫力和甲状腺素调节等生理作用。硒缺乏可能与出生缺陷有关，研究报道有畸形史、胎儿宫内发育迟缓的孕妇血清硒浓度明显低于正常对照组。相反，有研究发现，怀孕期间大量摄入锌和硒可能降低胎儿罹患先天性心脏病的累加效应，提示了孕期锌和硒水平升高可能降低胎儿先天性心脏病的发病风险。

五、出生缺陷的防控措施

根据《中国提高出生人口素质、减少出生缺陷和残疾行动计划（2002—2010年）》，我国出生缺陷的三级预防措施包括：

一级预防：孕前合理膳食、禁烟限酒、注意营养素添加、远离有毒有害物质。

二级预防：孕期定期进行产前检查和产前诊断，及时干预。

三级预防：对新生儿进行常见先天性缺陷的筛查，及时发现并进行干预。

孕早期是胎儿发育的关键阶段，尤其是胎儿的神经系统、心脏和其他一些脏器早在妊娠的第一个月就开始逐渐发育了，因此预防出生缺陷的关键时机在于孕早期。孕前和孕期保持充足均衡的营养素摄入是预防先天畸形的关键环节，妊娠期间孕妇需要摄入充足的能量、蛋白质、维生素和矿物质，以满足自身健康和胎儿生长发育的需要。本文节选了WHO出版的孕期营养干预的部分建议，以供参考。

（1）建议孕妇在怀孕期间就健康饮食和保持身体活动进行咨询，以保持健康和防止怀孕期间体重过度增加。

（2）建议孕妇每天口服铁和叶酸，补充30～60mg铁元素和400μg（0.4mg）叶酸，以预防产妇贫血、产褥期败血症、出生体重过低和早产。

（3）建议孕妇贫血患病率低于20%的人群或由于副作用而不能接受每日补铁的孕妇，每周一次间歇性口服铁和叶酸，补充120mg铁元素和2800μg（2.8mg）叶酸，以改善孕产妇和新生儿结局。

（4）在膳食钙摄入量低的人群中，建议孕妇每日补充钙（1.5～2.0g口服钙）以降低先兆子痫的风险。

（5）建议仅对维生素A缺乏症是严重公共卫生问题地区的孕妇补充维生素A，以预防夜盲症。

（6）建议仅在经过严格研究的情况下才建议孕妇补充锌。

（7）不建议孕妇补充多种微量营养素以改善产妇和围生期结局。

（8）不建议孕妇补充维生素B_6（吡哆醇）以改善产妇和围生期结局。

（9）不建议孕妇补充维生素E和维生素C以改善产妇和围生期结局。

（10）不建议孕妇补充维生素D以改善产妇和围生期结局。

第三节　营养与肥胖

一、肥胖的概述

（一）肥胖的定义

肥胖（obesity）是指机体的能量摄入大于机体的能量消耗，从而使多余的能量以脂肪形式贮存，导致机体脂肪总含量过多和（或）局部含量增多及分布异常，对健康造成一定影响的慢性代谢性疾病。

早在1948年肥胖就被国际疾病分类体系定义为一种疾病，但没有被认为是严重的公共卫生及医疗问题。后来，在1997年WHO肥胖问题报告中宣布肥胖已全球流行。

（二）肥胖的分类

按照发生原因和脂肪分布的不同，肥胖可分为不同的类型。

根据发生原因不同，肥胖可分为单纯性肥胖和继发性肥胖。单纯性肥胖：最为常见，约占95%。临床主要表现为无明显神经、内分泌系统形态和功能改变，但伴有脂肪、糖代谢调节过程障碍，其中主要包括体质性肥胖和营养性肥胖。继发性肥胖：指多种原因引起内分泌障碍而导致的肥胖。如胰岛素分泌过多，脂肪分解减少导致的肥胖；垂体前叶分泌过多生长激素导致的脑性肥胖；甲状腺功能减退症导致的肥胖；药源性疾病，服用肾上腺皮质激素类药物后出现的肥胖等。

根据脂肪的体内分布部位不同，肥胖可分为腹型肥胖和周围型肥胖。腹型肥胖：指脂肪主要在腹壁和腹腔内蓄积过多，包括腹部皮下脂肪、脏器周围、网膜和系膜脂肪以及腹膜后脂肪，又称为中心性肥胖或内脏型肥胖。周围型肥胖：指脂肪沉积基本上呈匀称性分布，臀部和肢体脂肪堆积明显多于腹部，又称为外周型肥胖。与周围型肥胖相比，腹型肥胖与肥胖相关性疾病有更强的关联，是许多慢性病的独立危险因素。

以上传统的分类标准无法判断患者的代谢状态和肥胖严重程度，也有人提出了基于病因及代谢的新分类方式。基于肥胖的皮肤表征和代谢特点，结合患者的脂肪含量和分布、内分泌激素水平，根据患者的代谢状态将肥胖分为代谢正常性肥胖（metabolic healthy obesity）和代谢异常性肥胖（metabolic unhealthy obesity）。其中代谢异常性肥胖根据病因和表现不同又分为三个亚型：低代谢性肥胖（hypometabolic obesity）、高代谢性肥胖（hypermetabolic obesity）和炎症代谢性肥胖（metabolic obesity with inflammation）。

（三）肥胖的筛查

目前对于肥胖筛查主要以体脂肪量测量为主，包括直接测量和通过人体外部特征进行的间接测量。

1. 直接测量

常用的直接测量体脂肪量的方法包括：双能 X 线吸收法（dual energy X-ray absorptiometry，DEXA）、核磁共振法（nuclear magnetic resonance，NMR）、水下称重法、气体置换法、计算机断层扫描（computed tomography，CT）和生物电阻抗法（bioelectrical impedance analysis，BIA）等。这些方法可以测量体脂肪的含量，并计算体脂百分比（body fat percentage，BF%），即人体脂肪组织重量占体重的百分比，是肥胖诊断的"金标准"。WHO 标准规定成年男性体脂含量＞25% 可诊断为肥胖，成年女性＞30% 可诊断为肥胖。虽然直接测量体脂含量比较准确，但存在着检测设备价格昂贵、操作繁琐等问题，因而不适用于大规模的流行病学调查。

2. 间接测量

在临床工作和以人群为基础的研究中，主要通过对身体外部特征进行测量，间接反映体内的脂肪含量和分布。体质指数（BMI）和腰围分别作为肥胖程度和脂肪分布类型最为常用的指标，它们不仅容易测量，费用低，且与疾病发病率相关性密切。其他常用的间接测量指标还包括皮褶厚度、腰臀比和腰围身高比等。

（1）BMI 是目前评价营养状况最常用的方法之一。具体计算方法为：

$$BMI＝体重(kg)/[身高(m)]^2$$

但这一指标只能大体上判定人体是否超重，不能得出人体的脂肪分布。成年人和儿童的筛查标准不同。

① 成年人筛查标准：根据 WHO（2000 年）建议，BMI＜18.5kg/m² 为消瘦，18.5～24.9kg/m² 为体重正常，25.0～29.9kg/m² 为超重，≥30.0kg/m² 为肥胖。针对亚洲人群，WHO（2002 年）提出了新的判定标准，BMI 18.5～22.9kg/m² 为体重正常，23.0～24.9kg/m² 为超重，≥25.0kg/m² 为肥胖。

2003 年，中国肥胖问题工作组（Working Group of Obesity in China，WGOC）提出我国成年人 BMI 标准：BMI＜18.5kg/m² 为体重过低，18.5～23.9kg/m² 为体重正常，24.0～27.9kg/m² 为超重，BMI≥28.0kg/m² 为肥胖。

2014 年，美国临床内分泌医师协会和美国内分泌学会提出以"肥胖相关并发症为中心"

将肥胖诊断分为 5 个等级：a. 正常体重（BMI＜25kg/m²）；b. 超重（25kg/m²≤BMI＜30kg/m²，无肥胖相关并发症）；c. 肥胖 0 级（BMI≥30kg/m²，无肥胖相关并发症）；d. 肥胖 1 级 [BMI≥25kg/m²（某些种族人群中 BMI 为 23～25kg/m²），至少存在 1 种轻度至中度肥胖相关并发症]；e. 肥胖 2 级 [BMI≥25kg/m²（某些种族人群中 BMI 为 23～25kg/m²），至少存在 1 种重度肥胖相关并发症]。

② 儿童筛查标准：目前国内外有多种儿童肥胖筛查标准，使用较广泛的是美国国家卫生统计中心/世界卫生组织（NCHS/WHO）标准和国际肥胖工作组 IOTF（International Obesity Task Force）标准。IOTF 标准分性别绘制了 2～18 岁儿童青少年男女超重、肥胖各 2 条 BMI 曲线。因绘制过程参考了多人群的比较和趋势研究，因此 IOTF 标准适用于人群变化的监测和评估。

NCHS/WHO 标准是世界公认的儿童肥胖筛查标准，该标准的制作参考了美国疾病预防与控制中心（CDC）和国家卫生统计中心的 NHANES（1988—1994 年）资料，以 2～19 岁的儿童青少年为整体，BMI 位于同年龄同性别儿童第 85～95 百分位数为超重，BMI≥同年龄同性别儿童第 95 百分位数为肥胖。

2004 年，WGOC 依据 2000 年中国学生体质与健康调研数据建立了"中国学龄儿童（7～18 岁）超重、肥胖筛查 BMI 分类标准"（简称"WGOC 标准"），目前已被广泛使用。2018 年 8 月 1 日，在 WGOC 标准的基础上，我国卫生行业标准——《学龄儿童青少年超重与肥胖筛查》（WS/T 586—2018）正式发布，标准规定了我国 6～18 岁学龄儿童青少年超重与肥胖的筛查方法，适用于对我国所有地区各民族 6～18 岁学龄儿童青少年开展超重与肥胖的筛查。

以上标准只适用于 6～18 岁人群，实际工作中，判定 2～6 岁的超重或肥胖状态参考"中国 0～18 岁儿童 BMI 生长参照值及生长曲线"。该曲线绘制由"2005 年中国九市 7 岁以下儿童体格发育调查"工作组和"2005 年全国学生体质与健康调研"工作组合作完成，在年龄层面上对 WGOC 标准进行了补充。

（2）皮褶厚度　皮褶厚度是判断皮下脂肪、推断全身脂肪含量的一项重要指标。可以用 X 线、超声波、皮褶厚度卡尺测量肩胛下（代表躯干）和上臂肱三头肌腹（代表四肢）处皮褶厚度，两者之和即为皮褶厚度。另外还可测量髂前上棘和脐旁 1cm 处皮褶厚度。一般皮褶厚度不单独作为判定肥胖的标准，需要与其他测量指标结合起来判定。

（3）腰围　腰围的测量位置是水平位腋中线髂前上棘和第 12 肋下缘连线的中点，用软尺水平绕一周测得的周径长度即腰围。国际糖尿病联合会（IDF）新定义中对腰围测定作了严格的规定，腰围测量时必须两腿分开同肩宽，肋弓下缘和髂嵴上缘的中间平面，既不是过脐平面，也不是最大凸起平面。

① 成人肥胖筛查：WHO 规定腰围男性≥102cm，女性≥88cm 作为上身性肥胖的标准；我国提出腰围男性≥90cm，女性≥85cm，为腹型肥胖。

② 儿童肥胖筛查：儿童腰围受年龄和性别影响。2010 年，马冠生等利用"2005 年全国学生体质与健康调研"数据和香港儿童青少年腰围数据建立了中国 7～18 岁学龄儿童青少年腰围界值，以 75 百分位数和 90 百分位数分别作为我国儿童青少年腹型肥胖的预警临界点和腹型肥胖的诊断临界点。该界值纳入了我国卫生行业标准——《7～18 岁儿童青少年高腰围筛查界值》（WS/T 611—2018）。

（4）腰臀比　通过计算腰围和臀围的比值来估算肥胖状况。该指标不能直接得出肥胖度，但能够反映患某些肥胖相关疾病的危险度。WHO规定腰臀比男性≥0.9、女性≥0.8作为成年人上身性肥胖的标准。

（5）腰围身高比　通过计算腰围和身高的比值来估算肥胖状况。流行病学研究发现腰围身高比是比BMI能更好反映腹型肥胖的指标，有很多研究发现腰围身高比≥0.5后，血压偏高、血脂异常、脂肪肝等心血管代谢异常检出率急剧增加。因此目前成人中一般以腰围身高比≥0.5作为腹型肥胖的诊断切点，但对于采用腰围身高比进行儿童肥胖筛查还没有统一标准。

二、肥胖的流行状况

根据全球疾病负担（Global Burden of Disease，GBD）研究数据，自1980年以来，肥胖患病率在70多个国家翻了几番，在大多数其他国家也在持续增加。尽管儿童肥胖患病率一直低于成人，但在许多国家，儿童肥胖的增长率一直高于成人肥胖的增长率。全球有400万人死于高BMI，其中近40%发生在未诊断为肥胖的人群中，可见肥胖问题已是全球的重大公共卫生问题。

（一）国外流行状况

根据GBD 6850万人的数据，2015年世界肥胖联盟评估了1980年至2015年期间儿童和成人超重和肥胖的流行趋势。该研究估计全球（2015年）有1.077亿儿童和6.037亿成人患肥胖。肥胖的总体患病率为儿童5.0%和成人12.0%。在成年人中，所有年龄段，女性的肥胖患病率均高于男性。

（二）国内流行状况

随着我国经济迅速发展，肥胖在我国也呈流行态势，并且儿童和成人肥胖率均逐渐上升。《中国居民营养与慢性病状况报告（2020年）》显示我国居民超重肥胖的形势严峻，城乡各年龄段居民超重肥胖率持续上升，我国成年居民超重肥胖超过50%。根据中国疾病预防控制中心2021年发布的数据，2018年中国18～69岁的成人中，约有8500万肥胖人士，其中男性为4800万，女性为3700万。

近30年来，儿童肥胖率在全球范围内呈现快速升高趋势，已成为一个重大的公共卫生问题。20世纪80年代，儿童肥胖还不是一个公共卫生问题。1985年中国学生体质与健康调研结果显示，我国7～18岁城市男女超重肥胖检出率为1.3%～1.6%，农村男女生超重肥胖检出率为0.5%～1.6%，我国学龄儿童超重肥胖率还处于较低水平。从20世纪90年代开始，儿童肥胖率不断增长。根据2014年的调查数据，我国7～18岁城市男女生超重肥胖检出率已分别达到28.2%和16.4%，农村男女生分别达到20.3%和12.8%，农村学生增长速度加快。根据《中国居民营养与慢性病状况报告（2020年）》，我国6岁以下、6～17岁儿童青少年超重肥胖率分别达到10.4%和19%，儿童肥胖已呈现全国流行态势。

三、肥胖的影响因素

1. 遗传因素

肥胖是多种因素共同作用引起的复杂疾病，遗传因素被认为是肥胖的最主要原因之一。遗传因素可以解释40%～70%的BMI变异度。

2. 环境因素

（1）营养过度　肥胖发生的根本原因是机体的能量摄入大于能量消耗，多余的能量以脂肪的形式贮存在体内，导致肥胖的发生。膳食营养因素和饮食行为及习惯影响着机体的能量摄入，因此，在肥胖发生的过程中发挥了非常重要的作用。

（2）身体活动少　由于经济发展、交通发达，人们主要的交通方式由步行、骑自行车变成了乘坐公交、地铁或者驾驶私家车，且由于机械化、自动化和电子产品的普及，人们的身体活动明显减少，体力劳动强度明显减轻；不仅如此，现代化生活伴随着快速的工作节奏和繁重的工作压力，人们很少进行运动或锻炼。身体活动的减少会影响能量平衡的调节，导致能量消耗减少，而膳食营养过剩的同时，导致体内能量过剩，最终导致肥胖的发生。

（3）自然环境因素　肥胖问题存在着地区差异。例如我国中部地区肥胖率低，北方肥胖率高于南方；城市地区人群肥胖率高于农村地区。这可能与气候环境导致的人群身体活动模式具有差异，或者与不同地区膳食模式、饮食习惯不同有关。

（4）环境污染　目前发现环境内分泌干扰物（endocrine disrupting chemicals，EDCs）以及空气污染是肥胖发生的危险因素。EDCs 是指干扰生物体内稳态，干扰生殖发育过程的天然激素的合成、释放、运输、代谢、结合以及消除等作用的外源性物质，包括己烯雌酚、双酚 A、邻苯二甲酸酯和有机锡等化学物质。流行病学研究发现随着环境中 EDCs 暴露的增加，肥胖的发生率升高。有研究显示，空气污染的暴露会导致脂肪细胞增大，提升机体免疫反应，造成新陈代谢紊乱，引起肥胖的发生。

3. 神经内分泌调节机制

大脑可调节摄食量，根据"葡萄糖恒定理论"，摄食中枢位于下丘脑腹外侧区，可感知餐间血糖的下降并刺激进食；餐后血糖暂时升高可激活下丘脑腹内侧核区的饱中枢，进而抑制摄食中枢的活动，停止进食。心理应激、精神感觉和运动功能等改变可能会影响食欲，进而影响摄食量。在内分泌功能紊乱情况下，如甲状腺功能减退，将引起肥胖的发生。

4. 生命早期 1000 天营养

根据健康与疾病的发育起源理论，孕妇从怀孕到婴儿 2 岁（生命早期 1000 天）这段时间的营养，可能影响胎儿期、儿童期甚至成人期的肥胖发生风险。生命早期的营养因素包括母亲妊娠前和妊娠期超重肥胖、妊娠期增重过度、完全人工喂养、过早断乳、过早添加辅食以及婴儿早期超重或肥胖。这些因素不仅影响胎儿、婴儿的健康，还会增加儿童期、成年后肥胖以及相关慢性病的发病风险。

5. 社会文化因素

社会经济状况对肥胖的发生具有一定作用，例如在欧美发达国家，家庭经济条件不好的家庭儿童肥胖率高于家庭经济条件好的家庭；相反，我国家庭经济条件差的儿童肥胖率较低。根据中国高血压调查，2013 年我国各省的经济水平与肥胖患病率呈正相关，BMI、腰围相关系数分别为 0.41 和 0.40。此外，现代社会膳食快餐化，大众媒体对食物、含糖饮料的宣传影响人群的饮食选择和膳食习惯的改变等，会构成"肥胖易感环境"。

四、营养因素与肥胖

人体健康所需的六大营养素当中，蛋白质、脂肪和碳水化合物是人体能量的主要来源，每一种能量营养素都可能导致肥胖。机体能量摄入的多少取决于能量营养素摄入的种类、总量以及能量营养素的密度等，因此肥胖的流行与营养的摄入密切相关。

（一）能量

当人体膳食摄入量过多、膳食摄入不平衡、能量摄入过多，大于人体能量的消耗时，会导致能量摄入过剩，进而引发肥胖。过去30年来的社会变迁，包括工业化、机械化和城市化，使人们获取食物更容易、成本更低，同时体力活动变少，多种因素推动了肥胖率的升高。美国NHANES调查结果显示，1971—2000年人群的平均每日能量摄入量增加了，男子平均每天增加168kcal，妇女平均增加335kcal。我国学者对肥胖2型糖尿病患者的膳食能量摄入调查显示，肥胖组患者日均总能量摄入明显高于体重正常人群，且肥胖组患者日均总能量摄入量为（2492.74±145.82）kcal，远高于2015年《中国居民营养与慢性疾病状况报告》公布的日人均摄入量2172kcal。

（二）脂肪

脂肪是人类所需的三大宏量营养素之一，具有能量密度大和占有空间小的特点。此外，摄入人体的脂肪容易储存在脂肪细胞中，使人体体重增加。动物实验发现，高脂饲料可诱发大鼠摄食效率提高，从而导致肥胖。食品加工过程中加入脂肪有增进食欲的作用，所以食物中常添加大量的脂肪来增加其口感和提高食物的能量密度，但容易导致能量摄入过多。根据联合国粮食及农业组织报道，1970—2010年40年以来粮食供应中脂肪的平均含量呈现出上升趋势。

（三）碳水化合物

碳水化合物是人体生命活动重要的供能物质。人们每天摄入的50%～60%的能量是来自碳水化合物，但不同碳水化合物的吸收效率和转化成能量的能力不同，膳食中碳水化合物过多时，就会转化成脂肪贮存于身体内，导致肥胖。根据联合国粮食及农业组织报道，1970—2010年以来粮食供应中碳水化合物的平均含量呈现出上升趋势，与近几十年来肥胖率不断升高的趋势一致。

此外，食物的加工方式也对碳水化合物有一定影响，精加工的碳水化合物吸收效率和血糖生成指数较高，体内血糖水平会因此迅速升高，高吸收率使机体来不及利用能量从而使过剩的能量转化为脂肪进行储存，这时血糖很快会降下来，然后产生饥饿感，摄食者可能因此多次进食而导致总能量摄入增加。这也与近半个世纪以来的全球食物中粗粮减少、精细粮增多改变一致。

（四）蛋白质

蛋白质是生命的物质基础，组成人体的一切细胞、组织。食物摄入的蛋白质在体内经过消化水解成氨基酸被吸收后，合成人体所需蛋白质。关于蛋白质摄入量与肥胖流行之间的关系，大量研究显示，肥胖患者摄入高蛋白质饮食具有减肥作用，则高蛋白的摄入不是肥胖的危险因素。

（五）微量营养素

肥胖人群普遍存在着多种维生素与矿物质的缺乏，目前研究较多的是维生素D缺乏/不足与肥胖的关系。一项纳入20项研究共24600名儿童和青少年的荟萃分析显示，儿童中肥胖可增加维生素 D 缺乏的风险（RR：1.41；95％置信区间：1.26～1.59）。成人中，一项综合 36 个研究 257699 名成人的荟萃分析显示，血清维生素 D 水平升高可降低腹型肥胖的概率（OR：0.77；95％置信区间：0.71～0.83）；剂量-反应分析显示，血清维生素 D 水平每增加 25nmol/L，腹型肥胖风险降低 8％（OR：0.92；95％ 置信区间：0.85～0.99）。

维生素 A 是一种脂溶性维生素，在儿童生长发育中具有促进细胞的增殖、分化，促进骨骼生长等多种生物学作用。低水平血清维生素 A 参与肥胖的发生、发展，由于其可促进白色脂肪组织中过氧化物酶体增殖物激活受体-γ 表达，参与机体细胞内的代谢过程，促进脂肪细胞分化；调节脂肪细胞因子如瘦素、抵抗素等的表达，调控交感神经在脂肪组织内的分布，从而影响儿童进食及新陈代谢。人群研究发现，肥胖儿童的血清维生素 A 水平低于超重儿童或者体重正常儿童的血清维生素 A 水平，三组间比较差异有统计学意义（$P <$ 0.05）。Pearson 相关性分析显示，血清维生素 A 水平与肥胖呈负相关（$r = -0.304$，$P <$ 0.05）。

有临床研究提示 B 族维生素中维生素 B_{12} 缺乏与肥胖、脂代谢紊乱以及胰岛素抵抗等异常状态有关联。动物实验发现小鼠肝脏维生素 B_{12} 水平与体重、血脂和空腹血糖水平呈中高度负相关。人群研究也发现，肥胖儿童叶酸及维生素 B_{12} 水平比健康儿童均降低（$P <$ 0.01）。维生素 B_3（烟酰胺）摄入与肥胖流行有关，因为烟酰胺有引起胰岛素抵抗、血糖不稳定、餐后低血糖和刺激食欲等作用，高维生素 B_3 饮食可能是肥胖流行的重要原因。

维生素 E 和维生素 C 是机体内外重要的抗氧化剂。研究发现口服维生素 E 和维生素 C 后，肥胖儿童血浆中维生素 E、维生素 C 及红细胞 SOD 活性水平均低于正常儿童，表明肥胖儿童患者可能存在抗氧化功能降低现象。

（六）膳食模式

近年来，多项研究对整体膳食进行分析，探讨不同膳食模式与肥胖之间的关系。我国以大米、蔬菜和猪肉为主食的南方膳食模式，能降低男性发生超重/肥胖和中心性肥胖的危险性，与女性腰围呈负相关，而零食模式与男性发生超重/肥胖和中心性肥胖的危险性呈正相关。我国上海市开展的 "中国健康与营养调查（China Health and Nutrition Survey，CHNS）" 项目分析发现，因子分析法提取 5 种膳食模式，分别为蔬果肉类模式、水果奶类模式、调味品酒类模式、谷薯禽肉模式和豆类模式。经 Logistic 回归分析显示：蔬果肉类模式与男性中心性肥胖的发生呈正相关，水果奶类模式与女性中心性肥胖的发生呈负相关，豆类模式与女性中心性肥胖的发生呈负相关。同样，膳食模式也与儿童肥胖的发生有关，猪肉、动物内脏、油类、盐/咸味食品、豆类、大米类、薯类以及蔬菜类的高摄入量模式是儿童超重肥胖的危险因素（OR：2.06）。

五、肥胖的防控措施

（一）一级预防

一级预防又称普遍性预防，是指针对全社会范围内开展的人群预防措施。普遍性预防主要运用健康教育、健康促进理论，通过制定政策、创建支持环境、社区积极参与、开展健康教育、提供健康咨询和指导，培养人群健康的行为习惯和生活方式，以降低肥胖相关危险因素，改善行为模式，减少肥胖的发生。

（二）二级预防

二级预防又称针对性预防，指面向体重正常，但明显暴露于肥胖易感环境、存在肥胖高危因素的人群开展的预防措施。高危险因素包括：存在肥胖家族史、有肥胖相关性疾病、膳食不平衡、身体活动少等。主要预防措施包括：平衡膳食、建立良好饮食习惯、保持食物多样化、三餐能量合理分配等；培养健康饮食行为，少吃油炸食品、不喝含糖饮料等；增加体力活动时间、减少静态活动时间等；不使用减肥药、腹泻等不健康"减肥"方式。

（三）三级预防

三级预防即干预性防控，主要针对超重肥胖人群开展。一般在专业人员指导下进行综合干预，合理膳食和增加身体活动并矫正不良饮食行为。具体措施包括：身体活动指导，坚持进行规律的有氧运动，通过评估调整运动方案；饮食调整，膳食结构合理，减少脂肪摄入；行为矫正，制订行为改变目标，以日记等方式进行自我监督，正向鼓励良好行为；针对儿童或有需要的成人，应开展心理疏导，树立正常的健康观和意识，疏解压抑、自卑、消极心理。

第四节　营养与心脑血管疾病

一、营养与高血压

（一）高血压的定义和分类

1. 定义

高血压（hypertension）是一种以体循环动脉收缩期和（或）舒张期血压持续升高为主要临床表现的心血管综合征。根据《中国高血压临床实践指南（2022年）》，高血压的推荐诊断界值为：在未使用降压药物的情况下，非同日3次测量诊室血压，收缩压（systolic blood pressure，SBP）≥130mmHg（1mmHg＝0.133kPa）和（或）舒张压（diastolic blood pressure，DBP）≥80mmHg。根据血压升高水平，进一步按血压水平分为1级高血压（SBP 130～139mmHg 和/或 DBP 80～89mmHg）和2级高血压（SBP≥140mmHg 和/或 DBP≥90mmHg）。

2. 分类

高血压分为原发性和继发性。原发性高血压，又称高血压病，以血压升高为特征，是心脑血管疾病（如冠心病、脑卒中及心力衰竭等）最重要的危险因素，常与其他心血管危险因素共存，可损伤重要脏器，如心脏、肾脏和脑的结构和功能，最终导致这些器官的功能衰竭。继发性高血压是由某些确定的疾病或病因引起的，约占所有高血压的5％。临床常见的病因有肾血管的病变、肾上腺肿瘤、醛固酮增多症、甲状腺功能亢进症、睡眠呼吸暂停综合征、颅脑肿瘤等。

（二）高血压的流行情况

由伦敦帝国理工学院和WHO主持撰写的《全球高血压流行趋势综合分析报告》显示，

从 1990 至 2019 年，全球 30～79 岁成年高血压患者人数从 6.5 亿人增加到了 12.8 亿人。其中，2019 年数据显示，全球 82％的高血压患者，约 10 亿人生活在中低收入国家。根据该报告，约有 5.8 亿高血压患者未得到诊断，他们并不知道自己患有高血压；约 7.2 亿人没有获得必要的高血压治疗。

根据《中国高血压防治现状蓝皮书 2018》报道，我国高血压患病率正持续增长，全国年平均新增高血压患者 1000 万人，18 岁及以上成人高血压粗患病率为 27.9％。农村高血压患病率（28.8％）高于城市（26.9％）。

（三）膳食营养成分与高血压

1. 矿物质

（1）钠 高盐（钠）摄入能够增加高血压的发病风险，而降低盐（钠）摄入能够改善血压水平。1998 年，"盐和血压国际性研究"（INTERSALT）证实，个体盐摄入量与血压相关，24h 钠排泄量每减少 100mmol，收缩压和舒张压分别降低 6.0mmHg 和 2.5mmHg。

（2）钾 钾摄入量与血压呈负相关。人群研究结果一致表明，血压与尿钾排泄量及尿钾/钠比值呈负相关；钾盐摄入不足可使血压升高，而增加钾的摄入则会使血压降低。

（3）钙 研究证据表明，充足的膳食钙摄入对心血管健康有益，但过量食用钙补充剂可能会打破钙体内平衡，从而增加心血管疾病的风险。

（4）镁 人群研究发现，在日常饮食或口服补充剂方面，镁的摄入量与高血压呈负相关，镁的膳食摄入量可以用尿镁的排泄水平来表示，结果显示尿镁的水平高与高血压风险的降低有关。

2. 脂肪

PUFA、DHA 和 EPA 可以降低血压和舒张血管。长期队列研究和短期随机对照试验显示高血压患者 n-3 PUFA 摄入增加与血压降低有关。一项纳入了 70 项随机对照试验的荟萃分析发现，与安慰剂组相比，补充 EPA＋DHA 组的受试者收缩压、舒张压分别降低了 1.52mmHg（95％置信区间：0.79～2.25）和 0.99mmHg（95％置信区间：0.44～1.54）；未经治疗的高血压受试者在补充 EPA＋DHA 后，收缩压、舒张压分别降低了 4.51mmHg（95％置信区间：2.83～6.12）、3.05mmHg（95％置信区间：1.74～4.35），血压的下降幅度显著高于正常血压受试者。

反式脂肪酸摄入过多可导致心血管疾病死亡风险升高。一项纳入 19 个队列研究的荟萃分析结果显示反式脂肪酸摄入多会导致心血管疾病死亡风险升高 14％；进一步的剂量-效应关系分析显示，每增加 1％来自反式脂肪酸的能量，心血管疾病死亡风险增加 6％。

3. 维生素

单独补充叶酸或与维生素 B_6、维生素 B_{12} 同时补充能降低血浆同型半胱氨酸浓度。有研究发现，与每天叶酸摄入量（膳食和补充剂来源总计）低于 $200\mu g$ 的女性相比，每天摄入 $1000\mu g$ 以上叶酸的女性高血压发病风险降低 46％。服用高血压药物的同时补充叶酸，比单独服用抗高血压药物能更好地降低血液同型半胱氨酸浓度和血压。因此补充叶酸对降低合并高同型半胱氨酸血症的高血压（H 型高血压）的发病风险有独特的优势。

（四）食物因素与高血压

1. 膳食模式

美国国家心脏、肺和血液研究所（NHLBI）设计提出用以预防和控制高血压的 DASH（dietary approaches to stop hypertension）膳食模式。DASH 模式中富含水果、蔬菜、全谷物、低脂肪奶制品，并包括畜肉类、鱼类、家禽、坚果和豆类，但限制含糖食品和饮料、红肉。该研究发现 DASH 膳食可降低血压，8 周 DASH 膳食可使血压下降 11.4mmHg/5.5mmHg。此后，许多国内外研究也证实了 DASH 膳食可以有效地改善高血压患者的血压情况。

2. 酒精

白酒属于纯能量食物，不含其他营养素。多项研究显示饮酒与血压之间呈一种"J"型曲线关系，即轻度饮酒者（每天 1～2 杯）比不饮酒者血压低；与不饮酒者相比，每天饮 3 杯或更多者血压明显升高，提示过量饮酒是高血压的危险因素。

3. 含糖饮料

大部分研究认为含糖饮料中的添加糖是促使高血压发生的主要原因。糖摄入过多，机体胰岛素分泌负荷增加导致胰岛素抵抗，从而促进高血压形成。含糖饮料促进高血压发生还可通过增加体重导致超重或肥胖来解释。美国一项包括 810 名成年人长达 18 个月的干预试验显示，含糖饮料摄入量的减少使收缩压降低了 1.8mmHg（95％置信区间：1.2～2.4）和舒张压降低了 1.1mmHg（95％置信区间：0.7～1.4）。

（五）高血压的营养防治

1. 限制钠盐摄入量

根据《中国居民膳食指南（2022）》推荐健康成年人每天食盐摄入量不超过 5g。目前，我国居民的饮食习惯中食盐摄入量普遍较高。2015 年的调查显示，家庭烹调用盐量平均每人每天为 9.3g，呈现逐年下降的趋势，但仍高于中国营养学会推荐水平，因此应当减少食盐摄入量。

2. 增加钾、钙、镁的摄入量

中国营养学会提出健康成年人预防高血压等非传染性疾病的钾建议摄入量为每天 3600mg。大部分食物都含有钾，其中蔬菜水果是钾的最好食物来源。为了达到预防高血压的效果，血压偏高人群每天应至少吃 500g 蔬菜，至少 3 个品种，最好 5 个品种以上，每天至少吃 200g 水果，水果含的能量往往比蔬菜高，应该选择同等能量下钾含量高的水果，例如橙子、哈密瓜、番木瓜。用土豆、甘薯、山药等薯类及杂豆与精细加工主食搭配食用，既能补充钾，还能获得膳食纤维，控制能量摄入。

目前我国居民钙的摄入量普遍偏低，因此应多食用富含钙的食物（比如奶和奶制品、发菜、河虾、荠菜、豆腐、花生仁和黑木耳等）以预防高血压。

镁在饮食中的来源广泛，全谷物、蔬菜、坚果都是它的良好来源。

3. 减少膳食脂肪的摄入量

2015 年中国成年人慢性病与营养监测数据显示，每标准人日烹调油摄入量为 43.2g，1982—2015 年烹调油摄入量呈上升趋势。《中国居民膳食指南（2022）》推荐成年人脂肪摄入不应超过总能量的 30％，每日摄入烹调油为 25～30g。优先选择富含 n-3 多不饱和脂肪酸的食物（如深海鱼植物油），不推荐常规补充鱼油以预防高血压。

4. 减少含糖饮料和高糖食品的摄入

《中国居民膳食指南（2022）》推荐每天摄入添加糖提供的能量不超过总能量的 10％，最好不超过总能量的 5％，即成年人每天添加糖摄入量应控制在 50g 以内，最好控制在 25g 以下。对儿童青少年来说，建议不喝或少喝含糖饮料，不吃或少吃含糖食品。

5. 限制饮酒

饮酒会增加机体对降压药的抗性，因此强烈建议高血压患者尽量少喝酒或不喝酒，对有饮酒习惯的健康人，成年人每天饮酒的酒精量不超过 15g，儿童和孕妇则应当避免饮酒。

6. 高血压治疗膳食

DASH 膳食可以使轻度高血压患者的收缩压和舒张压均降低，使用时间越长，降压效果越好。结合 DASH 膳食模式和我国居民膳食特点，建议吃大量的蔬菜、水果。

二、营养与血脂异常

（一）血脂异常的定义和分类

1. 定义

血脂异常（dyslipidemia）通常指血清中胆固醇（CH）、甘油三酯（TG）、低密度脂蛋白胆固醇（LDL-C）水平升高，高密度脂蛋白胆固醇（HDL-C）水平降低。由于在血浆中脂质以脂蛋白的形式存在，血脂异常表现为脂蛋白异常血症（dyslipoproteinemia）。

2. 分类

血脂异常常用的分类方法有病因分类和临床分类。按病因分类，血脂异常可分为原发性血脂异常（占血脂异常的绝大多数，由遗传基因缺陷与环境相互作用引起）和继发性血脂异常［由某些疾病（如甲状腺功能减退症、库欣综合征、肾病综合征）引起，或由某些药物（如利尿药、糖皮质激素等）引起］。按临床分类，血脂异常可分为高 CH 血症、高 TG 血症、混合型高脂血症和低 HDL-C 血症。

（二）血脂异常的流行情况

2000 年以来，我国成人的血脂异常患病率和患病人数明显增加。2002 年中国高血压调查、2010 年中国慢性肾病工作组调查、2011 年中国健康与营养调查及 2012 年中国居民营养与慢性病状况调查这 4 项大型流行病学调查研究显示，中国≥18 岁人群血脂异常的总体患病率大幅上升。2012—2015 年中国高血压调查对中国 29678 名≥35 岁居民的调查显示，血脂异常总体患病率为 34.7％。2014 年中国脑卒中筛查与预防项目结果显示，中国≥40 岁居民年龄与性别标准化的血脂异常总体患病率为 43.0％。

（三）膳食营养成分与血脂异常

1. 膳食脂肪和脂肪酸

人群流行病学研究证实，血脂水平受膳食总脂肪和饱和脂肪酸影响明显。在饮食中用不饱和脂肪酸代替饱和脂肪酸可以降低 LDL-C，而不会影响 HDL-C 和 TG。与单不饱和脂肪酸（MUFA）相比，当饱和脂肪酸被多不饱和脂肪酸取代时，LDL-C 的降低效果更明显，由此可见，多不饱和脂肪酸对血脂水平影响显著。

2. 胆固醇

膳食胆固醇与血清总胆固醇（TC）和 LDL-C 的增加有关，也与 LDL-C/HDL-C 之比增加有关。根据 2010—2012 年中国营养与健康调查的 16594 名 60 岁或以上的老年人数据发现，血清 TC 和 LDL-C 与膳食胆固醇呈线性关系，膳食胆固醇摄入量每增加 100mg，明显导致血清 TC 增加 0.035mmol/L，LDL-C 增加 0.038mmol/L。

3. 膳食纤维

膳食纤维可通过促进脂质排泄、吸附脂类物质等，降低血清 TC、LDL-C 水平。与不可溶性膳食纤维相比，可溶性膳食纤维的作用更强。一项印度开展的随机对照试验，比较了干预组（摄入富含可溶性纤维膳食）与对照组（维持常规饮食 4 周）的血清 TC 和 LDL-C 水平，结果发现，干预组 TC、LDL-C 降低效果更明显（$P<0.05$）。

4. 矿物质

镁是机体生理活动必需的元素之一，参与脂质代谢、促进蛋白质合成，并对心血管具有保护作用，是很多参与脂质代谢的酶的辅助因子。研究发现，与血清脂质正常的受试者相比，诊断为血脂异常的患者 Mg^{2+} 水平较低。

（四）食物因素与血脂异常

1. 蔬菜和水果

水果蔬菜的摄入可有效调节血脂的代谢，并降低心血管病的发病风险。动物实验发现，补充蔬菜和水果可防止血脂异常（血清 TG 和 LDL-C 浓度升高，HDL-C 浓度降低），并改善肠道微生物群生态失调。

2. 全谷物

许多全谷物（全麦、全燕麦、糙米、野生稻、全麦玉米、全麦大麦、全麦碾碎干小麦和全黑麦等）是膳食纤维的良好来源。增加燕麦摄入具有改善血脂异常、改善血糖的作用，增加荞麦摄入具有改善血脂异常的作用。

3. 含糖饮料

我国居民饮水量不足的现象较为普遍，但含糖饮料消费量呈上升趋势。含糖饮料的主要成分是水和添加糖，营养价值、营养素密度低。过多摄入含糖饮料可增加血脂异常的发病风险。

（五）血脂异常的营养防治

1. 控制总能量，维持健康体重

肥胖是血脂代谢异常的重要危险因素，维持健康体重（BMI $20.0\sim23.9kg/m^2$），有利于控制血脂。血脂代谢紊乱的超重或肥胖者的能量摄入应低于身体能量消耗，减少每日食物总能量（减少 $300\sim500kcal/d$），改善饮食结构，增加身体活动，可使超重和肥胖者体重减少。

2. 限制脂肪的摄入

膳食脂肪摄入的质量是预防心血管疾病的关键。建议每日摄入胆固醇 $<300mg$ 并减少动物内脏的摄入，尤其是动脉粥样硬化性心脏病等的高危患者，摄入脂肪不应超过总能量的 $20\%\sim30\%$。一般人群摄入饱和脂肪酸应小于总能量的 10%；而高胆固醇血症者饱和脂肪酸摄入量应小于总能量的 7%，反式脂肪酸摄入量应小于总能量的 1%。高 TG 血症者更应

尽可能减少每日摄入的脂肪总量，每日烹调油应少于 30g。脂肪摄入应优先选择富含 n-3 多不饱和脂肪酸的食物（如深海鱼、鱼油、植物油及坚果），避免摄入高脂肪食品（如肥肉、油炸食品、全脂奶制品以及糕点）。

3. 合理摄入碳水化合物

建议选择食用富含膳食纤维和低血糖生成指数的碳水化合物，每日饮食应包含 35～45g 膳食纤维（其中 7～13g 为水溶性膳食纤维）。碳水化合物摄入以全谷物为主。限制含糖饮料和高糖食品的摄入。

4. 合理选择蛋白质

用植物性蛋白代替动物性蛋白有助于减少饱和脂肪酸（SFA）、反式脂肪酸（TFA）和胆固醇的摄入，有益于降脂。增加植物来源而减少富含动物性蛋白的食物可以减少饱和脂肪酸的摄入，同时增加心脏保护成分，如膳食纤维、钾、B 族维生素、抗氧化物和植物营养素。

5. 多摄入水果、蔬菜和豆类等

水果、蔬菜和豆类不仅是膳食纤维的最佳来源，还含有丰富的抗氧化营养素、维生素和矿物质，且豆类和坚果的不饱和脂肪酸含量高，而饱和脂肪酸含量低，这对心血管健康非常重要。因此建议：①每天餐前或两餐之间食用 1～2 个水果，不推荐服用果汁；②每餐摄入 1～2 份蔬菜，避免油炸蔬菜；③豆类可选择大豆、豌豆、扁豆、蚕豆。

6. 限制饮酒

中等量饮酒（男性每天 20～30g 酒精，女性每天 10～20g 酒精）能升高 HDL-C 水平。但即使少量饮酒也可使高 TG 血症患者 TG 水平进一步升高。饮酒对于心血管事件的影响尚无确切证据，提倡限制饮酒。

三、营养与冠心病

（一）冠心病的定义和分类

1. 定义

冠心病（coronary heart disease，CHD），全称冠状动脉粥样硬化性心脏病，是一种最常见的心脏病，指冠状动脉粥样硬化导致冠状动脉狭窄、供血不足，引起心肌缺血、缺氧而造成的心脏病，有时也称作缺血性心脏病。冠心病是全球死亡率最高的疾病之一。

2. 分类

冠心病分为五个类型：①心绞痛型；②心肌梗死型；③无症状性心肌缺血型（隐匿性冠心病）；④心力衰竭和心律失常型；⑤猝死型。

（二）冠心病的流行情况

根据 GBD 数据报告，2017 年，CHD 和脑卒中占心脑血管疾病死亡的 84％ 左右。2007 年至 2017 年间，因 CHD 死亡人数从 730 万例增加到 89300 万例。CHD 寿命损失年（years of life lost，YLL）从 1990 年到 2007 年增加了 20.9％，从 2007 年到 2017 年增加了 17.3％。

根据 GBD 数据报告，1990 至 2017 年，全球增加的 CHD 死亡病例中，我国增幅最大，占大约 38.2％。根据《中国心血管健康与疾病报告 2021》报道，我国心血管疾病患病率呈持续上升趋势，据推算，目前心血管疾病患病人数高达 3.3 亿，其中 CHD 患病人数高达

1139 万。若根据危险因素在 1990—2015 年的自然变化趋势进行预算，2030 年我国心脑血管疾病的死亡例数（612 万例）和死亡率（428/10 万）将较 2015 年分别增长 59.9% 和 52.9%。

（三）膳食营养成分与冠心病

1. 脂肪酸

饱和脂肪酸被一致认为可增加 CHD 风险，有研究甚至发现饱和脂肪酸的摄入是 CHD 发病的独立危险因素，由饱和脂肪酸引起的能量升高 1% 可使 CHD 风险增加 19%。不饱和脂肪酸（n-3PUFA）具有抗动脉粥样硬化作用，主要具有降低血小板聚集、降低 TG、抗炎及稳定斑块的作用。据研究发现，EPA＋DHA 摄入量最高（234mg/d）的人群与摄入量最低（40mg/d）的人群相比，致命性 CHD 的风险降低 49%，致死性心肌梗死的风险降低 62%，且 EPA＋DHA 的摄入量与致死性 CHD 和致死性心肌梗死存在负性剂量-反应关系。

2. 维生素 C

有研究显示每天补充超过 700mg 维生素 C 与不服用者相比，可以降低 25% 的 CHD 发生率，这可能与维生素 C 的抗氧化性有关。

3. 维生素 E

维生素 E 具有抗氧化作用，大量存在于植物油、多数谷物（大米、大麦、燕麦、小麦）中。维生素 E 可以减少动脉粥样硬化中的低密度脂蛋白的氧化，从而降低 CHD 的风险。一项纳入了近 30 万人的荟萃分析（4647 名 CHD 患者，平均随访 10 年）发现，维生素 E 摄入量最高的人群比摄入量最低的人群 CHD 发病率降低了 16%。

（四）食物因素与冠心病

1. 全谷物

谷类是碳水化合物的重要来源。全谷物具有很强的抗氧化活性并且含有植物雌激素，这可能与预防 CHD 有关。多项系统综述一致发现，经常食用全谷物者比很少吃全谷物的人群 CHD 风险至少下降 20%～40%，证实了全谷物摄入对 CHD 的保护作用。值得注意的是，精加工谷类食品可能会提高血糖生成指数，其摄入与超重和肥胖等危险因素有关。因此，食物选择方面，应该考虑全谷物。

2. 蔬菜水果

每种蔬菜水果都具有一定的抗氧化性，因为其含有丰富的维生素、类胡萝卜素（α-胡萝卜素，β-胡萝卜素，β-隐黄素、番茄红素、叶黄素）、纤维素、果胶以及矿物质等。因此，蔬菜水果的摄入可降低 CHD 风险。一项纳入了近 10 万人的荟萃分析发现，食用水果和蔬菜 477g/d，将降低 12%CHD 的风险；300g/d 的水果摄入降低 CHD 风险 16%，400g/d 的蔬菜摄入降低 CHD 风险 18%。

3. 动物性食物

动物性食物中，特别是红肉（牛肉、猪肉、羊肉），是 CHD 的危险因素。队列研究发现红肉类摄入量较高可提高 CHD 发生风险。鱼类的摄入对 CHD 有保护作用。一项观察性研究的荟萃分析发现，与不食用或少食用鱼的人群相比，食用鱼的人群致死性 CHD 风险降低了 17%，总 CHD 的发病风险降低了 14%。

（五）冠心病的防治建议

1. 一级预防

CHD是由多种危险因素导致的慢性病，多种危险因素共存时，CHD的发病风险会成倍增加。因此，CHD的一级预防措施，主要在于控制多种危险因素，包括改善生活方式、降压、控制血糖、改善脂肪代谢紊乱和戒烟等。

2. 二级预防

对于CHD患者，CHD的二级预防包括：①长期服用阿司匹林和血管紧张素转换酶抑制剂；②应用β受体阻滞剂控制血压；③降低胆固醇和戒烟；④控制饮食和治疗糖尿病；⑤教育和体育锻炼。

对于慢性稳定性CHD（慢性稳定性劳累型心绞痛、低危不稳定性心绞痛、变异型心绞痛、微血管性心绞痛以及可疑的无症状缺血性心脏病），强调生活方式干预、饮食指导、健康教育、多种危险因素的控制及规范药物治疗以预防心肌梗死，降低死亡风险。

3. 三级预防

三级预防即CHD猝死的预防，对未发生过心搏骤停的CHD患者进行危险分层，筛选出具有猝死高风险的患者。90%以上的心源性猝死由恶性室性心律失常引起，其预防的关键在于及时终止室性心动过速或心室纤颤。因此，对于发生过心搏骤停而抢救存活的冠心病患者，为预防因恶性室性心律失常所致的心搏骤停或猝死，必要时植入自动复律除颤器。

四、营养与脑卒中

（一）脑卒中的定义和分类

1. 定义

脑卒中（stroke）是一种急性脑血管疾病，是由于脑部血管突然破裂或因血管阻塞导致血液不能流入大脑而引起脑组织损伤的一组疾病。

2. 分类

脑卒中按病理变化可分为两大类，即缺血性脑卒中（ischemic stroke）和出血性脑卒中（hemorrhagic stroke）。缺血性脑卒中的发病率高于出血性脑卒中，占脑卒中总数的60%～70%，出血性脑卒中占脑卒中患者总数的30%～40%。根据出血部位不同又分为脑出血和蛛网膜下腔出血。

（二）脑卒中的流行情况

GBD数据显示，2017年，脑卒中占心脑血管疾病死亡的84%。2007年至2017年间，脑卒中死亡人数从52900万例增加到61700万例。

我国的情况也不容乐观。2013年，我国完成了首次全国性包括31个省市157个区县的脑血管病流行病学专项调查（National Epidemiological Survey of Stroke in China，NESS-China）。结果显示，我国20岁以上成年人脑卒中患病率约为1596.0/10万，脑卒中发病率约为345.1/10万，脑卒中死亡率约为159.2/10万，所有率均男性高于女性，发病率和病死率有随年龄增长而升高的趋势。我国脑卒中的发病率正逐年增加，平均每年增速为8.7%。在中国每年300多万的新发脑卒中患者中有70%～80%的幸存者失去独立生活的能力。

（三）膳食营养成分与脑卒中

1. 脂肪酸

脂肪酸总量以及饱和脂肪酸是脑卒中的危险因素。WHO 对 17 个国家的资料统计显示，膳食中饱和脂肪酸的摄入量过多会显著增加脑卒中的死亡风险。目前多个脑卒中防治指南推荐减少饱和脂肪酸的摄入，以减少脑卒中的发生风险。

2. B 族维生素

经膳食摄入维生素 B_6、维生素 B_{12} 和叶酸可能通过降低血清同型半胱氨酸水平来预防脑卒中。叶酸是 B 族维生素当中与脑卒中关系密切的一种，绿叶蔬菜、豆类和柑橘类水果中均富含叶酸。在一项纳入两万名患高血压但没有得过脑卒中的成人中进行的临床试验显示，同时服用叶酸补充剂和降压药物的参与者比单服用降压药者脑卒中的发病风险更小。

3. 维生素 A

维生素 A 摄入与脑卒中的关联仍有争议。医疗卫生人员随访研究（Health Professionals Follow Up Study）显示 β-胡萝卜素摄入与缺血性脑卒中和出血性脑卒中的危险均不具有统计学差异。在我国多项调查中缺血性脑卒中患者普遍存在维生素 A 摄入不足。

4. 维生素 C

维生素 C 摄入量高与缺血性脑卒中的风险较低有关。一项调查发现缺血性脑卒中患者普遍存在维生素 C 摄入不足。这与维生素 C 的抗氧化性、减少机体氧化应激、保护低密度脂蛋白免受氧化、延缓动脉粥样硬化斑块的形成和血小板聚集等功能有关。

5. 矿物质

高钠的摄入是脑卒中公认的危险因素。人群试验低钠盐与脑卒中关系研究发现，食用低钠盐者脑卒中发生风险比食用普通盐降低了 14%。食物中的钾、镁在预防脑卒中发生中发挥保护作用。

（四）食物因素与脑卒中

1. 全谷物

摄入全谷物具有预防脑卒中的作用，虽然机制尚不清楚，可能与全谷物中富含的膳食纤维、镁、叶酸、维生素 B_6 和维生素 E 等有关。例如美国的护士健康研究对 75000 多名护士进行了 12 年的随访后发现，全谷物摄入量最高者比全谷物摄入量最低者糖尿病的发病危险降低 30%；与只吃精加工谷物的女性比，每天食用全谷物的女性体重增长低。

2. 蔬菜水果

蔬菜与水果的摄入与脑卒中呈负相关，并且呈现剂量关系。在缺血性脑卒中患者中发现其普遍存在水果类的摄入不足，其中严重摄入不足的比例占 22.4%。我国老年人缺血性脑卒中患者的新鲜蔬菜摄入频次达到《中国居民膳食指南（2016）》推荐量（≥3 次/d）的比例为 19.46%。

3. 动物性食物

动物蛋白质的摄入量与脑卒中急性期死亡率呈显著负相关；其中鱼类蛋白质摄入的增加可使收缩压降低，说明动物蛋白质尤其是鱼类蛋白质可降低血压和降低脑卒中发病风险。一项纳入 74 万人的荟萃分析结果显示，摄入总肉类（红肉和加工肉类）、红肉（未加工或新鲜的红肉）将分别增加 18％和 11％的脑卒中发病风险，而摄入白肉（家禽类）可以降低 13％的脑卒中发病风险。

（五）脑卒中的防治建议

1. 一级预防

针对具有脑卒中危险因素的人群，以健康教育和健康促进的形式，积极控制危险因素，同时定期监测其他危险因素的发生并采取针对性措施，减少疾病发生。此外，还需要对脑卒中的疾病因素，例如糖尿病、高血压和高血脂采取药物治疗，以预防脑卒中。目前国内外研究均支持采取人群综合干预的方式来降低脑卒中等心脑血管疾病的发病率和死亡率。综合防治措施，主要是利用社区医生筛查管理人群中的高血压、糖尿病等具有脑卒中高危因素的患者，并持续地开展全人群健康教育和健康促进，从而降低人群脑卒中的发病率和死亡率。我国研究表明，采取综合防治措施进行干预，社区人群脑卒中发病率和死亡率分别降低了40％和 35％。

2. 二级预防

针对已发生过一次或多次脑卒中的患者，早发现、早诊断和早治疗，防止严重脑血管病发生。控制脑卒中复发，关键是针对发生过 1 次或多次脑血管意外的患者，寻找意外事件发生的原因，在首次发病已对病因和发病机制评估的基础上，消除可逆性病因、控制可干预危险因素，这在首次缺血性脑卒中后患者的预防中显得尤为重要。开展二级预防可以降低脑卒中存活患者复发、再住院和失能的风险。

3. 三级预防

三级预防即对已患脑卒中者，加强康复护理，防止病情加重，清除或控制危险因素，降低致残程度。缺血性脑卒中急性期是指发病 14 天之内，该急性期并发症是缺血性脑卒中的首要死亡原因。针对并发症，可以有针对性地采取以下措施：卧床，避免头颈部过度扭曲、激动或者用力；必要时给予脱水降颅内压治疗；及时停用抗凝血、抗血栓、抗血小板药物；必要时予留置胃管营养支持；预防性使用抗生素；鼓励家属尽早帮助患者被动活动，翻身拍背；必要时留置导尿；鼓励患者尽早活动、抬高患肢；病情稳定后尽快予康复治疗。

4. 膳食防控

2017 年，国家卫生和计划生育委员会发布了我国的《脑卒中患者膳食指导》（WS/T558—2017），当中提到了针对脑卒中患者的膳食指导。其中包括平衡膳食、个体化膳食指导、烹调方式少油少盐以及注意食物质量和性状等原则；还包括了脑卒中患者能量、脂肪、蛋白质和其他营养素推荐摄入量。

第五节　营养与糖尿病

一、糖尿病的定义与分型

糖尿病（diabetes mellitus，DM）是一组由多重因素引起的，由机体胰岛素分泌和（或）利用缺陷导致的，以慢性高血糖为特征的代谢性疾病。

2022 年我国《糖尿病分型诊断中国专家共识》，基于病因学和精准医学原则，将糖尿病分为 1 型糖尿病（T1DM）、单基因糖尿病、继发性糖尿病、妊娠糖尿病、未定型糖尿病和 2 型糖尿病（T2DM）共 6 种类型。

二、糖尿病的流行状况

据国际糖尿病联盟（International Diabetes Federation，IDF）统计：2021 年全球糖尿病患病人数已达 5.37 亿，即全球有十分之一的成年人（20～79 岁）患糖尿病，预计到 2030 年，该数字将增加到 6.43 亿。此外，全球有 5.41 亿成年人患有糖耐量减低（IGT），这使他们处于罹患 T2DM 的高风险中。

2011—2021 年，我国糖尿病患者人数由 9000 万增加至 1 亿 4000 万，增幅达 56％。2021 年，在疾病负担方面，我国死于糖尿病的人数约有 140 万人；糖尿病相关的医疗支出居世界第二，为 1653 亿美元。

三、糖尿病的影响因素

糖尿病的危险因素比较复杂，主要有以下六个方面的因素。

1. 遗传因素

糖尿病具有家族遗传易感性，国外研究报道 25％～50％的患者有糖尿病家族史。T1DM 遗传易感性涉及 50 多个基因，现尚未被完全识别。同卵双生子中 T2DM 的同病率接近 100％。

2. 肥胖

糖尿病的发病率与肥胖程度呈正相关。在中国人群中发现，中心性肥胖与 T2DM 关系密切，这可能是由于腹部肥胖直接影响脂肪酸和全身的脂肪代谢，显著增加了患糖尿病的风险。

3. 体力活动缺乏

身体活动不足是 2 型糖尿病的危险因素之一。适当的身体活动可促进糖的利用，减轻胰岛负担，使胰岛素敏感性增加，从而使患糖尿病的风险下降。

4. 生理因素

糖尿病发病率随年龄的增长而上升，在 65 岁以上人群中的患病率较高。国家统计局第七次全国人口普查公报数据显示，2020 年我国 60 岁及以上的老年人口占总人口的 18.7％（2.604 亿），其中约 30％的老年人患有糖尿病（95％以上患 2 型糖尿病）。

5. 社会环境因素

不良生活方式，如吸烟、过量饮酒、睡眠障碍、精神紧张及应激增多等也成为糖尿病发生发展的危险因素。

6. 营养因素

糖类、膳食纤维、脂肪、红肉和含糖饮料等食物及营养素与糖尿病的发生有一定联系。

四、营养因素与糖尿病

（一）膳食营养成分与糖尿病

1. 碳水化合物

碳水化合物是影响血糖水平的关键因素之一，长时间的高血糖水平使胰岛素分泌持续增加，最终损害胰岛 β 细胞，导致胰岛素分泌的绝对或相对不足，从而引发糖尿病。当糖尿病患者摄入碳水化合物过多时，机体调节血糖的功能失控，极易出现高血糖；但碳水化合物摄入不足时，糖异生增强，需动员脂肪和蛋白质氧化分解供能，同时产生酮体，易引起酮血症。

膳食纤维是糖尿病的保护因素。人体消化液及消化道缺乏能水解膳食纤维素的 β-1,4-糖苷键的酶，故膳食纤维不能被人体消化吸收，但它可促进胃肠道蠕动，延缓其他碳水化合物吸收，降低血糖升高的速度，有利于患者的血糖控制。

2. 脂肪

研究表明，过量摄入饱和脂肪酸和反式脂肪酸是 T2DM 的危险因素，单不饱和脂肪酸和多不饱和脂肪酸有助于降低血脂和血糖，降低糖尿病和心血管疾病的发病风险。多年来，临床和动物实验证明，n-3 多不饱和脂肪酸（n-3 PUFA）的摄入能改善胰岛素抵抗，并降低心血管疾病的死亡率。

3. 蛋白质

高蛋白饮食对胰岛功能的影响研究很少，没有统一的证据证明膳食蛋白质与糖尿病发病的直接关系。正常能量以及低能量的高蛋白质饮食并不会引起"蛋白毒性"，反而会增加葡萄糖刺激下的胰岛素分泌，并且对肥胖个体、糖尿病个体以及正常个体起着不同程度的改善作用。

4. 维生素

（1）B 族维生素 在糖尿病患者中发现，其血浆所有 B 族维生素的水平均低于非糖尿病患者。维生素 B_1 可抑制葡萄糖诱导的糖基化、调节空腹血糖水平和以最佳的方式控制动物模型中的高血糖状态。维生素 B_2 具有抗氧化特性，并具有血红蛋白的有效还原能力，可能与降低 T2DM 风险的生物学机制相关。因此，维生素 B_2 可以帮助减少参与 T2DM 发病机制的铁超负荷。多项研究发现叶酸摄入量与糖尿病风险呈负相关，其中的关联可能部分解释为其改善人体内同型半胱氨酸水平、胰岛素敏感性和全身性炎症相关的机制。生物素可能通过影响糖代谢关键酶的活性，促进糖酵解和糖原合成而抑制糖异生，从而影响餐后血糖应答。

（2）维生素 C 维生素 C 的抗氧化特性可以通过在自由基介导的氧化过程中作为还原剂来抵消胰岛素抵抗和阻碍胰岛素分泌的氧化应激反应。在一项欧洲 8 个国家膳食多样性的大型研究中发现，较高的血浆维生素 C 和类胡萝卜素浓度与较低的 2 型糖尿病发病率有关。

（3）维生素 A 越来越多的证据表明，维生素 A 参与调节胰腺发育、β 细胞功能、胰岛素分泌、肝葡萄糖代谢和胰腺星状细胞表型。一些研究已表明，β-胡萝卜素的摄入或其血液水平较高，与患糖尿病的风险低有关。我国一项中国成年人前瞻性队列研究表明，摄入足够的维生素 A 可能有助于预防糖尿病，特别是对男性。

（4）维生素 D 临床研究发现，活性维生素 D 可作为内分泌激素有效调节骨代谢和钙磷平衡；具有免疫调节功能，可延缓和防治自身免疫性糖尿病的疾病进展，同时对胰岛组织的炎症反应水平具有明显的抑制作用，可有效改善胰岛组织损伤及淋巴细胞浸润进展。

（5）维生素 K 有研究表明，维生素 K 在改善胰岛素敏感性和葡萄糖耐量、预防胰岛素抵抗和降低 T2DM 风险方面具有有益作用，但维生素 K 对 T2DM 的影响机制尚不明确。

5．矿物质

（1）铬　铬是体内葡萄糖耐量因子（glucose tolerance factor，GTF）的重要组成部分，作为糖代谢的一个辅助因子，具有增强胰岛素作用，是胰岛素发挥降糖作用必需的元素。人体缺铬会导致糖代谢紊乱、胰岛素靶细胞的敏感性减弱、胰岛素受体数目减少及敏感性降低。

流行病学调查研究发现，糖尿病患者体内的铬含量显著低于正常人，铬含量与血糖、病情加重伴并发症呈负相关。妊娠期妇女由于排泄增多，体内铬含量降低，胰岛素抵抗程度增加，患妊娠糖尿病的风险增加。临床试验研究发现，铬（例如，酵母铬）在预防和治疗胰岛素抵抗方面均具有积极作用。

（2）铁　过量的铁已被证明会在动物模型中诱发糖尿病。人群研究发现，膳食血红素铁的摄入量及高血清铁蛋白水平与 T2DM 风险增加呈正相关；且血红素铁摄入量和血清铁蛋白增加与孕妇妊娠糖尿病发生的风险呈正相关。不仅如此，铁摄入量还与糖尿病发病风险呈剂量-反应关系。成人队列研究的荟萃分析显示血红素铁摄入量每增加 1mg/d，2 型糖尿病的发病风险增加 16%；孕妇中血红素铁摄入量每增加 1mg/d，妊娠糖尿病发病风险增加 38%。

（3）铜　铜是参与人体多种酶合成和能量代谢的必需物质，体内铜促进 ROS 的产生，这可能与 T2DM 的发生发展有关。已有研究发现，成人中尿铜水平与空腹血糖异常呈线性正相关，随着尿铜浓度的增高，空腹血糖异常呈上升趋势。在孕妇群体中发现，血清铜含量与妊娠糖尿病患者血糖水平呈正相关，血清铜含量高是孕妇发生妊娠糖尿病的独立危险因素。

（4）锌　锌具有抗氧化及改善胰岛功能的作用。锌是 3-磷酸甘油醛脱氢酶、苹果酸脱氢酶及乳酸脱氢酶的辅助因子，这些酶是糖氧化供能的关键酶，直接参与糖的氧化供能。锌也是许多葡萄糖代谢酶的成分及脂质和蛋白质代谢酶的辅助因子。胰岛素的分子结构中有 4 个锌原子，故锌能直接影响胰岛素的合成、贮存、分泌和结构的完整性及胰岛素本身的活性。锌还能调节胰岛素及其受体的水平。由于其胰岛素模拟作用，锌还刺激胰岛素依赖性组织中的葡萄糖摄取。多项研究表明，锌可以改善糖尿病患者血糖控制、胰岛素抵抗、血脂代谢和 β 细胞功能，并可以延缓糖尿病的进展，且锌和不同药物合用对多种并发症均具有疗效。

（5）硒　硒是一种兼具营养和毒理特性的元素，其主要的生物学活性为抗氧化性。因此，硒具有类似胰岛素效应，低硒暴露与较高的 2 型糖尿病风险呈正相关，而补充硒可改善胰岛素信号传递、降低氧化应激、改善葡萄糖耐受不良和延迟糖尿病并发症的发生。但也有越来越多的研究表明，在广泛的硒暴露水平下，其可能会增加 2 型糖尿病的发生率。

（二）食物因素与糖尿病

1．全谷物

相对于精制谷物，全谷物有助于降低或延缓血糖应答，有利于控制患者的餐后血糖浓度。据系统综述结果提示，全谷物摄入与 T2DM 发病存在非线性相关，每天全谷物摄入达到 2 份（相当于 60g）以上，可以获得较大的健康效益；与很少食用全谷物的人群相比，摄入 48~80g/d 全谷物可使 T2DM 发病风险降低 26%。

2. 蔬菜与水果

蔬菜和水果是维生素、矿物质、膳食纤维和植物化学物的重要来源，大部分蔬菜（除茎块类蔬菜）和水果都具有低能量密度和低升糖负荷的特点，有益于胰岛素的释放和提高胰岛β细胞抵御氧化应激损伤。荟萃分析显示，绿叶蔬菜的摄入可使 T2DM 的发病风险降低13%，黄色蔬菜可使 T2DM 的发病风险降低 38%。水果摄入也与糖尿病有关，如有研究显示 T2DM 发病率与水果摄入量呈负相关，孕妇研究显示水果（如苹果、橙子）的摄入量与妊娠糖尿病发病呈负相关。

3. 肉及蛋类

多项荟萃分析发现，与不摄入畜肉相比，每天摄入 150g 畜肉的人群 T2DM 的发病风险增加 64%。同样，2019 年中国城乡 35～74 岁的成年人队列研究发现，与不摄入畜肉相比，畜肉的摄入量每增加 500g，患糖尿病的风险增加 11%。

鸡蛋摄入与 T2DM 的发病风险可能存在地区差异。我国研究显示，鸡蛋摄入与 T2DM 无关；而美国研究发现，鸡蛋摄入与 T2DM 发病风险增加有关，每天多摄入 1 个鸡蛋时 T2DM 的发病风险增加 18%，这可能与整体膳食结构有一定关联。

4. 含糖饮料

含糖饮料是指在饮料中人工添加单糖和双糖，酒精含量不超过 0.5% 质量分数的制品。第一个证明含糖饮料与糖尿病风险增加相关的著名研究结果表明：摄入含糖饮料与女性体重增加和 2 型糖尿病的风险有关。一项荟萃分析结果（$n = 464936$）显示，每天多喝一份（250mL）含糖饮料会使 2 型糖尿病的发病率增加 18%。

5. 茶

茶叶中的茶多糖、茶多酚、茶色素、咖啡因、蛋白质及维生素类化合物都具有一定的降血糖作用。人群研究显示，与不饮茶者相比，每天饮茶≥16g 的人群 T2DM 的发病风险降低 16%。

五、糖尿病的防控措施

1. 一级预防

一级预防是控制糖尿病的危险因素，预防糖尿病的发生。一级预防指在一般人群中开展健康教育，提高人群对糖尿病防治的知晓度和参与度，倡导合理膳食、控制体重、适量运动、限盐、戒烟、限酒、保持心理平衡的健康生活方式，提高社区人群整体的糖尿病防治意识。

2. 二级预防

二级预防是指在高危人群中开展糖尿病筛查，及时发现糖尿病，及时进行健康干预等，早发现、早诊断、早治疗，在已诊断的患者中预防糖尿病并发症的发生。T1DM 的二级预防是通过阻止患者自身免疫介导的 β 细胞损害的进展进而预防 T1DM 发病。

3. 三级预防

三级预防是延缓已存在的糖尿病并发症的进展、降低致残率和死亡率，改善患者的生存质量。在伴有心血管疾病的 T2DM 患者中，应采用降压、调脂及抗血小板等综合治疗，以降低患者发生心血管事件和死亡的风险。对于糖尿病病程较长、年龄较大、已有心血管疾病的 T2DM 患者，继续采取降糖、降压、调脂（主要是降低 LDL-C）、抗血小板治疗等综合管理措施，以降低心血管事件、微血管并发症进展及死亡的风险。对已出现严重糖尿病慢性并发症者，推荐进行专科治疗。

第六节 营养与骨质疏松症

一、骨质疏松症的定义与分类

（一）骨质疏松症的定义

骨质疏松症（osteoporosis，OP）是由于多种原因导致的骨密度（BMD）和骨质量下降，骨组织微结构破坏，造成骨脆性增加，从而容易发生骨折的全身性骨病。骨"重塑"过程是骨组织的持续更新和替换，其中有两个不同的阶段：骨形成和骨吸收。在骨形成过程中，成骨细胞（骨形成细胞）用新组织填充骨腔；在骨吸收过程中，破骨细胞溶解骨组织。在正常和健康的情况下，骨吸收和形成以动态平衡的方式进行，从而使旧组织不断被新组织所取代。然而，在骨吸收过程快于骨形成过程的不平衡情况下，骨组织会丢失并导致骨质疏松症。骨质疏松症的发生发展过程主要分为三个阶段：骨量减少、骨质疏松症以及骨质疏松性骨折。初期可无明显症状，随着病情进展，可出现痉挛、腰酸背痛、骨骼疼痛等症状，严重时易引起骨折。

（二）骨质疏松症的临床分类

骨质疏松症分为原发性和继发性两大类。骨质疏松症以绝经期妇女及老年人的原发性骨质疏松症最为多见，继发于其他疾病或药物导致的继发性骨质疏松症较少见。原发性骨质疏松症又分为绝经后骨质疏松症（Ⅰ型）、老年性骨质疏松症（Ⅱ型）和特发性骨质疏松症（包括青少年型）三种。绝经后骨质疏松症一般发生在妇女绝经后 5～10 年内；老年性骨质疏松症一般指 70 岁以上的男性和 60 岁以上的女性发生的骨质疏松，已经成为影响老年生活质量的重要原因；而特发性骨质疏松症主要发生在青少年，病因尚不明。

1. 原发性骨质疏松症

（1）绝经后骨质疏松症　雌激素可通过减少骨髓细胞中 RANKL（NF-κB 受体活化因子配体）的表达以及增加成骨细胞分泌 OPG（骨保护素），使 RANK（NF-κB 受体活化因子）失活，从而抑制破骨细胞活性，减少破骨细胞数量，促进破骨细胞凋亡，使骨密度升高（图 7-1）。绝经后妇女体内雌激素水平降低，RANKL/RANK/OPG 系统失调，破骨细胞生成超过成骨细胞生成，破骨细胞活跃，骨细胞被快速分解、吸收，骨量下降且流失加快，骨骼中空隙增加，形成骨质疏松。

（2）老年性骨质疏松症　老年人性激素减少，刺激破骨细胞的同时，抑制了成骨细胞，造成骨量减少。其次，衰老过程中会出现营养吸收能力下降、器官功能衰退等现象，导致维生素 D 缺乏、慢性的负钙平衡等，也会导致骨量及骨质的下降。

（3）特发性骨质疏松症　特发性骨质疏松症的病因目前仍未明确，多见于 8～14 岁青少年，常伴有遗传家族史。特发性骨质疏松症可能与骨代谢调节异常（如骨吸收增加），或者青春期生长突然增加，骨量突增、骨形成和吸收的平衡被打破，又或者与青少年钙代谢异常有关。

2. 继发性骨质疏松症

继发性骨质疏松症主要由影响骨代谢的疾病或药物导致，常见的影响因素有：内分泌疾

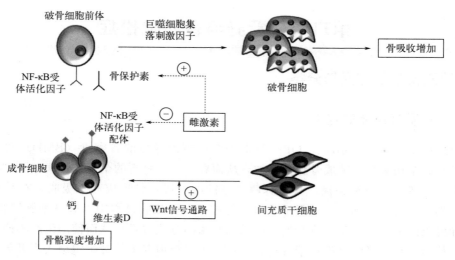

图 7-1 成骨细胞、破骨细胞的形成和作用途径

病（如甲状腺功能亢进症、甲状旁腺功能亢进症、1型糖尿病、库欣综合征）、消化系统疾病（如胃切除术后、肝胆疾病、吸收不良综合征）、血液病（如白血病、淋巴瘤、浆细胞病）、结缔组织病（如类风湿关节炎、痛风、系统性红斑狼疮）、药物影响（如糖皮质激素、肝素、甲氨蝶呤、环孢素）等。

二、骨质疏松症的临床表现

骨质疏松症包括以下三大类症状。

1. 疼痛

患者可有腰背酸痛或周身酸痛，负荷增加时疼痛加重或活动受限，严重时翻身、起坐及行走困难。

2. 脊柱变形

骨质疏松严重者可出现身高缩短和驼背。椎体压缩性骨折会导致胸廓畸形，腹部受压，影响心肺功能等。

3. 脆性骨折

脆性骨折是指由非外伤或轻微外伤引起的骨折，通常是低能量或非暴力骨折，如从站高或小于站高处跌倒和因其他日常活动而发生的骨折。发生脆性骨折的常见部位为胸、腰椎，髋部、桡、尺骨远端和肱骨近端。

疼痛本身可降低患者的生活质量，脊柱变形、骨折可致残，使患者活动受限、生活不能自理，增加肺部感染、压疮感染率，不仅使患者生命质量降低、死亡风险增加，也给个人、家庭和社会带来沉重的经济负担。

三、骨质疏松症的流行状况

骨折是骨质疏松症的主要症状，是造成人类痛苦和医疗保健系统财务负担的主要原因。每年报告大约900万例骨质疏松性骨折病例，预计到2050年将增加4倍。国际骨质疏松症基金会2019年的数据显示，整个欧洲（欧盟，加上瑞士和英国）估计50岁以上的人有3200万患有骨质疏松症，相当于欧洲50岁以上人口总数的5.6%，年龄≥50岁的五分之一的男性和三分之一的女性患有骨折，25％患有绝经后骨质疏松症的妇女有椎体畸形，15％有髋部骨折。另外，在45岁以上的女性中，由骨质疏松症引起的骨折导致的住院天数比许多其他疾病（包括糖尿病、心脏病发作和乳腺癌）要多。骨质疏松症及其导致的脆性骨折每年给欧洲的医疗保健系统造成的经济负担超过560亿欧元。

近几年来，中国骨质疏松症的发病率呈明显上升的趋势。在2020年举办的第十一次全国骨质疏松与骨矿盐疾病学术会议中发布的《"强健骨骼，远离骨折"联合提示》表明，我国50岁以上男性骨质疏松症患病率为6.0％，女性患病率则达到32.1％；65岁以上女性的骨质疏松症患病率更是达到51.6％，男性患病率为10.7％。据报告，患有骨质疏松症的50岁女性的累积终身骨折风险可高达60％。且有研究表明，至2050年，骨质疏松症患者将增加至5.333亿人，我国常见的骨质疏松性骨折医疗费用将达1745亿元。预防骨质疏松症刻不容缓。

四、骨质疏松症的影响因素

1. 家族史

骨质疏松症为多基因遗传病，80％的个体骨量的变化与家族遗传史有关，并且遗传因素占最佳骨矿化的60％～80％，因此，有一部分骨质疏松症的高危人群是由遗传因素造成的，这些遗传因素可能与维生素D受体基因、雌激素受体基因和其他一些基因有关。

2. 年龄和性别

一般情况下人体在不同的年龄阶段骨密度变化不同，可分为增长期、平台期和下降期三个阶段。正常人大约在30岁达到峰值骨量，40～50岁左右骨量开始随年龄增加而降低，其原因可能为增龄使钙磷代谢紊乱以及胃肠道消化吸收功能下降，对维持骨骼健康的重要营养素（如钙、磷）吸收和利用不足。女性骨质疏松症和骨质疏松性骨折发病风险均高于男性。其一，女性的峰值骨量明显低于男性；其二，妊娠期和哺乳期妇女常有严重的钙流失和缺乏以及绝经后女性雌激素水平显著降低，骨质快速流失。

3. 疾病相关因素

类风湿关节炎患者的骨密度较低，骨折风险增加。吸收不良性疾病（如克罗恩病和乳糜泻）患者易患骨质疏松症的主要原因是对钙、维生素D、蛋白质和其他营养素吸收不良，体重减轻。另外，某些药物（如糖皮质激素、甲状腺素）和某些免疫抑制剂可能会增加钙的排出或者减少钙的吸收，造成体内钙不足，影响骨骼的生成或者减慢骨骼的生长速度，从而增加患骨质疏松症的风险。

4. 围绝经期提前

围绝经期发生得越早，骨密度越低。在45岁之前接受手术切除卵巢的女性患骨质疏松症的风险增加。

5. 生活方式及饮食习惯

体力活动不足、吸烟和酗酒也被认为是骨质疏松症的危险因素。久坐的成年人，骨质流失速度更快，研究表明，久坐的老年人比喜欢活动的老年人更容易发生髋部骨折。与不吸烟者相比，吸烟或者曾经吸烟者髋部骨折的风险增加1.8倍。适量饮酒［如每天最多两杯（2×120mL）葡萄酒］，不会对骨骼健康产生负面影响。然而，长期大量饮酒已被证明会造成骨质流失，增加骨质疏松症和骨质疏松性骨折风险。体重过低会加速骨质流失，增加骨折风险。与BMI为$25kg/m^2$的人相比，BMI为$20kg/m^2$的人骨折风险增加2倍。最近一项纳入 17 篇观察性研究的荟萃分析发现坚持与 DASH 膳食相似的健康膳食模式（即更多地摄入水果、蔬菜、全谷物）可使低骨密度风险降低 18%。

五、膳食营养成分与骨质疏松症

1. 钙

钙是骨骼的主要组成部分。骨骼中的钙还可以作为维持血液中钙水平的储存池，这对神经和肌肉功能至关重要。身体对钙的吸收能力随着年龄的增长而下降，女性的需求增加更加明显。膳食钙（即食物来源）是钙的首选来源，富含钙的食物有乳制品（酸奶、奶酪、牛奶）和绿色蔬菜等（表 7-3）。不同群体对钙的需求量不同。正常成人钙的推荐摄入量为 800mg/d，孕妇、乳母钙的推荐摄入量无需增加。对于无法通过饮食获得足够钙的人来说，钙补充剂可能有益于整体健康并降低骨折风险。

2. 维生素 D

人的皮肤暴露于阳光和紫外线辐射后，会合成维生素 D_3，随后在肝脏中被维生素 D_3-25-羟化酶转化为 25-(OH)-D_3，然后被运输到肾脏，在肾脏中转变成 1,25-$(OH)_2$-D_3（也称为骨化三醇）。维生素 D 可以增强肠道对钙的吸收，它与甲状旁腺激素相互作用，帮助维持血液和骨骼之间的钙稳态。维生素 D 还可以通过与维生素 D 受体（VDR）结合并启动 VDR 相关基因的转录来调节骨重塑，确保骨骼的正常更新和矿化，并有助于提高肌肉力量和平衡，从而降低跌倒风险。健康的年轻人通常可以通过每天大约 15min 的阳光照射来获得所需的维生素 D，但阳光并不总是维生素 D 的可靠来源。防晒霜的使用、城市烟雾、年龄增加以及许多其他因素，会影响通过阳光获取日常所需的维生素 D 的含量。维生素 D 的饮食来源通常不足以满足需求，其中维生素 D 含量较多的食物包括多脂鱼类（如鲑鱼）、鱼肝油、蘑菇和鸡蛋等（表 7-3）。

表 7-3　食物中钙和维生素 D 含量

食物	分量	钙含量/mg	食物	维生素 D 含量[①]/IU
牛奶	200mL	240	野生三文鱼	600～1000
天然酸奶	150g	207	饲养三文鱼	100～250
硬质奶酪	30g	240	罐头装沙丁鱼	300～600
西蓝花（原料重量）	120g	112	罐头装金枪鱼	236
无花果干	60g	96	新鲜香菇	100
杏仁果	30g	75	日晒香菇	1600
豆腐	120g	126	蛋黄	20（每个蛋黄）

数据来源：International Osteoporosis Foundation：Serve Up Bone Strength Throughout Life.
① 每 100g，除非另作说明。

3. 蛋白质

成年人中年之后身体成分会发生很大的变化，如脂肪量增加和肌肉量减少。蛋白质摄入量增加可以对体成分产生积极的影响。研究发现，蛋白质摄入量最低的研究参与者比蛋白质摄入量最高的研究参与者减少了 40% 的瘦体重。较低的蛋白质摄入量与髋部和脊柱的 BMD 损失有关。为了实现蛋白质对 BMD 的有益作用，必须摄入足够的钙。优质蛋白质多存在于畜肉类、鱼类、乳制品和鸡蛋中。良好的素食蛋白质来源有豆类、豆制品、坚果、藜麦和其他全谷物。

50 岁及以上人群钙、维生素 D 和蛋白质的推荐摄入量（RNI）见表 7-4。

表 7-4　50 岁及以上人群钙、维生素 D 和蛋白质的推荐摄入量（RNI）

年龄（岁）	钙/（mg/d）	维生素 D/（μg/d）	蛋白质/（g/d）	
			男	女
50～	800	10（即 400IU/d）	65	55
65～	800	15（即 600IU/d）	72	62
75～	800	15（即 600IU/d）	72	62

数据来源：中国营养学会 . 中国居民膳食营养素参考摄入量（2023 版）.

4. 其他营养成分

某些营养成分有助于人体骨骼健康，如镁、锌、维生素 K 以及类胡萝卜素等。有研究表明，锌补充剂可能对摄入锌含量<8.0mg/d 的绝经后妇女的骨骼健康有益，但对摄入足量锌的妇女则不然。

六、骨质疏松症的预防干预措施

骨质疏松症患者极易发生骨折，可造成终身残疾，严重影响生活质量并且增加社会经济负担。患骨质疏松症和脆性骨折的风险取决于许多因素，其中一些风险因素不能改变（如家族史、绝经年龄和性别等），而另一些风险因素则可以改变（如身体活动、膳食和吸烟等）。遗传因素占最佳骨矿化的 60%～80%，而营养、负重锻炼、体重和激素等可变因素影响成年后骨量减少和骨质疏松症的发展。每年的 10 月 20 日为世界骨质疏松日，通过积极改变可变因素可有效预防骨质疏松症，降低骨折风险。

1. 加强运动

除了保持骨骼强度外，运动可以避免或延缓骨质疏松，因为在运动过程中产生的机械应力会使骨组织产生一定的变形，进而刺激破骨细胞和成骨细胞，提高骨密度。运动也可以增加肌肉质量，改善肌肉功能，并保持良好的平衡和力量，肌肉无力和平衡不佳会导致跌倒和骨折。运动对骨骼的积极影响取决于运动的类型和强度。随着年龄的增长，阻力（或肌肉强化）练习变得更加重要。虽然成年后很难增加骨矿物质密度，但负重运动已被证明可使 BMD 增加 1%～2%。每周锻炼 30～40min，每周 3～4 次，并在计划中进行一些负重和抗阻练习，加强腿部力量和平衡的训练（如打太极拳、爬楼梯、跑步、跳舞等）可以降低跌倒风险。

2. 调整生活方式

（1）适当户外活动，有助于骨健康和康复治疗。调查显示，61%的绝经后女性存在因日光暴露不足而引起维生素 D 的缺乏，老年人属于维生素 D 缺乏的高危人群。

（2）避免嗜烟、酗酒等。

（3）采取防止跌倒的各种措施，如注意是否有增加跌倒危险的疾病，加强自身和环境的保护措施（包括各种关节保护器）等。

3. 均衡饮食

均衡饮食，包括摄入充足的钙、维生素 D、蛋白质和其他有益于骨骼健康的营养素，这些营养素是保持骨骼健康的重要组成部分。轻度代谢性酸中毒可减少肾小管对钙的重吸收，同时也强烈刺激破骨细胞，抑制成骨细胞的活性。大量营养素代谢过程中的分解代谢和合成代谢反应产生并消耗等量的 H^+，以维持酸碱平衡。水果和蔬菜中富含柠檬酸盐、苹果酸盐，可代谢为碳酸氢盐，碳酸氢盐可以结合 H^+ 释放二氧化碳和水。富含水果和蔬菜的饮食与较高的 BMD 和/或较低的骨质流失倾向有关。动物蛋白和谷物富含含硫氨基酸，如蛋氨酸、高半胱氨酸和半胱氨酸，这些氨基酸的氧化会产生硫酸根，可直接从尿液中排出，导致 H^+ 潴留。由于蛋白质不仅可以为骨结构的合成和维持提供氨基酸前体，还可以增加胰岛素样生长因子-1（IGF-1）的分泌以刺激骨形成。因此，它可以部分或完全补偿酸负荷增加对肌肉骨骼系统的负面影响。为了平衡对蛋白质的需求，可以通过减少谷物的摄入量同时增加水果和蔬菜的摄入量来降低膳食酸负荷，水果和蔬菜还含有维生素 K、镁、锌和类胡萝卜素等微量营养素。

4. 其他

同时预防和积极治疗各种疾病，尤其是慢性消耗性疾病与营养不良、吸收不良等，防止各种性腺功能障碍性疾病和生长发育性疾病；避免长期使用影响骨代谢的药物等，可以尽量获得理想的峰值骨量，减少发生骨质疏松的风险。

七、骨质疏松症的治疗

1. 药物治疗

抗骨质疏松症药物主要有抑制骨吸收药物和促骨形成药物。临床上，抑制破骨细胞的骨吸收是主要的治疗措施，药物主要是双膦酸盐、雌激素及其受体调节剂、降钙素。甲状旁腺激素为促骨形成药物。锶盐类药物和维生素 K_2 具有抗骨吸收和促骨形成的作用。有效的抗骨质疏松症药物可以增加骨密度，降低骨折风险。

2. 营养支持治疗

良好的营养和均衡的饮食对于正常的生长发育很重要，充足的钙和维生素 D 是预防骨质疏松症的基石，并且是药物治疗期间的必要辅助手段。只有为患者提供足够的维生素 D 和钙，抗骨质疏松症药物才能更好地发挥作用。食品和营养政策医疗委员会（Committee on Medical Aspects of Food and Nutrition Policy）建议每天摄入超过 700mg 的钙来维持骨骼健康。每天摄入 1000mg 钙可将髋部骨折减少 24％。增加膳食钙应该是首要考虑因素。当膳食钙摄入量不足时，可以使用钙补充剂。25-(OH)-D_3 的血清浓度随着年龄的增长而下降，大多数老年女性需要补充维生素 D。已证明将维生素 D 补充剂与钙相结合治疗时可降低骨折风险。在一项针对年龄≥65 岁的男性和女性进行的为期 3 年的双盲研究中，389 名受试者被随机分配接受钙（500mg/d）和维生素 D_3（700IU/d）治疗。与安慰剂相比，联合治疗显著增加了股骨颈和脊柱以及全身的 BMD。

第七节 营养与痛风

一、痛风的定义与分类

（一）痛风的定义

痛风（gout）是由于嘌呤代谢障碍及（或）尿酸排泄减少，其代谢产物尿酸在血液中积聚，因血浆尿酸浓度超过饱和限度而引起组织损伤的一类疾病。嘌呤是核蛋白代谢的中间产物，而尿酸是嘌呤代谢的最终产物，单钠尿酸盐结晶沉积在关节和软组织中，引发关节炎症和组织器官损伤。随着我国经济快速持续增长，痛风的发病率呈上升趋势，是 40 岁以上的男性中最常见的一种炎症性关节病。

（二）痛风的分类

根据发病原因可将痛风分为原发性痛风和继发性痛风。原发性痛风是由先天性嘌呤代谢紊乱和（或）尿酸排泄障碍引起的。原发性痛风患者中，10％～25％有痛风家族史，而痛风患者近亲中发现有 15％～25％患高尿酸血症。原发性痛风大部分发病年龄在 40 岁以上，多见于中老年人；男性占 95％，女性只占 5％。在原发性高尿酸血症和痛风患者中 90％是由尿酸排泄减少引起的，尿酸生成一般正常。继发性痛风是由慢性肾脏病、血液病、内分泌疾病以及药物等原因引起的，或者继发于其他先天性代谢紊乱疾病，如糖原贮积症。

二、痛风的临床表现

长期高尿酸血症可引起关节及周围软组织尿酸盐晶体沉积，进而出现反复发作的急性关节和软组织炎症、痛风石沉积、慢性关节炎和关节损伤。高尿酸血症亦可累及肾脏，引起慢性间质性肾炎和尿酸盐结石形成。痛风患者早期积极降尿酸治疗，可延缓或阻止脏器损害。根据痛风病情发展的特点，可将痛风病程分为 4 个阶段。

（1）无症状性高尿酸血症期　仅有尿酸持续或波动性增高。从尿酸增高到症状出现时间可长达数年至几十年，有些人终身不出现症状。但随着年龄的增大，一般最终有 5％～15％高尿酸血症的患者在高尿酸血症后 20～40 年发展为痛风。

（2）急性关节炎期　关节炎典型的痛风首次发作常在夜间，患者常因为突然脚趾疼痛而惊醒。疼痛持续 1～2 天，如刀割或咬噬样疼痛。最常侵犯的部位是第 1 跖趾关节，其次顺序为足背、足跟、膝、腕、指、肘等关节，关节周围及软组织出现明显红肿热痛。关节活动受限，可有发热、白细胞增高、红细胞沉降率增快（容易被误诊为蜂窝织炎或丹毒）。一般在 3 天或几周后可自然缓解。此时受累关节局部皮肤可出现脱屑和瘙痒的症状。

（3）间歇期　在两次发作之间是间歇期，多数患者第二次发作是在 6 个月至 2 年之内，个别患者则无第二次发作。未经有效治疗的患者，发作频率增加，间歇期缩短，症状逐渐加重，炎症持续时间延长，受累关节部位增加。部分患者第一次发作直接进入亚急性期和慢性期而没有间歇期。

（4）慢性期　主要表现为慢性关节炎、痛风性肾炎、尿路感染以及痛风石。由于尿酸沉淀于结缔组织而逐渐形成痛风石，是痛风的特征性病变。痛风发作 10 年后约 50％的患者有痛风石，以后逐渐增多。体表初次发生的痛风石表面呈黄白色，一般没有明显的压痛和波动感。痛风石小的只有数毫米，如沙粒，称痛风沙粒。随着病情的进展，痛风石可逐渐增大，可有如鸡蛋或更大的痛风结节累积赘生。数目可从最初 1～2 个增加到十几个以上，并累及多个部位，国内报道痛风石最多的一例达 500 多个。

痛风石可发生在许多部位，甚至可累及心脏，典型部位在耳轮、趾、指、腕、膝、肘等。它们直接侵犯关节及肌腱而使关节运动受限，造成肢体畸形和功能障碍。一般而言，不经过治疗的痛风石不会自然消失，只会随疾病的迁延而逐渐增多、增大。经积极治疗使血尿酸长期控制在正常范围内，痛风石可以消退。

三、痛风的流行状况

近几十年来，痛风已成为一种越来越常见的代谢性疾病。除了引起剧烈的关节炎疼痛外，痛风还与心血管和肾脏疾病有关，并且是过早死亡的重要危险因素。多项研究表明，许多国家的痛风患病率稳步上升。在发达国家，男性和女性的痛风患病率分别为3%~6%和1%~2%，随着年龄的增长而增加，但在70岁后趋于稳定。英国临床实践研究数据链（CPRD）收集了373371名痛风患者的数据，痛风的标化患病率从1997年的0.98%增加到2021年的2.33%，年平均百分比为3.9%。全球疾病负担（GBD）1990年至2017年的研究数据显示，痛风的时点患病率在各个国家的范围为0.23%~1.39%。时点患病率前3名的国家为新西兰（1.39%）、澳大利亚（1.17%）以及美国（1.00%）。时点患病率后3名的国家是巴拿马（0.23%）、哥伦比亚（0.23%）和危地马拉（0.24%）。疾病所致伤残引起的健康寿命损失年（YLD）比率增幅前3名的是美国（33.9%）、阿曼（28.8%）和加拿大（28.4%）。

中国痛风的疾病负担也不容乐观，我国近10年流行病学调查数据显示，各个不同的地区痛风患病率的范围在0.86%~2.20%之间，并且男性的患病率高达0.83%~1.98%，而女性的痛风患病率为0.07%~0.72%。全国1990年痛风患病人数为5864143例（标化患病率：495.41/10万），而在2019年增长至16161324例（标化患病率：1136.24/10万），增长175.6%；另外，因痛风造成的伤残调整寿命年（DALYs）从187.436万人年上升至510.485万人年，增长率为172.35%（表7-5）。

表7-5 1990年及2019年中国痛风患病情况、发病情况及DALYs

指标	男			女			合计		
	1990年	2019年	变化率/%	1990年	2019年	变化率/%	1990年	2019年	变化率/%
患病人数	4500178	12106943	169.03	1363965	4054381	197.25	5864143	16161324	175.6
标化患病率（/10万）	737.51	1670.33	126.48	237.83	581.25	144.39	495.41	1136.24	129.35
发病人数	907950	2283524	151.5	274019	757805	176.55	1181969	3041329	157.31
标化发病率（/10万）	148.8	315.05	111.73	47.78	108.64	127.38	99.86	213.82	114.13
DALYs	144697	385131	166.16	42739	125353	193.30	187436	510485	172.35
标化DALYs率（/10万）	23.71	53.13	124.07	7.45	17.97	141.14	15.83	35.89	126.65

数据来源：赵敏，陈婷，黄振光，等．1990—2019年中国痛风疾病负担研究［J］．现代预防医学，2021，48（21）：5.

四、痛风的影响因素

痛风是尿酸慢性增加的临床表现，尿酸是内源性核酸（80%）和外源性食物（20%）中所含的嘌呤碱基分解代谢的最终产物。核酸的腺嘌呤和鸟嘌呤被降解为肌苷酸，然后降解为次黄嘌呤，其代谢涉及一种黄嘌呤氧化酶，该酶将其降解为黄嘌呤，然后降解为尿酸。当体内嘌呤代谢异常或者含嘌呤高的食物摄入过量时，就可能会发生高尿酸血症，进而导致痛风。影响痛风发生发展的因素主要有遗传因素、膳食因素、饮酒、体质指数及代谢性疾病等。

1. 遗传因素

越来越多的证据表明，痛风的遗传基础是多基因的（表 7-6），痛风具有高度遗传性（约30%）。全基因组关联分析（GWAS）已经确定了大约 30 个血清尿酸盐相关基因位点，其中许多编码肾脏或肠道尿酸盐转运蛋白。*ABCG2* 基因已被确定为痛风发作的关键遗传决定因素，并在疾病的进展和严重程度中发挥作用。健康的生活方式（包括不饮酒/适度饮酒、不吸烟、有规律的体育锻炼和健康的饮食）与较低的痛风风险相关，并且可能将与遗传因素相关的痛风风险降低近三分之一，而不良生活方式与痛风的高遗传风险之间存在显著的叠加交互作用。

表 7-6　与高尿酸血症和痛风有关的部分重要基因总结

基因	编码的蛋白质	功能
ABCG2	ABCG2（ABC 转运蛋白 2）	介导尿酸盐的肠道转运以及影响肾近端小管尿酸的分泌
SLC2A9	GLUT9（葡萄糖转运蛋白 9）	SLC2A9v2(位于顶膜)介导尿酸盐重吸收进入肾近端小管 SLC2A9v1(位于基底膜)介导尿酸盐回流到循环中
SLC22A12	URAT1（尿酸盐阴离子转运体 1）	介导尿酸盐在肾近端小管的重吸收
SLC22A11	OAT4（有机阴离子转运体 4）	介导尿酸盐在肾近端小管的重吸收
SLC17A1	NPT1（钠依赖性磷酸盐转运蛋白 1）	调节肾近端小管尿酸分泌
SLC17A3	NPT4（钠依赖性磷酸盐转运蛋白 4）	调节肾近端小管尿酸分泌
PDZK1	PDZK1（转运体支架蛋白 1）	尿酸转运体组装过程中的支架蛋白
GCKR	GCKR（葡萄糖激酶调节蛋白）	抑制肝脏和胰岛细胞中葡萄糖激酶的调节蛋白

数据来源：Tai V, Merriman TR, Dalbeth N. Genetic advances in gout: potential applications in clinical practice. Curr Opin Rheumatol, 2019, 31 (2): 144-151.

2. 膳食因素

最近有研究证实 DASH 膳食模式可降低血清尿酸水平，尤其是在已存在高尿酸血症的情况下。某些食物嘌呤含量高，例如肉类（牛肉、猪肉、羊肉、家禽肉、鹅肉等）和海鲜（凤尾鱼、沙丁鱼、鲭鱼、鲱鱼、贻贝、扇贝等），长期食用这些食物可能会通过提高血清尿酸浓度来增加痛风风险。含糖饮料、果汁以及高果糖食物与高尿酸血症和痛风有关。一项关于含果糖食物对痛风和高尿酸血症风险的潜在影响的荟萃分析结果显示，果汁摄入量和含糖饮料与痛风患病风险呈正相关，而水果摄入量与痛风患病风险没有相关性。与饮料中的果糖不同，水果中的果糖代谢会受到维生素 C 和其他营养物质的干扰。尿酸的产生与黄嘌呤氧化酶的激活和氧化应激有关，这可以被水果中的类黄酮/儿茶素和维生素 C 所阻断。维生素 C 还通过 URAT1 增加尿酸的排泄。钾可改善尿酸诱导的内皮功能障碍。然而，这些因素会受到环境因素的影响（图 7-2）。有研究发现富含 *n*-3 系列的多不饱和脂肪酸鱼类消费与痛风复发风险降低显著相关。特别是在痛风发作期前 48h 内食用富含 *n*-3 系列的多不饱和脂肪酸的鱼可以降低 23% 的痛风复发风险。牛奶酪蛋白和乳清蛋白可降低尿酸，每天摄入 250mL 牛奶可使男性患痛风的风险降低 50%，经常饮用低脂牛奶和酸奶可使尿酸水平下降 10%。经常饮用咖啡可以帮助降低血清尿酸水平，其机制可能为咖啡中的咖啡因（1,3,7-三甲基黄嘌呤）可抑制黄嘌呤氧化酶，增加肾血流量并改善尿酸盐的排泄。

3. 饮酒

饮酒已被证实是高尿酸血症的潜在危险因素，并被认为是痛风发作的诱因。美国的一项

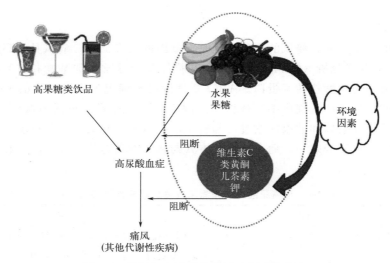

图 7-2　饮料与水果诱发高尿酸血症的差异

大型前瞻性观察性研究对 44654 名无痛风病史的男性进行了 26 年的随访，结果表明，痛风发病风险随着酒精摄入量的增加而增加（RR：2.10）。

4. 体质指数

肥胖会促进胰岛素抵抗，从而减少肾脏尿酸排泄，导致高尿酸血症。体质指数≥30kg/m^2 的个体发生痛风的相对风险为 2.24。在一项针对 12000 多名男性的大规模研究中，体重减轻有助于使心血管风险高的男性的血清尿酸（SUA）水平正常化。与药物疗法相比，减肥更有利于减少 SUA，并具有额外的健康益处。

5. 代谢性疾病

据报道，包括 2 型糖尿病、胰岛素抵抗、血脂异常和高血压在内的几种代谢性疾病与痛风或血清尿酸升高的风险相关。高血压患者由于肾小球小动脉损伤和肾小球硬化，尿酸排泄减少而易患痛风。高甘油三酯血症和高胆固醇血症与痛风患者痛风发作的风险显著增加有关。因此，除了体重控制和饮食措施外，建议定期进行体育锻炼/心血管训练（中等强度训练，每周 150～300min）。

6. 其他

利尿药，包括袢利尿药、大多数噻嗪类利尿药，可能通过减少肾脏尿酸排泄或增加尿酸重吸收，从而增加痛风发作的风险，但使用保钾利尿药（如螺内酯或依普利酮）则不会。吡格列酮（抗糖尿病药物）使用者的痛风发病率显著低于非吡格列酮使用者。另外，肾功能不全和慢性肾病与痛风发病风险增加相关。Hak 等进行的一项研究结果表明，绝经期（尤其是在较早的年龄）会增加女性患痛风的风险，而绝经后激素治疗会适度降低痛风的风险（RR：0.82）。

五、膳食营养成分与痛风

1. 产能营养素

产能营养素摄入过量时，易导致能量过剩引发肥胖，从而增加痛风发病风险，应控制三大产能营养素的摄入总量。传统上建议痛风患者遵循低嘌呤（即低蛋白）饮食以避免嘌呤负荷，并且应以植物性蛋白（如大豆蛋白）为主，动物性蛋白嘌呤含量高。但蛋白质限制可能导致精制碳水化合物（包括果糖，一种公认的高尿酸血症和痛风的危险因素）以及饱和脂肪酸和反式脂肪酸的摄入量增加。这些饮食成分的变化有可能加剧胰岛素抵抗，使血糖和血脂水平升高，从而导致痛风患者代谢综合征及其相关合并症的恶化。

2. 维生素

按推荐的每日需要量服用叶酸、维生素 C 和维生素 E 能够增加尿酸的排泄，降低痛风的发病风险。在对 184 名非吸烟者进行的一项随机对照试验研究中发现，每天摄入 500mg 维生素 C 持续 2 个月，可显著降低健康参与者的血清尿酸浓度。

3. 矿物质

在一项孟德尔随机化分析中，研究了血液矿物质（钙、镁、铁、铜和锌）与痛风之间的潜在因果关系，其中镁（OR：0.26）和铁（OR：0.71）都与痛风风险呈负相关，而钙、铜和锌与痛风风险无关。

4. 其他

类黄酮和儿茶素具有抗氧化、抗癌和抗炎的作用。这些物质的保护机制可能包括调节胞内信号通路，如磷酸肌醇 3-激酶、Akt/蛋白激酶 B 和促分裂原活化蛋白激酶。黄嘌呤脱氢酶和黄嘌呤氧化酶都参与黄嘌呤向尿酸的代谢。黄嘌呤脱氢酶是生理条件下存在的酶的形式，但在缺血条件下其构型变为黄嘌呤氧化酶。黄嘌呤氧化酶是氧自由基的来源。在再灌注阶段（即复氧），黄嘌呤氧化酶与分子氧反应，从而释放超氧自由基。黄酮类化合物（如槲皮素和水飞蓟宾）可能通过降低黄嘌呤氧化酶活性，从而阻断尿酸形成并抑制超氧化物的产生而对痛风患者有益。

六、痛风的预防干预措施

痛风是一种慢性的代谢性疾病，是男性常见的一种关节炎性疾病，长期发展可形成痛风石，引起肾脏病变，最后造成肾衰竭和尿毒症而致死（占痛风死亡原因的 20%～30%）。不良的饮食和生活习惯会增加痛风发病风险，积极采取防治措施可有效减少痛风的发病率和并发症（如动脉硬化、糖尿病、高血压以及脑卒中等），提高生活质量。

1. 避免饮酒或限制酒精摄入量

酒精能够促进尿酸的生成并且抑制血清尿酸的排泄，导致高尿酸血症，增加痛风发病风险。应限制酒精摄入量，尤其是啤酒和烈酒。

2. 坚持适当锻炼

从小养成运动锻炼的好习惯。可以根据不同年龄和体质的需求，选择不同的运动方式。在运动之后需要注意及时补充水分，对于有高尿酸血症的人来说尽量避免剧烈运动。

3. 足量饮水

足量的饮水有利于增加尿量，并且尿酸水溶性较低，可促进尿酸排泄，预防结石的形成。每天的饮水量不少于 2000mL，剧烈运动或者天气炎热时需增加饮水量。应主动饮水，而不是感觉到口渴了才饮水。

4. 合理膳食

控制总能量的摄入，饮食以谷物和蔬菜水果为主，减少或避免食用嘌呤含量高的食物，如加工肉类、动物内脏和海鲜等，增加奶类、鸡蛋的消费量以保证蛋白质的摄入量。可选择白开水、咖啡、清淡饮料代替含果糖高的饮品以及啤酒。低盐饮食，每天食盐量不宜超过 5g。

七、痛风的营养支持治疗

(一) 建立良好的饮食习惯

暴饮暴食，或一餐中进食大量肉类常是痛风性关节炎急性发作的诱因，因此要定时定量，也可少食多餐。注意食物的烹调方法，多用蒸煮的方法，少用刺激性调味品，肉类煮后将汤滤去可减少嘌呤摄入量。

常见食物可按每100g含有嘌呤的量来进行分类，一般分为四类（详见表7-7），其中第一类为嘌呤含量很少或不含嘌呤的食物；第二类为含嘌呤较少的食物；第三类为含嘌呤较高的食物；第四类为含嘌呤高的食物。处于不同临床分期的痛风患者应选择不同类别的食物，并且避免进食高嘌呤饮食。

表 7-7　常见食物嘌呤含量分类

嘌呤含量[①]	常见食物
第一类（<30mg）	奶类、奶酪、蛋类；水果、蔬菜类（除第三类中的蔬菜）；可可、咖啡、茶、果汁饮料、豆浆、糖果、蜂蜜；精制谷类如富强粉、精磨稻米等细粮
第二类（<75mg）	四季豆、青豆、鲜豌豆、菜豆；菠菜、芦笋、菜花、龙须菜、蘑菇；青鱼、鲱鱼、鲑鱼、金枪鱼、白鱼、鳝鱼、龙虾、螃蟹；鸡肉、羊肉；花生、麦片、麦麸面包
第三类（75～150mg）	牛肉、牛舌、猪肉、绵羊肉、兔肉；鸭肉、鹅肉、鸽子肉、鹌鹑肉、野鸭肉、火鸡肉、野鸡肉；鲤鱼、鳕鱼、大比目鱼、鲈鱼、鳗鱼、贝壳类水产；扁豆、干豆类、干豌豆；鸡汤、肉汤、动物肝汤
第四类（150～1000mg）	动物肝、脑、肾、胰脏；沙丁鱼、凤尾鱼、鱼子；浓肉汤、肉精

数据来源：中国营养科学全书（第2版）。

① 每100g。

1. 急性关节炎期的饮食

（1）限制嘌呤饮食　正常嘌呤的摄入量为600～1000 mg/d。在急性期，患者应选择低嘌呤食物，每天嘌呤摄入量严格限制在150 mg以下。在发病头3天内，选用基本不含嘌呤或含嘌呤很少的食物，对于尽快终止急性痛风性关节炎发作，加强药物疗效都是有利的。在急性关节炎期，患者宜选用第一类含嘌呤少的食物，以牛奶及其制品、蛋类、蔬菜、水果、细粮为主。

（2）限制总能量，保持适宜体重　大多数痛风患者体重都超过正常体重，需要减肥。患者应适当控制膳食总能量摄入，每天比正常人减少10%～15%，膳食总能量以每日6.28～7.32MJ（1500～1750 kcal）为宜，以达到理想体重，最好低于理想体重10%～15%。对肥胖患者要有减肥措施，但不宜减得太猛，因为突然减少能量摄入，会导致酮血症。另外，酮体与尿酸竞相排出，使尿酸排出减少，反而促进痛风发作。痛风患者应避免饥饿性酮症的发生及剧烈运动。

（3）适量蛋白质的摄入　高蛋白饮食可导致内源性嘌呤合成增多，有可能增加尿酸的前体物质。蛋白质摄入量以0.8～1.0g/(kg·d)或50～70g/d为宜。因为合成嘌呤核苷酸需要氨基酸作为原料，高蛋白食物可提供过量的氨基酸，使嘌呤合成增加，尿酸生成也增多，可能诱发痛风发作。牛奶和鸡蛋不含核蛋白，可作为痛风患者主要蛋白质来源。痛风患者也可补充植物蛋白。

（4）低脂肪饮食　痛风患者大多有高脂血症，宜采用低脂肪饮食，而且摄入高脂食物可使尿酸排泄减少，而导致血尿酸增高。应限制每日脂肪的摄入量占总能量的 20%～25%。

（5）多食用碱性食物　当体内 pH 在 5.0 时，每升尿液只能溶解尿酸盐 60mg；pH 6.0 时，可溶解尿酸盐 220mg；pH 在 6.6 时，几乎所有的尿酸盐都处在溶解状态。研究发现，大部分痛风患者尿液的 pH 较低，尿酸过饱和易出现肾结石。

尿酸在碱性环境中容易溶解，蔬菜和水果是碱性食物，痛风患者应多吃各种蔬菜和水果，如白菜、包心菜、菜花、冬瓜、海带、紫菜、西瓜、苹果、梨等，也可摄入一些坚果类食物，如花生、杏仁、核桃等。西瓜与冬瓜不仅是碱性食物，还有利尿作用，有助于痛风治疗。

（6）保证维生素的摄入　维生素供应要充足，特别是 B 族维生素和维生素 C，它们能使体内堆积的尿酸盐溶解，有利于尿酸排出。

（7）低盐饮食　如果痛风患者伴有高血脂和高血压，应该注意控制食盐的摄入量，每天以 2～5g 为宜。

（8）补充充足的水分　充足水的摄入可促进体内尿酸溶解，有利于尿酸排出，预防尿酸肾结石，延缓病情发展。患者每日应饮水 2000mL 以上，折合 8～10 杯清水，患者如出现肾结石时补液量最好能达到 3000mL。为了防止夜尿浓缩，夜间亦应补充水分。

（9）限酒　酒中主要成分是乙醇，乙醇能造成体内乳酸堆积，而乳酸对尿酸排泄有竞争性抑制作用，可使血尿酸增高。酗酒常为急性痛风发作的诱因，应严格限制饮酒。

2. 无症状期和间歇期的饮食

患者可适量选含嘌呤中等量的食物，如肉类食用量每日不超过 120g，尤其不要在一餐中进食过多。患者应保持理想体重，多饮水，控制食盐的摄入量。

3. 慢性期的饮食

患者每周 5 天采用低嘌呤饮食，每天嘌呤摄入在 100～150mg，另 2 天采用不含嘌呤或嘌呤含量很少的食物。患者应注意食物的摄入总量，将体重降低到理想范围，多喝牛奶、多吃鸡蛋，限制脂肪摄入，多饮水，避免过度饥饿。烹调食物时，注意少用辛辣的调味品，食盐要少放，食物以清淡为主。

（二）合理运动

痛风患者通过合理运动，不仅能增强体质、增强机体防御能力，而且对减缓关节疼痛、防止关节挛缩及肌肉废用性萎缩大有益处。然而，无论是体力活动还是运动锻炼，都必须讲究科学，应该注意以下三点。

1. 不宜剧烈活动

一般不主张痛风患者参加剧烈运动或长时间体力劳动，例如打球、跳跃、跑步、爬山、长途步行、旅游等。这些剧烈、量大、时间长的运动可使患者出汗增加，血容量、肾血流量减少，尿酸、肌酸等排泄减少，出现一过性高尿酸血症。另外，剧烈运动后体内乳酸增加，会抑制肾小管排泄尿酸，可暂时升高血尿酸。因此，痛风患者要避免剧烈运动和长时间的体力活动。

2. 坚持合理的运动

痛风患者不宜剧烈活动，但可以选择一些简单运动，如散步、匀速步行、打太极拳、跳健身操、练气功、骑车及游泳等，其中以步行、骑车及游泳最为适宜。这些运动的活动量较为适中，时间较易把握，既可以起到锻炼身体之目的，又能防止高尿酸血症。患者在运动过程中，要做到从小运动量开始，循序渐进，关键在于坚持不懈；要注意运动中的休息，如果总共安排 1h 的运动锻炼，那么，每活动 15min 即应停下来休息 1 次，并喝水补充体内水分，休息 5～10min 后再度活动 15～20min，这样 1h 内可分为 3 个阶段进行，避免运动量过大和时间过长。

3. 运动与饮食结合

单纯运动锻炼并不能有效降低血尿酸，但与饮食保健结合起来则会显著降低血尿酸浓度，从而起到预防痛风发作、延缓病情进展的作用。

养成良好的饮食习惯和生活方式，劳逸结合，避免精神紧张，再加以积极的运动锻炼，不仅可稳定患者病情，还可极大提高患者生活质量，是重要的防治措施；另外，单靠饮食和生活方式不能治愈痛风，降尿酸治疗（ULT）仍然是痛风治疗的重中之重。

第八节　营养与脂肪性肝病

一、脂肪性肝病的概述

脂肪性肝病（fatty liver disease，FLD）简称脂肪肝，是指由各种原因（如饮酒、肥胖、代谢综合征和糖尿病等）引起的肝细胞内脂肪蓄积过多，脂肪含量超过肝重的 5%，甚至最高可达 40%～50%；或在组织学上超过肝实质的 30% 时，称为脂肪肝。肝脏是脂类合成代谢和分解代谢的中心，是脂肪和胆固醇暂时贮存的器官，但它并不能大量储存脂肪。当肝内脂肪的分解与合成失去平衡，或运出发生障碍时，甘油三酯和游离脂肪酸就会在肝实质细胞内过量积聚，发生脂肪肝。

根据脂肪肝发病原因，脂肪肝主要分为酒精性肝病、非酒精性脂肪性肝病（NAFLD）以及特殊类型脂肪肝。酒精性肝病是由于长期饮酒导致慢性肝脏损伤，可发展为酒精性肝硬化。NAFLD（如肥胖性脂肪肝、营养失调性脂肪肝、药物性脂肪肝、糖尿病性脂肪肝等）指不是由于过量饮酒和其他对肝脏有明确损害致病因素所引起的一种临床病理综合征，以脂肪在肝细胞内过度沉积为主要病变特征。其主要危险因素是遗传易感性、肥胖、药物、胰岛素抵抗和代谢综合征等。NAFLD 是最常见的肝脏疾病，为肝移植的第二大常见原因。特殊类型脂肪肝如妊娠期急性脂肪肝，多见于 35 周左右的初产妇，是妊娠晚期特有的致命性疾病，发生率低。

脂肪肝一般无特殊症状，有时可出现食欲减退、恶心、呕吐、腹胀及右上腹压迫感或胀满感。这些症状可能与肝脂肪浸润导致肝细胞损害及肝大有关。由于脂肪肝合并胆囊炎、胆石症多见，患者可出现较明显的右上腹疼痛不适以及反酸等症状。50% 左右的患者（多为酒精性脂肪肝）可有各种维生素缺乏的表现，如末梢神经炎、口角炎、皮肤瘀斑、角化过度等。重度脂肪肝患者可有腹水和下肢水肿。

二、脂肪性肝病的流行状况

NAFLD 是最常见的慢性肝病。2018 年的统计数据表明，NAFLD 的全球患病率为 25%，其中亚洲为 27.37%，中东为 31.79%，北美为 24.13%，南美洲为 30.45%，欧洲为 23.71%，非洲为 13.48%，中东和南美洲患病率最高，非洲最低。预计到 2030 年，全球脂肪肝患病人数将增加 30%，脂肪性肝炎患病人数增长 15%～56%。美国直接归因于

NAFLD 的年度医疗费用已超过 1000 亿美元，在 4 个欧洲国家（德国、法国、意大利和英国）已超过 350 亿欧元。

随着生活方式快速转变，中国脂肪肝导致的疾病负担也越来越重，2018 年发布的《中国脂肪肝防治指南（科普版）第 2 版》显示中国成人脂肪肝患病率达到 12.5％～35.4％，已经取代了慢性乙型肝炎和其他肝脏炎症性疾病，成为我国居民第一大肝脏疾病。一项关于 2008—2018 年中国 NAFLD 负担的荟萃分析结果显示我国 NAFLD 患病率从 2011—2014 年的 26.1％（95％置信区间：24.2～28.0）迅速上升至 2015—2018 年的 32.3％（95％置信区间：30.2～34.4）。NAFLD 患病率与年龄、性别、地区和经济水平有关。NAFLD 患病率较高的是 50～59 岁（32.9％）和 60～69 岁（31.5％）年龄组，其他年龄组均低于 30％。男性患病率（32.8％）高于女性（22.4％）。NAFLD 在回族（53.8％）、维吾尔族（46.6％）、西北部地区（33.8％）以及台湾（39.9％）更为常见，患病率远高于西南部地区（19.3％）。GDP（国内生产总值）与 NAFLD 患病率呈 U 型关系，人均 GDP 低于 5 万元和高于 10 万元的地区 NAFLD 患病率较高，分别为 29.7％和 32.1％。脂肪肝不是亚健康，而是一种疾病，应该引起广大公众的高度关注。

三、脂肪性肝病的影响因素

脂肪肝的特征是肝脏中脂质过度积累。许多因素如饮食、生活方式、遗传、胰岛素抵抗和 2 型糖尿病等在脂肪肝的发病过程中起重要作用。引起肝脏脂肪代谢紊乱的因素可以是单一的，也可以是多种因素共同作用的结果。

1. 遗传因素

在一项双胞胎研究中评估了遗传和环境因素对同卵和异卵双生子（年轻成人）血清谷丙转氨酶和空腹血清胰岛素浓度的影响作用，估计 25％～50％的肝脏脂肪变性是由遗传因素造成的（血清谷丙转氨酶和空腹血清胰岛素浓度与肝脏脂肪含量呈显著正相关），当 NAFLD 存在时，该估计值可能更高。人群研究表明，不同的种族 NAFLD 易感性的差异很大，西班牙裔较高，欧洲中等，非洲裔美国人较低。全基因组关联分析确定了 PNPLA3 I148M 突变体为 NAFLD 的特定主要遗传决定因素。*PNPLA3* 即含 patatin 样磷脂酶域蛋白 3 基因，编码甘油三酯脂肪酶，甘油三酯脂肪酶介导脂肪细胞中的甘油三酯水解。PNPLA3 I148M 突变体占种族间 NAFLD 易感性差异的很大一部分。特定的遗传背景（例如，*PNPLA3* 遗传变异的携带者）与环境因素之间存在相互作用，并且遗传变异在疾病易感性中的权重随着环境风险因素的增加而增加。

2. 饮食因素

健康饮食可以通过减轻体重和影响脂质代谢控制脂肪肝进展。长期每天食用高脂肪食物可能会增加膳食脂肪酸向肝脏的输送，甚至超过肝脏的代谢能力，导致肝内甘油三酯的积累。富含 n-3 多不饱和脂肪酸的饮食可减少肝脏甘油三酯的积累，恢复胰岛素敏感性，并改善肝脏脂肪变性和降低肝脏谷丙转氨酶、谷草转氨酶和谷氨酰转肽酶的水平。在一项以中年肥胖患者为研究对象的研究中，以富含饱和脂肪酸的饮食持续 3 周后肝内甘油三酯增加 55％，相比之下，富含单纯糖或不饱和脂肪酸的饮食（单不饱和脂肪酸和多不饱和脂肪酸的混合物）持续 3 周后肝内甘油三酯分别增加 33％和 15％。西方膳食模式通常是高能量的，水果、蔬菜、全谷物、豆类、鱼和低脂乳制品摄入不足，而过度精制和加工食品、酒精、盐、红肉、含糖饮料、零食、鸡蛋和黄油等摄入过量，这种膳食模式会增加 NAFLD 的发病风险。地中海膳食模式为大量摄入橄榄油、蔬菜（包括绿叶蔬菜）、水果、谷物、坚果和豆类，适量食用鱼和其他肉类、乳制品和红酒，少量摄入鸡蛋和糖果。地中海膳食模式可显著改善肝脏脂肪变性。

3. 生活方式

体内多余的能量可通过增加体力活动进行消耗。长期久坐少动、缺乏运动锻炼的生活方式易使体内脂肪堆积，当脂肪沉积于皮下时，可发生超重或肥胖；当脂肪积存于肝脏时，可表现为脂肪肝。在一项 400 多万人的队列研究中，中位随访期为 4.7 年，没有其他代谢异常（如糖尿病、高血压和血脂异常）的超重和肥胖者发生 NAFLD 的风险分别是正常体重人群的 3.3 倍和近 7 倍。

4. 代谢性因素

脂肪肝与肥胖、胰岛素抵抗、2 型糖尿病、高脂血症、高血压等代谢因素有关。2 型糖尿病患者中有 47.3%～63.7%患有 NAFLD，肥胖者中患 NAFLD 的比例高达 80%。最近国际专家提出将 NAFLD 重新定义为代谢功能障碍相关性脂肪性肝病（MAFLD）。肥胖被认为是 NAFLD 的主要危险因素，体质指数和腰围与 NAFLD 的发生发展呈正相关。肥胖患者的饮食通常是高脂肪和高碳水化合物，这促使脂肪通过不同机制沉积在肝脏中，包括线粒体缺陷以及内质网应激和氧化应激。另外，肥胖还会导致肝脏中脂肪因子（如瘦素、脂联素）的分泌，从而导致 NAFLD 发展为非酒精性脂肪性肝炎、肝硬化和肝癌。胰岛素通常通过抑制肝脏产生极低密度脂蛋白或抑制脂肪组织的脂解来减少极低密度脂蛋白的量，在代谢综合征患者（表现为腰围增加、高血糖、血脂异常、糖尿病、胰岛素抵抗和高血压）中，胰岛素既不抑制肝脏产生富含甘油三酯的极低密度脂蛋白颗粒，也不抑制脂解作用，这是代谢综合征和 NAFLD 患者血清甘油三酯升高的主要机制。

四、膳食营养成分与脂肪性肝病

1. 脂肪

进入肝脏的脂肪酸来源于两部分：脂肪（皮下和内脏）组织的脂解和膳食脂肪。膳食脂肪作为乳糜微粒残余物或乳糜微粒衍生的游离脂肪酸进入肝脏。肝脏可利用来源于非脂质前体的营养物质（如葡萄糖）合成脂肪酸（即脂质的从头合成）。这些脂肪酸共同进入一个脂肪酸池（fatty acid pool），然后通过两个途径进行处理：一个是酯化途径，主要产生甘油三酯（TG），储存在胞质溶胶中（作为脂滴）或者可以在内质网中被整合到极低密度脂蛋白中并分泌到体循环；另一个是氧化途径，通过三羧酸循环生成 CO_2 或者通过生酮途径产生 β-羟基丁酸并进入体循环。饱和脂肪酸与肝脏脂肪的显著增加有关，可能是因为外周脂肪组织的脂肪分解增加，血清游离脂肪酸升高，肝脏从血液循环中摄取的游离脂肪酸增多以及肝脏从头合成脂肪增加。另外，饱和脂肪酸还与谷胱甘肽代谢受损和氧化应激增加有关，导致加快 NAFLD 的进展。不饱和脂肪酸摄入增加可使脂肪组织分解减少，进而防止脂肪在肝脏中积累。鱼油富含二十碳五烯酸、二十二碳六烯酸等 n-3 多不饱和脂肪酸，对肝脏具有保护作用，其机制为通过抑制脂肪生成和刺激肝脏中脂肪酸氧化减少血液中甘油三酯含量。对 263 名儿童进行的 4 项随机临床试验的荟萃分析表明，长期补充 n-3 多不饱和脂肪酸可以改善肝脏脂肪变性（使用肝脏超声评估），并且没有副作用。

2. 蛋白质

β-伴大豆球蛋白占大豆蛋白的 30%，是第二丰富的大豆蛋白成分。β-伴大豆球蛋白消化释放的一些肽可能直接或间接影响脂肪组织和肝脏中的脂质代谢。在一项人群随机、双盲、安慰剂对照研究中，每天摄入 5g β-伴大豆球蛋白，12 周后可显著降低高甘油三酯血症受试者的血清甘油三酯浓度，从 2.65mmol/L 降至 2.29mmol/L，而摄入 5g 酪蛋白没有这种效果。β-伴大豆球蛋白可有效预防小鼠因过度喂食高脂肪或高蔗糖饮食引起的 NAFLD。

3. 碳水化合物

高碳水化合物饮食可以促进新生脂肪生成，因为源自糖酵解的大量乙酰辅酶 A 可用作合成长链脂肪酸的底物。大量流行病学研究表明添加糖（蔗糖、果糖和高果糖玉米糖浆）与脂肪肝之间存在关联，并且高果糖产品（如蛋糕、软饮料和含糖零食）显著增加脂肪肝患病风险。肝脏是果糖代谢的主要场所，果糖的肝脏代谢刺激肝脏中脂肪生成，增加肝脏脂肪。膳食纤维有助于减少肠道对脂肪，特别是对胆固醇的吸收，也可促进肠蠕动，增加体内废物排出，预防便秘和直肠癌。

4. 矿物质

与脂肪肝有关的矿物质有锌、铜、铁、硒和镁等。ROS 生成的增加会诱导脂质过氧化，从而导致肝脏炎症和纤维化。因此，氧化应激在 NAFLD 的进展中起主要作用。生物金属（biometals）在控制 ROS 形成方面起着关键作用，其中铜是最重要的生物金属之一，尤其是对于参与线粒体呼吸的酶而言。

5. 维生素

维生素 A、维生素 C、维生素 D 和维生素 E 等对脂肪肝具有保护作用，如维生素 E 具有抗氧化作用，而 NAFLD 患者的氧化应激增加，所以患者常选择维生素 E 补充剂。然而，不恰当地补充维生素 E 可能会产生不同的副作用，包括增加某些类型癌症或出血性脑卒中的风险。

6. 植物化学物

许多植物化学物具有抗炎抗氧化作用，对脂肪肝具有很好的预防作用。姜黄素是一种多酚，具有抗氧化和抗炎特性。动物研究表明，姜黄素可预防饮食引起的肝脂肪变性，并减轻脂肪性肝炎在发生发展进程中涉及的许多病理生理症状。表没食子儿茶素没食子酸酯（EGCG）是一种在许多植物中发现的酚类抗氧化剂，主要存在于绿茶中。EGCG 能够通过刺激线粒体复合链来预防肥胖，从而有助于预防肝脂肪变性和改善胰岛素敏感性。槲皮素和芦丁都能够逆转高脂肪/高碳水化合物饮食引起的代谢变化，存在于许多水果和蔬菜中，主要有刺山柑和萝卜，以及柑橘类水果等。

五、脂肪性肝病的预防干预措施

1. 控制体重

摄入的能量多于消耗的能量，过多的能量以脂肪的形式积累。预防脂肪肝必须严格控制能量的摄入，表 7-8 为食物交换份表，不同人群可根据需求进行食物搭配。推荐正常成年人摄入能量 1500~2000kcal/d，轻度肥胖者应在正常供给能量基础上每天减少 125~150kcal 的能量摄入，中度肥胖者每天减少 150~500kcal，而对于重度肥胖者，宜每天减少 500~1000kcal。适量的运动有助于增加能量的消耗（表 7-9），减轻体重。日常生活中以有氧运动为主，如慢跑、打太极拳、骑自行车等，每天的锻炼时间保持在 30min 以上。

表 7-8　食物交换份表

组别	类别	每份重量/g	能量/kcal	蛋白质/g	脂肪/g	碳水化合物/g
谷薯类	谷薯类	25	90	2.0		20.0
蔬果类	蔬菜类	500	90	5.0		17.0
	水果类	200	90	1.0		21.0
大豆类	大豆类	25	90	9.0	4.0	4.0
肉蛋奶类	奶制类	160	90	5.0	5.0	6.0
	肉蛋类	50	90	9.0	6.0	
油脂类	硬果类	15	90	1.0	7.0	2.0
	油脂类	10	90		10.0	

数据来源：范建高，庄辉 . 中国脂肪肝防治指南（科普版）. 2 版 . 上海科学技术出版社，2018.

表 7-9　不同运动消耗能量表

运动类型（持续 1h）	能量消耗/cal	
	体重 54～59kg	体重 77～82kg
步行（3.2km/h）	150	210
慢跑（12.8km/h）	460	640
跑步（12.87km/h）	745	1040
骑自行车（室外）	170～800	240～1120
骑自行车（静止）	85～800	120～1120
打保龄球	115～170	160～240
打高尔夫球	115～400	160～560
打壁球	345～690	480～960
打羽毛球	230～515	320～720
打网球	230～515	320～720
打排球	170～400	240～560
游泳	230～690	320～900
划船	170～460	240～640
跳绳	345～690	480～960
爬楼梯	230～460	620～640
有氧舞蹈	290～575	400～800

数据来源：郭力，李廷俊 . 脂肪肝预防与调养 . 中国中医药出版社，2016.

2. 饮食调节

肥胖、高血压、高脂血症和高血糖等都是脂肪肝的危险因素。预防脂肪肝很重要的一点是要合理搭配膳食，防止营养过剩。应减少碳水化合物的摄入，特别是含蔗糖和果糖高的食物，可多食用粗粮和蔬菜，蔬菜中富含膳食纤维以及维生素，有利于改善脂质的代谢。减少脂肪的摄入，限制饱和脂肪酸和胆固醇的摄入，食用油可选择富含不饱和脂肪酸的植物油（如橄榄油），多食用深海鱼。适当提高蛋白质的摄入量，以植物性蛋白为佳（如大豆蛋白）。日常的烹饪采取水煮、炒、蒸等方式，避免煎、炸、烤等。

3. 限制酒精摄入量

酒精进入人体后90％以上经过肝脏代谢，代谢过程中产生乙醛，这种物质会对肝细胞造成损伤。每天饮用80～160g酒精的人群患酒精性脂肪肝的风险增加5～25倍，《中国居民膳食指南（2022）》建议成年人每日酒精饮用量不超过15g。

非酒精性脂肪性肝病的建议干预措施见表7-10。

表7-10 非酒精性脂肪性肝病的建议干预措施

项目	建议
总能量摄入	能量限制饮食（比需要量减少600kcal/d）
减肥	目标是每周减掉0.5～1kg 目标体重：BMI为22kg/m² 在6～12个月内减掉超过10％的体重
蛋白质	没有足够的证据推荐非酒精性脂肪性肝病患者蛋白质的摄入量
碳水化合物	吃低血糖生成指数的碳水化合物 避免高果糖玉米糖浆
多脂鱼或鱼油 （n-3多不饱和脂肪酸）	消耗＞0.83g/d 最佳剂量尚未确定
运动	增加体力活动，减少久坐时间 进行有氧训练和抗阻运动
二甲双胍	不推荐作为脂肪性肝炎的特定治疗方法
吡格列酮	推荐用于经活检证实的脂肪性肝炎患者（患有和未患有糖尿病者），剂量为45mg/d
维生素E	活检证实为脂肪性肝炎但没有糖尿病的成人每天服用800IU
熊去氧胆酸	不推荐用于脂肪性肝炎和非酒精性脂肪性肝病
益生菌	在脂肪性肝炎和非酒精性脂肪性肝病中推荐益生菌的类型、剂量和治疗持续时间的证据不足
咖啡	建议经常饮用咖啡以提高抗纤维化作用

数据来源：Mansour A，Hekmatdoost A，Mirmiran P. What are the main areas of focus to prevent or treat non-alcoholic fatty liver disease? J Dig Dis，2019，20（6）：271-277.

六、脂肪性肝病的营养支持治疗

患有严重肝脏脂肪变性者会出现肝细胞损伤、转氨酶异常，长期可发展为脂肪性肝硬化，甚至肝癌，应积极治疗。脂肪肝的治疗首先是去除病因，治疗原发病。如严重的肥胖患者就应该先减肥，减轻体重有助于治疗脂肪肝。在治疗原发病的基础上，还应注意合理饮食，以促进脂肪酸的氧化，加速肝内脂肪的排出。目前脂肪肝的治疗尚无特效药，治疗方法应侧重于生活方式和饮食习惯的改变。

1. 控制总能量

为避免剩余的能量转化为脂肪，应适当控制能量摄入，尤其是对于营养过剩引起的脂肪肝患者。能量的摄入量以比需要量减少600kcal/d为宜。肥胖性脂肪肝患者在减肥初始阶段，每日宜摄入1000～1800kcal能量。若效果不明显，可改用低能量饮食疗法，每日再减少约1/3总能量。

2. 适量摄入脂肪

磷脂的合成必须有必需脂肪酸的参与，磷脂可促使脂肪从肝脏中排出，有利于预防脂肪肝，但过多的脂肪摄入又不利于患者脂肪肝的治疗，因此患者应适量摄入脂肪，以植物性脂肪为主，每日按 0.5～0.8g/kg 供给脂肪，即每日 30～50g，同时要限制高胆固醇类食品的摄入，如鱼子、脑髓、肥肉、动物内脏等。烹饪用富含不饱和脂肪酸的植物油。

3. 供给高蛋白饮食

高蛋白饮食能提高体内载脂蛋白的含量，特别是极低密度脂蛋白，有助于肝内脂肪转运。色氨酸、苏氨酸和赖氨酸等必需氨基酸都有抗脂肪肝作用，适当提高摄入的蛋白质的数量和质量，可以避免体内蛋白质损耗，有利于肝细胞的修复与再生，纠正低蛋白血症。适当提高患者蛋白质的摄入量，每日按照 1.2～1.5g/kg 供给以减轻脂肪肝。患者可选用脱脂牛奶、少油豆制品（如豆腐、豆腐干），以及牛瘦肉、鸡肉、兔肉、淡水鱼、虾等。

4. 控制碳水化合物的摄入

过量摄入碳水化合物，会促进胰岛素分泌，刺激肝脏大量合成脂肪酸，是造成肥胖、高脂血症和脂肪肝的重要因素。与降低脂肪相比，控制碳水化合物的摄入，更有利于减轻体重和治疗脂肪肝。患者应该禁食纯糖食物、果酱、蜂蜜、果汁、糕点等甜食。饮食不宜过分精细，应注意主食粗细搭配，多摄入蔬菜、水果和菌藻类食物，以保证足够数量的膳食纤维摄入。

5. 摄入充足的维生素

肝脏中储存多种维生素，肝功能不好时维生素的贮存能力降低，如不及时补充，就会导致体内维生素缺乏。为了保护肝细胞，应该多食富含维生素的食物，除了新鲜蔬菜之外，还可多吃些柑橘、苹果、香蕉、草莓等水果。

6. 戒酒

酒精对肝细胞有毒性，降低肝脏代谢脂质的能力，导致脂肪在肝内堆积，引起或加重脂肪肝。无论是否是由酒精引起的脂肪肝都应该戒酒，戒酒是有效的治疗方法。同时患者要少吃刺激性食物。

7. 运动调养

脂肪肝患者若无严重的并发症，可以在医生的指导下选择运动强度合适的运动，以促进体内脂肪的消耗。肥胖性和糖尿病性脂肪肝患者需要运动强度较大的运动才能达到减少肝脏内脂肪的效果，如跳绳、爬楼梯等。酒精性和营养不良性脂肪肝患者可以选择散步、做广播体操等强度小的运动方式。每周进行有氧运动 3～7 次，每次时间应超过 20min，最长持续时间宜限制在 60min 之内。

第九节　营养与癌症

一、癌症的定义与分类

肿瘤（tumor）是机体在内外致瘤因素作用下，细胞失去控制的异常增生而形成的异生物（或称赘生物）。根据细胞生长速度和分化程度、是否具有浸润和转移以及对人体健康的威胁程度，可将肿瘤分为良性肿瘤和恶性肿瘤。那些可浸润到周围组织，并获得新生血管供应养分，能够快速生长和发生转移的肿瘤称恶性肿瘤，又称癌症（cancer）。

恶性肿瘤按组织来源分类，主要类型有癌、肉瘤、黑色素瘤、淋巴瘤和白血病等。其中癌是指起源于上皮组织的恶性肿瘤，约占所有恶性肿瘤的 90% 以上。常见的癌症种类有肺癌、结直肠癌、胃癌、乳腺癌、肝癌、食管癌、甲状腺癌、胰腺癌、前列腺癌、宫颈癌等。起源于原始间叶组织的恶性肿瘤统称为肉瘤（sarcoma），发生率相对较低。黑色素瘤是由黑色素细胞恶性转化形成的肿瘤，黑色素细胞来源于神经嵴，大多数黑色素瘤发生在皮肤上，但也可能出现在神经嵴细胞迁移的其他部位，例如胃肠道和大脑。淋巴瘤是淋巴细胞恶变形成的癌症，如霍奇金淋巴瘤。白血病起源于骨髓造血组织，一般不形成实体瘤。

二、癌症的流行状况

癌症是全球头号死因之一，尤其是在发展中国家。据国际癌症研究机构统计 2020 年全球新发癌症患者达 1929.2 万人，因癌症死亡的人数约 995.8 万人，乳腺癌成为全球癌症新发病例的首位，肺癌是全球癌症死亡人数最多的癌种。预测 2040 年全球癌症新发病例数和死亡人数将分别增加 49% 和 62%。我国是人口大国，也是癌症高发国家。2020 年我国新发病例数为 456.8 万例，约占全球癌症新发病例数的 23.7%。中国癌症的年龄别发病率（age specific incidence rate，ASIR）为 204.80/10 万人，年龄标化死亡率（age standardized mortality rate，ASMR）为 129.40/10 万人。我国癌症新发病例数最多的为肺癌（17.9%），在确诊的所有癌症病例中，消化系统癌症（包括结直肠癌、胃癌、肝癌和食管癌）占 38.8%。2020 年中国全国死因监测数据显示（表 7-11），在不同地区（东部、中部和西部）恶性肿瘤死亡率居第一、第三位（仅次于心、脑血管疾病），另外我国癌症死亡率前四位分别为肺癌、肝癌、胃癌和结直肠癌/肛门癌（表 7-12）。随着社会人口结构的老龄化、环境污染日益严重及吸烟等不健康生活方式的盛行，我国癌症的形势不容乐观。为了唤起公众对癌症的广泛关注，国际抗癌联盟将每年的 2 月 4 日定为世界癌症日。

表 7-11　2020 年中国不同地区人口死因构成

死亡顺位	东部地区		中部地区		西部地区	
	死亡原因	构成比/%	死亡原因	构成比/%	死亡原因	构成比/%
1	恶性肿瘤	26.48	心脏病	26.87	脑血管疾病	22.39
2	心脏病	24.56	脑血管疾病	24.29	心脏病	21.30
3	脑血管疾病	21.77	恶性肿瘤	23.29	恶性肿瘤	20.74
4	呼吸系统疾病	7.40	呼吸系统疾病	7.47	呼吸系统疾病	13.25
5	伤害	6.60	伤害	6.34	伤害	7.47

数据来源：中国死因监测数据集（2020）。

表 7-12　2020 年中国不同地区主要恶性肿瘤死亡率

疾病	东部地区			中部地区			西部地区		
	死亡数	死亡率（1/10 万）	死因顺位	死亡数	死亡率（1/10 万）	死因顺位	死亡数	死亡率（1/10 万）	死因顺位
鼻咽癌	1838	1.68	10	1227	1.29	10	1279	1.73	10
食管癌	14896	13.62	5	9880	10.37	5	8065	10.92	5
胃癌	22876	20.91	3	17665	18.53	3	10715	14.51	3

疾病	东部地区			中部地区			西部地区		
	死亡数	死亡率 (1/10 万)	死因顺位	死亡数	死亡率 (1/10 万)	死因顺位	死亡数	死亡率 (1/10 万)	死因顺位
结直肠癌 和肛门癌	16665	15.24	4	10572	11.09	4	8168	11.06	4
肝癌	25735	23.53	2	25380	26.63	2	18661	25.28	2
肺癌	58425	53.41	1	45507	47.75	1	28375	38.43	1
乳腺癌	5215	4.77	6	3578	3.75	6	2210	2.99	7
宫颈癌	2457	2.25	9	2752	2.89	8	1836	2.49	8
膀胱癌	2797	2.56	8	1847	1.94	9	1329	1.8	9
白血病	4577	4.18	7	3456	3.63	7	2487	3.37	6

数据来源：中国死因监测数据集（2020）。

三、癌症的影响因素

癌症的形成与发展机制目前尚未完全清楚，但一般认为癌症的发生发展可分为两个阶段，即启动阶段和促癌阶段。启动阶段是指环境中的致癌因素作为启动剂进入体内，使细胞发生突变，成为潜伏的癌细胞；促癌阶段是指潜伏的癌细胞经过促癌因子的作用，使细胞无约束地分裂增殖而形成癌症，这一阶段可长达数年甚至数十年。癌症是多因素相互作用的结果，主要影响因素包括遗传因素、环境因素和其他一些因素。

1. 遗传因素

一些癌症如结肠癌、乳腺癌、肺癌等与遗传有关，遗传因素约占结直肠癌（CRC）风险的 35%，英国近 30% 的人口有 CRC 家族史。但遗传因素在大多数肿瘤发生中的作用是对致癌因子的易感性或倾向性。在一定的遗传特征的基础上，癌症是否形成，还取决于精神因素、环境因素等。80% 的恶性肿瘤主要是由外部致癌因子（环境致癌因子）所造成的。

2. 环境因素

环境因素包括物理致癌因子（如紫外线、电离辐射等）、化学致癌因子（石棉、烟草烟雾成分、黄曲霉毒素、砷等）、生物致癌因子（某些病毒、细菌或寄生虫引起的感染等）及膳食与营养因素和生活方式（高脂肪和高胆固醇膳食、缺乏体力活动）等。在以上环境因素中，膳食与营养因素占极其重要的地位。如日本人胃癌高发，可能与日本人爱吃咸鱼和咸菜有关。我国居民膳食结构发生很大的变化，主食越来越精细化，动物性食物和油脂摄入量大幅增加，逐渐向西方膳食模式转变，加之居民静态生活时间增多导致能量消耗减少，能量摄入和消耗的不平衡可能增加与超重、肥胖相关的癌症风险。研究提示，富含类胡萝卜素、维生素 C 以及异黄酮的食物可以降低肺癌的发病风险；全谷物以及含有膳食纤维的食物，具有促进肠蠕动、增加排便量、稀释肠内毒素的作用，很大可能可以降低结直肠癌的发病风险；增加非淀粉类蔬菜和水果的摄入可降低口腔癌、咽喉癌、胃癌、膀胱癌、肺癌等的发病风险（表 7-13）。另外有研究证据表明，健康的生活方式（如运动锻炼、戒烟限酒、低盐饮食）可减少癌症风险。

表 7-13　常见癌症及其保护因素和危险因素

类型	保护因素	危险因素
肺癌	蔬菜,水果,含维生素 A、维生素 C、β-胡萝卜素或类胡萝卜素的食物,含异黄酮的食物,身体活动等	含砷饮用水,大剂量 β-胡萝卜素补充剂,吸烟(包括二手烟),红肉,加工肉制品,饮酒,久坐,既往肺部疾病,职业暴露(石棉、结晶二氧化硅、氡、多环芳烃和重金属的混合物)等
乳腺癌	身体活动,含类胡萝卜素的食物,高钙饮食等	摄入酒精,成年人身材较高等
肝癌	咖啡,鱼类,身体活动等	超重或肥胖,被黄曲霉毒素污染的食物,慢性病毒性肝炎,肝硬化,含有高剂量雌激素和孕激素的口服避孕药,吸烟,大量饮酒等
胃癌	蔬菜,水果,茶等	超重或肥胖,饮酒,盐腌制食品,烧烤肉类和鱼类,食用加工肉类,低水果摄入,吸烟,幽门螺杆菌感染,工业化学品暴露等
结直肠癌	全谷物,蔬菜,水果,含膳食纤维的食物,乳制品,坚果,钙补充剂,鱼类,含维生素 C 食物,维生素 D,多维生素补充剂,健康膳食模式等	红肉,加工肉类,饮酒,蔬菜或水果摄入不足,含血红素铁的食物,超重肥胖、成年人身材较高,久坐等
皮肤癌	咖啡等	紫外线辐射,含砷的饮用水,成年人身材较高,饮酒,出生体重增加,人乳头瘤病毒感染,多氯联苯,免疫系统抑制药,家族史,肤色较浅等
口腔癌、咽喉癌	非淀粉类蔬菜,健康膳食模式,咖啡等	饮酒,超重或肥胖,吸烟、咀嚼烟草和鼻烟,咀嚼槟榔,人乳头瘤病毒感染,石棉等
卵巢癌	母乳喂养,生育,月经初潮晚(12 岁以后)和自然绝经早(55 岁以前),输卵管结扎(绝育),口服避孕药等	超重或肥胖,成年人身材较高,不生育、月经初潮早(12 岁以前)和自然绝经晚(55 岁以后),吸烟等
膀胱癌	蔬菜,水果,茶等	含砷的饮用水等
胰腺癌	水果,健康膳食模式等	身体肥胖,成年人身材较高,红肉,加工肉,酒精饮料(重饮),含有果糖的食品和饮料,含有饱和脂肪酸的食品,吸烟,家族遗传史等

3. 其他因素

老龄化在癌症的发生发展过程中扮演着重要的角色,据预测到 2050 年我国老龄化水平达到将近 30%。癌症发病率随年龄增长而显著升高,其原因可能是某些特定癌症危险因素在机体内的积累达到足以引起危害的浓度,加上衰老所致的免疫力和修复功能下降,从而形成肿瘤甚至恶化为癌症。创伤、悲伤和抑郁等心理因素与自身免疫性疾病、代谢综合征、冠心病、呼吸系统疾病和某些癌症的高发病率相关,对不良生活事件/创伤的心理治疗可以减少女性乳腺癌的发生。

四、膳食营养成分与癌症

1. 能量、营养素与癌症

(1)能量　能量过剩引起的超重、肥胖,容易诱发某些癌症的发生。研究发现,长期摄入高能量食物可增加患乳腺癌、直肠癌、子宫内膜癌、膀胱癌、肾癌、卵巢癌、前列腺癌和甲状腺癌的风险。能量限制(CR)是一种减少约 30% 的饮食能量摄入而不发生营养不良的饮食干预方法，可显著减少肥胖、炎症以及癌症的发生。CR 方式喂养的小鼠自发肿瘤发病率比自由进食的小鼠低 1.7～44 倍且能够将肿瘤生长速度减慢 50%～80%。

（2）脂质　脂肪的摄入量与乳腺癌、结肠癌等的发生呈正相关，特别是过量饱和脂肪酸的摄入会显著增加某些癌症如肺癌、肠癌、乳腺癌、子宫内膜癌和前列腺癌等的危险。在一项对 521120 名参与者进行为期 16 年随访的前瞻性队列研究中，饱和脂肪酸摄入与较高的癌症死亡率相关（最高与最低五分位数相比，HR：1.26，95% 置信区间：1.20～1.32），其中最高五分位数为饱和脂肪酸摄入量不低于总能量的 11.8%；最低五分位数为饱和脂肪酸摄入量不高于总能量的 6.9%。另外，高胆固醇饮食也可使肺癌、膀胱癌及腺癌的发病风险大大增加。

（3）碳水化合物　据报道，乳腺癌的死亡率与简单糖类（如蔗糖）的摄入量呈正相关，而与复杂碳水化合物呈负相关，食用富含膳食纤维的食物，有预防肠癌和乳腺癌的作用。研究者利用欧洲癌症和营养前瞻性调查（EPIC）的数据，研究了总膳食纤维及其主要食物来源（蔬菜、水果、谷类和豆类）与乳腺癌风险之间的关系，结果表明，富含膳食纤维（>24g/d）尤其是蔬菜纤维的饮食可能与乳腺癌风险的降低有关。总纤维和可溶性纤维的高摄入量与乳腺癌发病率的降低显著相关，此外，发现不溶性纤维与乳腺癌风险呈负相关。

（4）蛋白质　蛋白质摄入过高，特别是动物性蛋白质摄入过高，可诱发结肠癌、乳腺癌和胰腺癌等。但摄入蛋白质过低时，人体免疫功能下降，从而增加机体对致癌物的敏感性，易发生食管癌和胃癌。一项流行病学研究调查提示，受试者平均摄入能量为 1823kcal，>20% 的能量来自蛋白质为高蛋白组，<10% 的能量来自蛋白质为低蛋白组。在 50～65 岁的人群中，高蛋白组的受试者死于癌症的可能性是低蛋白组的 4.33 倍。

（5）维生素　具有抗氧化作用的维生素，如维生素 C、维生素 E、维生素 A 等，能在一定程度上降低患癌症的风险。维生素 A 缺乏可影响上皮细胞的正常分化，适量补充维生素 A 可有效地预防上皮细胞癌变。维生素 C 对 N-亚硝基化物的合成有阻断作用，可预防消化系统肿瘤的发生。大剂量维生素 C 有治疗肿瘤的作用。在苏格兰一项 1∶10 匹配的临床试验研究中，接受每天约 10g 抗坏血酸盐治疗的晚期（无法治疗的）癌症患者的存活率显著增加（平均增加 300 多天），抗坏血酸盐治疗组的平均生存时间与对照组的平均生存时间之比为 7.7。另外，叶酸缺乏也可能升高患癌症的危险性，叶酸的摄入量与结肠和直肠的远端腺瘤性息肉发生呈负相关。

（6）矿物质　矿物质与癌症的发生密切相关。如钙摄入量与肠癌呈负相关；硒摄入量及血液中硒浓度与各种癌症（食管癌、胃癌、肝癌、乳腺癌等）的死亡率呈负相关；高盐饮食可使胃癌的发病率明显增高；微量元素中碘缺乏，除可使甲状腺肿进一步转化为甲状腺肿瘤外，也可因激素关系而促进乳腺癌、子宫内膜癌和卵巢癌的发生等。

2. 食物中的致癌物质

（1）N-亚硝基化合物　一类致癌性很强的化学物质，可诱发试验动物的多种癌症，如肝癌、胃癌、肠癌、膀胱癌和肺癌等。N-亚硝基化合物的前体包括硝酸盐、亚硝酸盐以及胺类。在一定条件下，硝酸盐可还原为亚硝酸盐，亚硝酸盐与胺类物质通过亚硝基化反应合成 N-亚硝基化合物（N-亚硝胺和 N-亚硝酰胺）。环境和食品中存在硝酸盐、亚硝酸盐以及胺类，如腌制食品和不新鲜的蔬菜亚硝酸盐含量较高；硝酸盐和亚硝酸盐作为防腐剂和护色剂在肉制品中使用；以及在油煎、油炸过程中生成较多胺类物质。

（2）黄曲霉毒素　系食物被黄曲霉和寄生曲霉污染后产生的毒素，是一类强致癌物，主要诱导肝癌、肾癌和结肠癌的发生。因此，要避免食用已发霉的粮食、玉米、坚果及其制品。

（3）多环芳烃类 是食品加工过程中常见的污染物。富含蛋白质和脂肪的食物加热过度，特别是经熏烤或油炸后，可产生多环芳烃类（如苯并芘等）。

（4）其他 大量饮酒易造成肝硬化，增加发生肝癌的危险性；吸烟与饮酒有协同作用，能增加口腔、喉、食管和呼吸道癌的发生。另外，槟榔被认定为一级致癌物，嚼槟榔的习惯与口腔、喉、食管和胃癌的发生有关。

3. 食物中的抗癌活性成分

（1）烯丙基硫化物 为一种有机硫化物，主要存在于大蒜、洋葱、葱等蔬菜中，并且大蒜中含量最多。大蒜硫化物对多种癌症具有抑制作用，有可能降低癌症的患病风险。

（2）异硫氰酸盐 属吲哚类化合物，常见于花椰菜、卷心菜、甘蓝等食物中，主要为芳香异硫氰酸和二硫酚硫酮，能促进人体产生细胞保护酶，杀死白血病细胞。另外，3-甲醇吲哚能分解 3,4-苯并芘，可降低由黄曲霉毒素诱发的肝癌发病率。

（3）α-芋烯 又称柠檬烯或柠檬苦素，是癌症的阻断剂和抑制剂。在癌症形成的起始阶段和促进阶段，均能有效抑制各种致癌物质诱导癌症的作用。

（4）黄酮类化合物 可与最终致癌物、致突变物直接反应抑制肿瘤细胞 DNA 合成，从而抑制肿瘤细胞生成。常见的有儿茶素、异黄酮、花青素等，主要食物来源有绿茶、各种有色水果、大豆、巧克力等食物。

（5）白藜芦醇 是一种多酚类化合物，具有预防肿瘤的作用，也可预防和治疗动脉粥样硬化，主要来源于花生、葡萄、虎杖、桑葚等植物。

（6）类胡萝卜素 是一类重要的天然色素的总称，普遍存在于植物、真菌、藻类的黄色、橙红色或红色的色素之中。类胡萝卜素是体内维生素 A 的主要来源，同时还具有抗氧化、免疫调节、抗癌、延缓衰老等功效。

（7）其他 如存在于大豆和人参中的皂苷类对肿瘤和癌症有一定的预防作用。

五、癌症的预防干预措施

近 20 年来，随着流行病学、基础科学及临床医学研究的发展，科学研究者认识到多数癌症的形成与环境因素，特别是与人们的饮食习惯和生活方式有关。世界癌症研究基金会指出如果对这些因素进行恰当的干预，做到早发现、早治疗，可达到预防和控制癌症的目的。

1. 癌症的饮食预防原则

（1）能量平衡 避免能量摄入过多或不足，防止肥胖或消瘦。限制能量摄入可抑制肿瘤形成、延长肿瘤潜伏期、降低肿瘤发病率。

（2）控制红肉和加工肉的摄入 控制动物肉的总摄入量在 80g/d 以下，最好选用鱼、禽肉取代红肉，红肉的摄入量应低于总能量的 10%。在一项系统性评价研究中，以大量食用红肉为特征的饮食模式的受试者患结肠癌的风险较高，而以大量食用水果和蔬菜为特征的饮食模式的受试者患结肠癌的风险较低。

（3）适量脂肪 脂肪提供的能量应占总能量的 20%～25%，选择植物油，限制饱和脂肪酸和胆固醇的摄入。

（4）多吃蔬菜水果和植物性食物 每天吃蔬菜、水果、谷类、豆类、根茎类等食物，尽量多吃粗加工的谷类，精制糖提供的总能量应限制在 10% 以内。蔬菜水果摄入量为 400～

800g/d，保持蔬菜3～5种，水果2～4种。粗粮、豆类及根茎类总量可达600～800g/d。可适当选用一些天然抗癌食物：大蒜、洋葱、韭菜、白菜、卷心菜、花椰菜、芥菜、红薯、香蕉、茶叶、海藻、大豆、香菇、芦笋、芹菜、胡萝卜、番茄等。

（5）限制食盐　减少腌制食物和食盐摄入量，每天食盐不超过5g。

（6）限制饮酒量　最好不要饮酒，尤其反对过度饮酒。孕妇、儿童及青少年均不应饮酒。任何含乙醇饮料都可增加患癌的危险性。即使饮酒，男性每天应限制在2杯以内，女性限制在1杯以内（1杯酒相当于啤酒250mL、葡萄酒100mL、白酒25mL）。

（7）合理贮存和制备食物　易腐败的食品应冷藏或采用其它适当方法保藏。避免食用发霉以及在室温下长期储藏的食物。少用烟熏、油炸、烧烤的方式加工烹饪食材，最好不要食用盐渍食品。

2. 癌症的其他预防措施

（1）身体活动　适当的身体活动或者体育锻炼可以减少癌症（如乳腺癌）的患病风险，出行尽量选择步行或者骑自行车，减少久坐，隔1h左右起身活动，成年人每周至少进行150min中等强度的有氧运动。一项匹配病例对照研究表明，早期（12～17岁）适度的身体活动（如远足、步行锻炼、休闲骑行）可以降低 *BRCA* 突变携带者38%的绝经前乳腺癌风险。

（2）接种疫苗　针对于病原体感染可引起的癌症，如病毒性肝炎可导致肝癌，人乳头瘤病毒会增加宫颈癌、肛门癌、口咽癌等的风险，可接种相应的疫苗有效预防癌症。

（3）制定限定标准　受污染的空气和水体中存在多种致癌物质，应制定严格的标准限制有毒化学物质的排放。

六、癌症患者的营养支持治疗

大多数癌症患者能量代谢增高，肿瘤细胞需要更多的能量来支持合成代谢以及细胞增殖，即便是在供氧充足的条件下，葡萄糖也能进行酵解供能并产生大量乳酸，即"有氧酵解"，称为"瓦博格（Warburg）效应"。肿瘤细胞超过50%的能量都是来源于葡萄糖的酵解，对糖的需求量剧增。肿瘤细胞相对于正常细胞脂肪酸从头合成增加，可能与其生长需要大量的膜脂质有关，且可能与其迁移和侵袭有关。癌症患者机体脂类分解代谢增强，对外源性脂肪的利用率下降，而增加了内源性脂肪的消耗，导致机体脂肪组织减少。癌症患者蛋白质代谢异常，机体蛋白质合成增加量低于蛋白质分解增加量，出现负氮平衡，机体骨骼肌减少，长此以往，可发展为恶病质。

在癌症患者的综合治疗中，膳食调理是非常重要的组成部分。营养支持治疗是根据患者的诊断和病理、生理及心理的变化，选择适宜的途径，补充人体需要的营养物质和能量，达到好转或治愈的目的。该类治疗方法的途径包括营养咨询、口服营养补充剂、肠内和肠外营养支持。许多癌症患者因营养不良而发生恶病质，导致预后不良。借助营养支持治疗方法，可以有效地预防和纠正癌症发展过程中所发生的营养缺乏，并改善营养状况，恢复体质，防止患者体重减少，延缓癌症的复发和转移，提高患者的生命质量。

1. 饮食原则

（1）普通膳食　适用于消化系统功能正常的癌症患者，如术后恢复期患者，化疗、放疗前后以及非消化道肿瘤的各种癌症患者。癌症患者的普通膳食要求营养丰富，易于消化，可减少碳水化合物的供能比，适当增加蛋白质和脂肪的供能比，一般肿瘤患者至少摄入蛋白质

$1 \sim 1.2 \mathrm{g/}$（kg·d）。

（2）软食 适用于化疗、放疗前后消化功能弱，胃肠道肿瘤术后痊愈等癌症患者。软食不能使用油炸、煎等方式烹饪，应满足食物残渣少、易消化的要求。例如，主食可选择包子、饺子、面包等面食；蔬菜切碎煮烂，不食用粗纤维多的蔬菜，瓜果去皮食用；肉类可食用肉泥、肉饼。

（3）半流质膳食 适合肿瘤术后恢复期，有较严重消化功能障碍、吞咽困难的癌症患者。半流质膳食如米粥、蛋羹、面条等，以液体食物为主，食物残渣极少，营养素供给较低，多采用少食多餐的方式满足癌症患者营养和能量的需要。

（4）流质膳食 可用于食管发生梗阻的食管癌患者和体质极度衰竭的晚期癌症患者。流质膳食没有食物残渣、极易消化，应少食多餐，只能短期食用。流质膳食包括牛奶、豆浆、米汤、果汁、菜汁等。

2. 营养支持治疗原则

（1）癌症患者饮食能满足营养需要，营养状况良好或仅轻度缺乏，在放化疗期间无需营养支持治疗。

（2）癌症患者不能正常饮食，发生严重营养缺乏，并且患者饮食摄入不足达到 1 周以上，应进行肠内营养管饲和肠外途径补充营养。

（3）放、化疗无效的进展期患者，不建议静脉输液营养支持治疗。

3. 营养支持治疗方法及应用

（1）营养咨询 是一种个体化干预，注册营养师通过和患者沟通，了解患者饮食摄入不足的原因，针对性制订个体化干预方案。患者在注册营养师的帮助下进行饮食调整，以减少与癌症治疗相关的症状。一项长达 6 个月的个性化营养干预试验中，在积极的癌症治疗期间实施营养干预计划：每天膳食蛋白质 $1.5 \mathrm{g/kg}$，并适当限制能量（$500 \sim 1000 \mathrm{kcal/d}$）。通过这种类型的干预，非转移性乳腺癌患者在抗肿瘤治疗期间降低了体重、脂肪量、脂肪质量指数、内脏和腹部脂肪量，同时保持了骨骼肌质量。

（2）口服营养补充剂 营养支持的首选方法是通过口服途径。在经过饮食调整之后，患者的营养需求仍然得不到满足（例如超过 1 周摄入量低于需求量的 50%或超过 2 周摄入量仅占需求量的 50%～75%），可以选择补充特殊医学用途配方食品进行营养支持治疗。

（3）肠内和肠外营养支持 对于上消化道的口服摄入或食物运输受损的癌症患者（如头颈部癌、食管癌和胃癌患者），可以通过鼻胃管和延伸到十二指肠或空肠的管子短期（<2周）营养支持，2 周以上长期肠内营养需要经皮内镜下胃造口管和经皮内镜下空肠造口管肠内营养来改善营养状况。如果患者有高吸入风险，则禁用肠内营养支持。在因放射性肠炎、慢性肠梗阻、短肠综合征、腹膜癌或乳糜胸引起的严重肠功能不全的情况下，肠外营养可以维持营养状态。

小结

本章主要介绍了营养流行病学的定义、发展简史、应用和常用方法；出生缺陷、肥胖、心脑血管疾病、糖尿病、骨质疏松症、痛风、脂肪性肝病和癌症的定义及分类、流行状况、影响因素等，并重点介绍了膳食营养成分与以上营养相关性疾病的关系，及其营养预防干预措施等。

思考题

1. 营养流行病学有哪些应用？
2. 全谷物对心血管疾病有哪些益处？
3. 哪些食物与糖尿病发病有关？
4. 骨质疏松症的影响因素有哪些？
5. 试述能量限制饮食干预疗法治疗癌症的机制。

第八章 食品安全

第一节 概述

一、食品安全的基本概念

食品安全（food safety）指食品无毒、无害，符合应当有的营养要求，对人体健康不造成任何急性、亚急性或者慢性危害，即食物中有毒、有害物质对人体健康影响的公共卫生问题。食品安全也是一门专门探讨在食品加工、存储、销售等过程中确保食品卫生及食用安全，降低疾病隐患，防范食物中毒的一个跨学科领域，所以食品安全很重要。

在食品安全概念的理解上，国际社会已基本形成共识，即食品（食物）的种植、养殖、加工、包装、储藏、运输、销售、消费等活动符合国家强制标准和要求，不存在可能损害或威胁人体健康的有毒有害物质以导致消费者病亡或者危及消费者及其后代的隐患。该概念表明，食品安全既包括生产安全，也包括经营安全；既包括结果安全，也包括过程安全；既包括现实安全，也包括未来安全。

《中华人民共和国食品安全法》规定：食品安全，指食品无毒、无害，符合应当有的营养要求，对人体健康不造成任何急性、亚急性或者慢性危害。根据倍诺食品安全定义，食品安全是"食物中有毒、有害物质对人体健康影响的公共卫生问题"。

二、食品安全含义的六个层次

第一层：食品数量安全。即一个国家或地区能够生产民族基本生存所需的膳食。要求人们既能买得到又能买得起生存生活所需要的基本食品。

第二层：食品质量安全。指提供的食品在营养、卫生方面满足和保障人群的健康需要，食品质量安全涉及食物的污染、是否有毒，添加剂是否违规超标、标签是否规范等问题，需要在食品受到污染界限之前采取措施，预防食品的污染和遭遇主要危害因素侵袭。

第三层：食品卫生安全。食品最基本的要求是卫生及必要的营养，其中食品卫生是对食品的最基本要求，即食品应当对人体无毒、无害。

第四层：食品营养安全。食品的营养成分指标要平衡，结构要合理。食品中所含有的营养物质，如蛋白质、脂肪、维生素、矿物质等营养物质应该符合国家相关标准，能够促进人体健康。

第五层：食品生物安全。现代生物技术的研究应用及转基因技术的发展，可能对生物多样性、食品安全产生负面影响。

第六层：食品可持续安全。这是从发展角度要求食品的获取需要注重生态环境的良好保护和资源利用的可持续。

三、食品质量安全标志

食品安全是大家都关注的话题，在关注食品本身的同时，大家还应该去关注一些安全标识。

1. QS标志

QS是英文 quality safety（质量安全）的缩写，获得食品质量安全生产许可证的企业，其生产加工的食品经出厂检验合格的，在出厂销售之前，必须在最小销售单元的食品包装上标注由国家统一制定的食品质量安全生产许可证编号并加印或者加贴食品质量安全市场准入标志"QS"。食品质量安全市场准入标志的式样和使用办法由国家质量监督检验检疫总局统一制定，该标志由"QS"和"质量安全"中文字样组成。标志主色调为蓝色，字母"Q"与"质量安全"四个中文字样为蓝色，字母"S"为白色，使用时可根据需要按比例放大或缩小，但不得变形、变色。加贴（印）有"QS"标志的食品，即意味着该食品符合了质量安全的基本要求。但需要注意的是，"质量安全"的字样已经不再使用，而使用"生产许可"来替代。

法律依据：《中华人民共和国工业产品生产许可证管理条例》。适用范围：在中华人民共和国境内从事以销售为目的的食品生产加工经营活动，不包括进口食品。包括3项具体制度：①生产许可证制度。对符合条件食品生产企业，发放食品生产许可证，准予生产获证范围内的产品；未取得食品生产许可证的企业不准生产食品。②强制检验制度。未经检验或经检验不合格的食品不准出厂销售。③市场准入标志制度。对实施食品生产许可证制度的食品，出厂前必须在其包装或者标识上加印（贴）市场准入标志——QS标志，没有加印（贴）QS标志的食品不准进入市场销售。

2. 无公害农产品标志

所谓无公害食品，指的是无污染、无毒害、安全优质的食品，在国外称无污染食品、生态食品、自然食品。在我国，无公害食品指生产地环境清洁，按规定的技术操作规程生产，将有害物质控制在规定的标准内，并通过部门授权审定批准，可以使用无公害食品标志的食品。

随着生活水平的提高和消费观念的转变，人们对饮食的要求也越来越高。经常通过互联网购物的职场人群也日益关注更为健康的无公害食品。无公害食品需要相关部门检测，才被允许贴上相应标签。无公害食品主要来自全国各大无公害示范基地。所有纯天然无公害食品均经过严格挑选，流程可溯，同时具备完善的物流配送体系，所有产品在配送过程中采取全程冷链保鲜。

无公害农产品是指采用无公害栽培（饲养）技术及其加工方法，按照无公害农产品生产技术规范，在清洁无污染的良好生态环境中生产、加工的，将有害物质控制在标准范围内，安全性符合国家无公害农产品标准，经相关部门审定批准后获得认证证书并允许使用无公害农产品标志的优质农产品及其加工制品。

无公害农产品的标识在我国由于认证机构不同而不同，国内各个省份先后制定了各自的无公害农产品标识。

无公害农产品生产可以保障农产品质量，更好地满足消费者需求的同时，确保人民身体健康，提高人民生活水平。广义上的无公害农产品，涵盖了有机食品（又称生态食品）、绿色食品等无污染的安全营养类食品。

3. 绿色食品标志

绿色食品标志是由绿色食品发展中心在国家工商行政管理总局商标局正式注册的质量证明标志。它由三部分构成，即上方的太阳、下方的叶片和中心的蓓蕾，象征自然生态；颜色为绿色，象征着生命、农业、环保；图形为正圆形，意为保护。AA 级绿色食品标志与字体为绿色，底色为白色，A 级绿色食品标志与字体为白色，底色为绿色。整个图形描绘了一幅明媚阳光照耀下的和谐生机的画面，告诉人们绿色食品是出自纯净、良好生态环境的安全、无污染食品，能给人们带来蓬勃的生命力。

绿色食品标志还提醒人们要保护环境和防止污染，通过改善人与环境的关系，创造自然界新的和谐。它注册在以食品为主的共九大类食品上，并扩展到肥料等绿色食品相关类产品上。绿色食品标志作为一种产品质量证明商标，其商标专用权受《中华人民共和国商标法》保护。标志使用是食品通过专门机构认证，许可企业依法使用。

4. 有机食品标志

有机食品（organic food）也称生态食品或生物食品等。有机食品是国际上对无污染天然食品比较统一的提法。有机食品通常来自于有机农业生产体系，是根据国际有机农业生产要求和相应的标准生产加工的。

中国有机产品标志的主要图案由三部分组成，即外围的圆形、中间的种子图形及其周围的环形线条。标志外围的圆形形似地球，象征和谐、安全；圆形中的"中国有机产品"字样为中英文结合方式，既表示中国有机产品与世界同行，也有利于国内外消费者识别；标志中间类似于种子的图形代表生命萌发之际的勃勃生机，象征了有机产品是从种子开始的全过程认证，同时昭示出有机产品就如同刚刚萌发的种子，正在中国大地上茁壮成长；种子图形周围圆润自如的线条象征环形道路，与种子图形合并构成汉字"中"，体现出有机产品植根中国，有机之路越走越宽广；同时，处于平面的环形又是英文字母"C"的变体，种子形状也是"O"的变形，意为"China Organic"；绿色代表环保、健康，表示有机产品给人类的生态环境带来完美与协调；橘红色代表旺盛的生命力，表示有机产品对可持续发展的作用。

5. 保健食品标志

正规的保健食品会在产品的外包装盒上标出蓝色的，形如"蓝帽子"的保健食品专用标志。下方会标注出该保健食品的批准文号，或者是"国食健字【年号】××××号"，或者是"卫食健字【年号】××××号"。其中"国"、"卫"表示由国家食品药品监督管理部门或卫生部批准。

四、食品安全的主要内容

（1）食品相关产品的致病性微生物、农药残留、兽药残留、重金属、污染物质以及其他危害人体健康物质的限量规定。

（2）食品添加剂的品种、使用范围、用量。

（3）专供婴幼儿的主辅食品的营养成分要求。

（4）对于营养有关的标签、标识、说明书的要求。

（5）与食品安全有关的质量要求。

（6）食品检验方法与规程。

（7）其他需要制定为食品安全标准的内容。

（8）食品中所有的添加剂必须详细列出。

（9）食品中禁止使用的非法添加的化学物质。

第二节　常见食品污染及其预防

食品污染（food contamination）是在各种条件下，导致外源性有毒有害物质进入食品，或食物成分本身发生化学反应而产生有毒有害物质，从而造成食品安全性、营养性和（或）感官性状发生改变的过程。食品在生产、加工、储存、运输和销售的过程中有很多污染的机会，会受到多方面的污染。污染后有可能引起具有急性短期效应的食源性疾病或具有慢性长期效应的长期性危害。一般情况下，常见的主要食品卫生问题均由这些污染物所引起。食品污染的种类按其性质可分为以下三类。

1. 生物性污染

食品的生物性污染包括微生物、寄生虫和昆虫的污染，主要以微生物污染为主，危害较大，主要为细菌和细菌毒素、霉菌和霉菌毒素等的污染。

2. 化学性污染

来源复杂，种类繁多。主要有：①来自生产、生活和环境中的污染物，如农药、有害金属、多环芳烃化合物、N-亚硝基化合物、二噁英等；②从生产、加工、运输、储存和销售工具、容器、包装材料及涂料等溶入食品中的原料材质、单体及助剂等物质；③在食品加工储存中产生的物质，如酒类中有害的醇类、醛类等；④滥用食品添加剂等。

3. 放射性污染

食品的放射性污染主要来自放射性物质的开采、冶炼、生产以及在生活中的应用与排放。特别是半衰期较长的放射性核素污染，在食品卫生中更需重视。

一、微生物污染及其预防

微生物污染食品后不仅可以降低食品卫生质量，而且还可以对人体健康产生危害。在食品中常见的微生物有：①致病性微生物，可以直接引起疾病，如致病性细菌（能引起宿主致病的细菌）、人畜共患传染病病原菌、产毒霉菌和霉菌毒素；②相对致病性微生物，即在通常情况下不致病，只有在一定的特殊条件下才具有致病力的微生物；③非致病性微生物，主要包括非致病菌、不产毒霉菌与常见酵母菌。

（一）食品的细菌污染与腐败变质

食品的细菌以及由此引起的腐败变质是食品卫生中最常见的有害因素之一。

食品中的细菌，绝大多数是非致病菌。它们对食品的污染程度是间接估测食品腐败变质可能性及评价食品卫生质量的重要指标，同时也是研究食品腐败变质的原因、过程和控制措施的主要对象。此节讨论的主要是非致病菌。

1. 食品的细菌污染

（1）常见的食品细菌　由于非致病菌中多数是非腐败菌，从影响食品卫生质量的角度出发，应特别注意以下几属常见的食品细菌：①假单胞菌属；②微球菌属；③芽孢杆菌属；④肠杆菌科各属；⑤弧菌属与黄杆菌属；⑥嗜盐杆菌属与嗜盐球菌属；⑦乳杆菌属。

（2）食品中的细菌菌相及其食品卫生学意义　将共存于食品中的细菌种类及其相对数量的构成称为食品的细菌菌相（bacterial flora）。相对数量较多的细菌被称为优势菌。细菌菌相，特别是优势菌决定了食品在细菌作用下发生腐败变质的程度与特征。食品的细菌菌相可因污染细菌的来源、食品本身理化特性、所处环境条件和细菌之间的共生与抗生关系等因素的影响而不同，所以可根据食品的理化性质及其所处的环境条件预测食品的细菌菌相。而食品腐败变质引起的变化也会由于食品细菌菌相及其优势菌种的不同而出现相应的特征。

（3）评价食品卫生质量的细菌污染指标与食品卫生学意义　反映食品卫生质量的细菌污染指标，可分为两个方面：一为菌落总数，二是大肠菌群。

食品中的细菌数量一般是指单位（g、mL、cm^2）食品中细菌的个数，并不考虑细菌的种类，常用菌落总数来表示。其卫生意义为：一是作为食品清洁状态的标志。二是可用于预测食品的耐保藏性。

大肠菌群包括肠杆菌科的埃希菌属、柠檬酸杆菌属、肠杆菌属和克雷伯菌属。大肠菌群一般都是直接或间接来自人与温血动物的粪便。食品中检出大肠菌群的卫生学意义：①表示食品曾受到人与温血动物粪便的污染；②可以作为肠道致病菌污染食品的指示菌。因为大肠菌群与肠道致病菌来源相同，且在一般条件下大肠菌群在外界的生存时间与主要肠道致病菌是一致的。

2. 食品的腐败变质

广义的食品腐败变质泛指在以微生物为主的各种因素作用下，食品降低或失去食用价值的一切变化。如鱼肉的腐败、油脂的酸败、水果蔬菜的腐烂、粮食的霉变等。狭义的腐败专指在厌氧菌作用下，蛋白质产生的以恶臭为主的变化。

食品腐败变质的原因：微生物是引起食品腐败变质的重要原因，主要包括细菌、霉菌和酵母菌；食品本身的组成和性质也是引起食品腐败变质的原因，包括食品本身的成分、所含水分、pH 值高低和渗透压的大小等。

食品的腐败变质鉴定指标：一般是从感官、物理、化学和微生物四个方面确定其适宜指标。

富含蛋白质的肉、鱼、蛋、禽等食品以蛋白质腐败为基础特征，碳水化合物性食品以产酸发酵为基本特征，以脂肪为主的食品主要是理化因素引起的酸败。

（1）食品中蛋白质的分解　肉、鱼、禽、蛋、奶及豆类等食品富含蛋白质，故以蛋白质分解为腐败变质的特征。

① 感官指标：以蛋白质为主的食品目前以感官指标最为敏感可靠，特别是通过嗅觉可以判定极轻微的腐败变质。

② 物理指标：主要是根据蛋白质分解时有小分子物质增多这一现象，先后测定食品浸出物量、浸出液电导率、折光率、冰点、黏度及 pH 等指标。

③ 化学指标：目前认为与食品腐败变质程度符合率较高的化学指标有三个，均为根据蛋白质分解产物的定量测定。一是挥发性盐基总氮，二是二甲胺与三甲胺，三为 K 值。

挥发性盐基总氮（total volatile basic nitrogen，TVBN）：指食品水浸液在碱性条件下能与水蒸气一起蒸馏出来的总氮量。主要适用于鱼、肉、大豆等食品腐败变质的鉴定。

二甲胺、三甲胺：是由季胺类含氮物经微生物还原产生的，适用于鱼、虾等水产品的鉴定。

K 值：指 ATP 分解的低级产物肌苷（HxR）和次黄嘌呤（Hx）占 ATP 系列分解产物 ATP＋ADP＋AMP＋IMP＋HxR＋Hx 的百分比，根据 ATP 顺次分解过程中，终末产物多少来判定鱼体新鲜程度，主要适用于鉴定鱼类早期腐败。$K \leqslant 20\%$ 说明鱼体绝对新鲜，$K \geqslant 40\%$ 说明鱼体开始有腐败现象。

④ 微生物指标：食品微生物学的常用检测指标为菌落总数和大肠菌群。对食品进行微生物数量测定是判定食品生产的一般卫生状况以及食品卫生质量的一项重要依据。一般来说，食品中的活菌数达 10^8 CFU/g 时，则可认为处于初期腐败阶段。

（2）食品中脂肪的酸败（rancidity） 食用油脂和食品中脂肪的酸败程度，受脂肪本身的饱和程度、紫外线、氧、水分、天然抗氧化成分以及铜、铁、镍等金属离子的存在及食品中微生物的解脂酶的影响。酸败过程主要是油脂自身氧化过程，其次是水解。主要产物是氢过氧化物、羰基化合物（如醛类、酮类、醇类）及脂肪酸聚合物等。

脂肪酸败过程化学指标的变化：

① 过氧化值上升（最早期指标）。

② 酸价上升，羰基（醛酮）反应阳性，碘价、皂价等发生变化。

实用指标：脂肪变黄，出现"哈喇"味，鱼类的"油烧"现象。

（3）碳水化合物的分解 以碳水化合物为主的分解，通常称为发酵或酵解。

3. 防止食品腐败变质的措施

为了防止食品腐败变质，延长食品可供食用的期限，常对食品进行加工处理，即食品保藏。通过食品保藏可以改善食品风味，便于携带运输，但其主要的食品卫生意义是防止食品腐败变质。常用的方法包括低温冷藏、冷冻，高温杀菌，脱水干燥，腌渍和烟熏，食品辐射保藏。食品保藏的基本原理为改善食品的温度、水分、氢离子浓度、渗透压以及采取其他抑菌、杀菌措施，将食品中的微生物杀灭或减弱其生长繁殖的能力，以达到防止食品腐败变质的目的。

（1）低温保藏 低温保藏包括冷藏和冷冻两种方法。冷藏是指预冷后的食品在稍高于冰点温度（0℃）的环境中进行贮藏的方法。温度一般为 $-1 \sim 10℃$，$4 \sim 8℃$ 则为常用冷藏温度。贮存期一般为几天到数周。冷冻是采用缓冻或速冻方法先将食品冷结，而后在能保持冻结状态的温度下贮藏的保藏方法。常用冷冻温度为 $-12 \sim -23℃$ 以 $-18℃$ 为适用。贮藏短的可达数日，长的可以年计。

低温保藏的原理：①低温可以降低或停止食品中微生物的增殖速度。②低温还可以减弱食品中一切化学反应过程。

大多数微生物的温度系数 Q10 在 $1.5 \sim 2.5$ 之间，一般情况下，温度每下降 10℃，化学反应速度可降低一半，降至 $-20 \sim -30℃$ 时，微生物细胞内酶的反应实际上几乎全部停止，这是微生物低温致死的主要原因。

不同微生物对低温的抵抗力不同，一般说来，球菌比 G^- 杆菌抗冰冻能力更强，具有芽孢的菌体细胞和真菌的孢子都具有较强的抗冰冻能力。但从种类上看，低温下，在食品中生长的细菌多属于 G^- 无芽孢杆菌，常见的有假单孢菌、无色杆菌等。

当外界温度逐渐降低，到达冰晶生成带，食品中水分逐渐形成冰晶体（冰晶核，核晶）。过大的冰晶将压迫细胞而发生机械性损伤以至破溃。急速升温解冻的食品，食品体积发生突然变化，融解水来不及被食品细胞所吸收回至原处，因而自由水增多，液汁流动外泄而降低食品质量。

食品冻结与解冻的合理工艺应是急冻缓化。急冻是要求食品的温度在 30min 内迅速下降到－20℃左右，缓化是指在 0～10℃下完全溶解。微波加热解冻方法在国外已经普遍推广使用，因为微波加热时热量不是从外部传入，而是在食品外部和内部同时产生，因而使冻后食品仍能保持同样的结构和原有的形状。

对冷藏冷冻工艺的卫生要求：①食品冷冻前，应尽量保持新鲜，减少污染。②用水或冰制冷时，要保证水和人造冰的卫生质量相当于饮用水的水平；采用天然冰时，更应注意冻冰水源及其周围污染情况。③防止制冷剂（冷媒）外溢。④冷藏车船要注意防鼠和出现异味。⑤防止冻藏食品的干缩。

对不耐保藏的食品，从生产到销售的整个商业网中，都应一直处于适宜的低温下，即保持冷链。对冷链要求的理论基础是食品保存期、保存温度、质量容许度（即在一定温度下、一定时间后，食品质量变化程度）。

（2）高温杀菌保藏 高温杀菌保藏原理：在高温作用下，微生物体内的酶、脂质体（liposome）和细胞膜被破坏，原生质构造中呈现不均一状态，以致蛋白质凝固，细胞内一切代谢反应停止。在食品工业中，微生物耐热性的大小常用以下几个数值表示。

D 值：在一定温度和条件下，细菌死亡 90% 所需的时间（即活菌数减少一个对数周期所需时间，即 100%～10%），称为该菌在该温度下 90% 递减时间。通常以分钟（min）计算。如加热温度为 121.1℃（D_{121}），则 D 值常用 Dr 表示。

F 值：一定量细菌在某一温度下完全被杀死所需的时间。以分钟（min）表示。右下角注明温度。目前常用 F_{250}，F_{250} 常用 Fr 表示。

Z 值：一个对数周期的加热时间（例如由 10min 到 100min）所对应的加热温度变化值，称为 Z 值。例如肉毒梭菌芽孢加热致死时间 110℃ 为 35min，100℃ 为 350min，故其 Z 值为 10℃。

常用的加热杀菌技术：①高温灭菌法；②巴氏消毒法（巴斯德消毒法）；③超高温消毒法；④微波加热杀菌法；⑤一般煮沸法。

一些不适合加热的食品或饮料，常采用滤过除菌的方法。

巴氏消毒法：是一种不完全灭菌的加热方法。只能杀死繁殖型细菌（包括一切致病菌），而不能杀死有芽孢的细菌。早期多用低温长时间消毒法——62.8℃保温 30min 的杀菌方式。现多采用瞬间高温巴氏消毒法——71.7℃，15s，灭菌效果同上。

超高温消毒法：137.8℃ 2s，这种方法能杀灭大量的细菌，并且能使耐高温的嗜热芽孢梭菌的芽孢也被杀灭，而又不影响食品质量。多用于消毒牛奶，

商业灭菌法：指罐头食品中所有的肉毒梭菌芽孢和其他致病菌，以及在正常的储藏和销售条件下能引起内容物变质的嗜热菌均已被杀灭。

高温工艺对食品质量的影响：①蛋白质的主要变化。蛋白质发生变性，易被消化酶水解而提高消化率。但近年来的研究发现，蛋白质食品中的色氨酸和谷氨酸在 190℃ 以上时可产生具有诱变性的杂环胺类热解产物。②脂肪的变化。160～180℃加热，可使油脂产生过氧化物、低分子分解产物和聚合物（如二聚体、三聚体）以及羰基、环氧基等，不仅恶化食品质量，还带有一定的毒性。③碳水化合物的变化。主要包括淀粉的糊化、老化、褐变和焦糖化。

（3）脱水与干燥保藏　是一种常用的保藏食品的方法。其原理为将食品中的水分含量降至微生物繁殖所必需的水分含量以下，水分活性 A_w 在 0.6 以下，一般微生物均不易生长。

目的：

① 延长贮藏期：经干燥的食品，其水分活性较低，有利于在室温条件下长期保藏，以延长食品的市场供给，平衡产销高峰。②用于某些食品加工过程以改善加工品质，如大豆、花生米经过适当干燥脱水，有利于脱壳（去外衣），便于后期加工，提高制品品质；促使尚未完全成熟的原料在干燥过程中进一步成熟。③便于商品流通：干制食品重量减轻、容积缩小，可以显著地节省包装、储藏和运输费用，并且便于携带和储运。干制食品常常是救急、救灾和战备用的重要物资。

（4）食品腌渍和烟熏保藏　常见的腌渍方法有酸渍法、盐渍法、糖渍法，烟熏保藏也较为常见。

（5）食品的辐照保藏　主要是将放射线用于食品灭菌、杀虫、抑制发芽等，以延长食品的保藏期限。另外也用于促进成熟和改进食品品质等方面。受照射处理的食品称为辐照食品（irradiated food）。

目前加工和实验用的辐照源有 ^{60}Co 和 ^{137}Cs 产生的 γ 射线以及电子加速器产生的低于 10 兆电子伏（MeV）的电子束。食品辐照时，射线把能量或电荷传递给食品以及食品上的微生物和昆虫，引起的各种效应会造成它们体内的酶钝化和各种损伤，从而迅速影响其整个生命过程，导致代谢、生长异常、损伤扩大直至生命死亡。而食品则不同，除了鲜活食品之外均不存在着生命活动，鲜活食品的新陈代谢也处在缓慢的阶段，辐照所产生的影响是进一步延缓了它们后熟的进程，符合储藏的需要。

辐照食品所用射线单位为戈瑞（Gy），1Gy 相当于 1kg 被辐照物吸收 1J 的能量。因剂量不同，辐照保藏有三种方法：辐照消毒、辐照防腐、辐照灭菌。辐照消毒：用以消除无芽孢致病菌，剂量为 5～10kGy。辐照防腐：用以杀死部分腐败菌，延长保存期，剂量在 5kGy 以下。辐照灭菌：用高剂量来杀灭食品中的一切微生物，剂量为 10～50kGy。

（二）霉菌与霉菌毒素对食品的污染及其预防

1. 霉菌与霉菌毒素概述

霉菌是真菌的一部分。真菌是指有细胞壁，不含叶绿素，无根、茎、叶，以寄生或腐生方式生存，能进行有性或无性繁殖的一类生物。霉菌是菌丝体比较发达而又没有子实体的那一部分真菌。与食品卫生关系密切的霉菌大部分属于曲霉菌属（*Aspergillus*）、青霉菌属（*Penicillium*）和镰刀菌属（*Fusarium*）。

（1）霉菌的产毒条件　霉菌产毒需要一定的条件，影响霉菌产毒的条件主要是食品基质中的水分、环境中的温度和湿度及空气的流通情况。

① 水分和湿度：霉菌的繁殖需要一定的水分活性。因此食品中的水分含量越少（溶质浓度大），P 值越小，A_w 越小，即自由运动的水分子较少，能提供给微生物利用的水分少，不利于微生物的生长与繁殖，有利于防止食品的腐败变质。

② 温度：大部分霉菌在 28～30℃ 都能生长。10℃ 以下和 30℃ 以上时生长明显减弱，在 0℃ 几乎不生长。但个别霉菌可能耐受低温。一般霉菌产毒的温度略低于最适宜温度。

③ 基质：霉菌的营养来源主要是糖和少量氮、矿物质，因此极易在含糖的饼干、面包、

粮食等食品上生长。

（2）主要产毒霉菌　霉菌产毒只限于产毒霉菌，而产毒霉菌中也只有一部分毒株产毒。目前已知具有产毒株的霉菌主要包括以下几种。

①曲霉菌属：黄曲霉、赭曲霉、杂色曲霉、烟曲霉、构巢曲霉和寄生曲霉等。

②青霉菌属：岛青霉、橘青霉、黄绿青霉、扩展青霉、圆弧青霉、皱褶青霉和荨麻青霉等。

③镰刀菌属：梨孢镰刀菌、拟枝孢镰刀菌、三线镰刀菌、雪腐镰刀菌、粉红镰刀菌、禾谷镰刀菌等。

④其他菌属：绿色木霉、漆斑菌属、黑色葡萄状穗霉等。

产毒霉菌所产生的霉菌毒素没有严格的专一性，即一种霉菌或毒株可产生几种不同的毒素，而一种毒素也可由几种霉菌产生。如黄曲霉毒素可由黄曲霉、寄生曲霉产生；而岛青霉可产生黄天精、红天精、岛青霉毒素及环氯素等。

（3）主要的霉菌毒素　目前已知的霉菌毒素有200多种。与食品卫生关系密切的有黄曲霉毒素、赭曲霉毒素、杂色曲霉毒素、单端孢霉烯族化合物、玉米赤霉烯酮、伏马菌素以及展青霉素、橘青霉素、黄绿青霉素等。

（4）霉菌污染食品的评定和食品卫生学意义

①霉菌污染食品的评定角度：a. 霉菌污染度，即单位重量或容积的食品污染霉菌的量，一般以 CFU/g 计。我国已制定了一些食品中霉菌菌落总数的国家标准。b. 食品中霉菌菌相的构成。

②卫生学意义：a. 霉菌污染食品可降低食品的食用价值，甚至不能食用。每年全世界平均至少有 2％的粮食因为霉变而不能食用。b. 霉菌如在食品或饲料中产毒可引起人畜霉菌毒素中毒。

2. 黄曲霉毒素

（1）化学结构和理化性质　黄曲霉毒素（aflatoxin，AF）是一类结构类似的化合物，目前已经分离鉴定出 20 多种，主要为 AFB 和 AFG 两大类。它们在结构上十分相似，含 C、H、O 三种元素，都是二氢呋喃氧杂萘邻酮的衍生物，即结构中含有一个二呋喃环，一个氧杂萘邻酮（又叫香豆素）。其结构与毒性和致癌性有关，凡二呋喃环末端有双键者毒性较强，并有致癌性。在食品检测中以 AFB_1 为污染指标。

黄曲霉毒素在紫外光的照射下能发出特殊的荧光，因此一般根据荧光颜色、Rf 值、结构来进行鉴定和命名。黄曲霉毒素耐热，一般的烹调加工很难将其破坏，在 280℃时，才发生裂解，毒性破坏。黄曲霉毒素在中性和酸性环境中稳定，在 pH 9～10 的氢氧化钠强碱性环境中能迅速分解，形成香豆素钠盐。黄曲霉毒素能溶于氯仿和甲烷，而不溶于水、正己烷、石油醚及乙醚。现国内检测 AFB_1 采用薄层层析法。

（2）产毒的条件　黄曲霉毒素是由黄曲霉和寄生曲霉产生的。寄生曲霉的菌株几乎都能产生黄曲霉毒素，但并不是所有黄曲霉的菌株都能产生黄曲霉毒素。黄曲霉产毒的必要条件为湿度 80％～90％，温度 25～30℃，氧气 1％。此外，天然基质培养基（玉米、大米和花生粉）比人工合成培养基产毒量高。

（3）对食品的污染　一般来说，国内长江以南地区黄曲霉毒素污染要比北方地区严重，主要污染的粮食作物为花生和玉米，大米、小麦污染较轻，豆类很少受到污染。而在世界范围内，一般高温高湿地区（热带和亚热带地区）食品污染较重，而且花生和玉米污染也较严重。

（4）毒性　黄曲霉毒素有很强的急性毒性，也有明显的慢性毒性和致癌性。

① 急性毒性：黄曲霉毒素为一种剧毒物质。对鱼、鸡、鸭、大鼠、豚鼠、兔、猫、狗、猪、牛、猴及人均有强烈毒性。鸭雏的急性中毒肝脏病变具有一定的特征，可作为生物鉴定方法。一次性大量口服后，可出现肝实质细胞坏死，胆管上皮增生，肝脏脂肪浸润、脂质消失延迟，肝脏出血。国内外亦有黄曲霉毒素引起人急性中毒的报道。

② 慢性毒性：长期小剂量摄入黄曲霉毒素可造成慢性损害，从实际意义出发，它比急性中毒更应引起重视。其主要表现是动物生长障碍，肝脏出现亚急性或慢性损伤，其他症状如食物利用率下降、体重减轻、生长发育迟缓、母畜不孕或产仔减少。

③ 致癌性：a. 黄曲霉毒素可诱发多种动物发生癌症。b. 黄曲霉毒素对动物有强烈的致癌性，并可引起人急性中毒。肝癌流行病学研究发现，凡食物中黄曲霉毒素污染严重和人类实际摄入量比较高的地区，原发性肝癌发病率高。

（5）黄曲霉毒素的代谢和生化作用　AFB_1 进入机体后，需在体内经过代谢（活化）过程，才能由前致癌物变成终致癌物。黄曲霉毒素在体内的代谢主要是在肝脏微粒体酶作用下进行脱甲基、羟化和环氧化反应。二呋喃环末端双键的环氧化反应，形成 AFB_1-2, 3 环氧化物，与黄曲霉毒素的毒性、致癌性、致突变性都有关系。黄曲霉毒素如不连续摄入，一般不在体内蓄积。一次摄入后，约经 1 周通过呼吸、尿、粪等将大部分排出。

（6）预防措施　预防黄曲霉毒素危害人类健康的主要措施是加强对食品的防霉，其次是去毒，并严格执行最高允许量标准。

3. 杂色曲霉毒素

杂色曲霉毒素（sterigmatocystin，ST）是一类结构近似的化合物，目前有十多种已确定结构。基本结构为一个二呋喃环和一个氧杂蒽酮，与黄曲霉毒素结构近似。生物体可经多部位吸收 ST，并可诱发不同部位癌变。其二呋喃环末端双键的环氧化与致癌性有关。

ST 在生物体内转运可能有两条途径，一是与血清蛋白结合后随血液循环到达实质脏器；二是被巨噬细胞转运到靶器官。ST 引起的致死病变部位主要为肝脏。

4. 镰刀菌毒素

镰刀菌毒素种类较多，从食品卫生角度主要有单端孢霉烯族化合物、玉米赤霉烯酮、伏马菌素等毒素。

（1）单端孢霉烯族化合物　单端孢霉烯族化合物是一组主要由镰刀菌的某些菌种所产生的生物活性和化学结构相似的有毒代谢产物。目前已知谷物和饲料中天然存在的单端孢霉烯族化合物主要有 T-2 毒素、二乙酸薦草镰刀菌烯醇、雪腐镰刀菌烯醇和脱氧雪腐镰刀菌烯醇。其基本化学结构是倍半萜烯。因在 C-12、C-13 位上可形成环氧基，故又称为 12, 13-环氧单端孢霉烯族化合物，此种 12, 13-环氧基是其毒性的化学结构基础。该族化合物化学性能非常稳定，一般能溶于中等极性的有机溶剂，微溶于水。可在实验室条件下长期储存，在烹调过程中不易被破坏。毒性的共同特点为较强的细胞毒性、免疫抑制、致畸作用，有的有弱致癌性，急性毒性强。可使人和动物产生呕吐，当浓度在 0.1～10mg/kg 即可诱发动物呕吐。单端孢霉烯族化合物除了共同毒性外，不同的化合物还有其独特的毒性。

（2）玉米赤霉烯酮　玉米赤霉烯酮主要由禾谷镰刀菌、黄色镰刀菌、木贼镰刀菌等产生，是一类结构相似、具有二羟基苯酸内酯的化合物，主要作用于生殖系统，具有类雌激素作用，猪对该毒素最敏感。玉米赤霉烯酮主要污染玉米，也可污染小麦、大麦、燕麦和大米等粮食作物。

（3）伏马菌素　伏马菌素是最近受到发达国家极大关注的一种霉菌毒素。由串珠镰刀菌产生，是一类由不同的多氢醇和丙三羧酸形成的双酯化合物。从伏马菌素中分离出两种结构相似的有毒物质，分别被命名为伏马菌素 B_1（FB_1）和伏马菌素 B_2（FB_2），食物中以 FB_1 为主。伏马菌素可引起马的脑白质软化症、羊的肾病变、狒狒的心脏血栓、猪和猴的肝脏毒性、猪的肺水肿，抑制鸡的免疫系统，还可以引起动物实验性的肝癌，是一个完全的致癌剂。FB_1 与神经鞘氨醇和二氢鞘氨醇的结构极为相似，是神经鞘脂类生物合成的抑制剂，可阻断神经鞘氨醇的合成。神经鞘氨醇为细胞调控因子，从而影响 DNA 的合成。FB_1 对食品污染的情况在世界范围内普遍存在，主要污染玉米及玉米制品。FB_1 为水溶性霉菌毒素，对热稳定，不易被蒸煮破坏，所以同黄曲霉毒素一样，控制农作物在生长、收获和储存过程中的霉菌污染仍然至关重要。

二、化学性污染及其预防

（一）农药残留及其预防

1. 概述

（1）农药的定义与分类　农药是指用于预防、消灭或者控制危害农业、林业的病、虫、草和其他有害生物以及有目的地调节植物、昆虫生长的化学合成或者来源于生物、其他天然物质的一种物质或者几种物质的混合物及其制剂。

按用途可将农药分为杀（昆）虫剂、杀（真）菌剂、除草剂、杀线虫剂、杀螨剂、杀鼠剂、落叶剂和植物生长调节剂等类型。其中使用最多的是杀虫剂、杀菌剂和除草剂三大类。

按化学组成及结构可将农药分为有机磷类、氨基甲酸酯类、拟除虫菊酯类、有机氯类、有机砷类、有机汞类等多种类型。

（2）使用农药的利和弊　使用农药可以减少农作物的损失、提高产量，提高农业生产的经济效益，增加粮食供应；另一方面，由于农药的大量和广泛使用，不仅可通过食物和水的摄入、空气吸入和皮肤接触等途径对人体造成多方面的危害，如慢性中毒和致癌、致畸、致突变作用等，还可对环境造成严重污染，使环境质量恶化，物种减少，生态平衡破坏。

2. 食品中农药残留的来源

进入环境中的农药，可通过多种途径污染食品。进入人体的农药据估计约 90% 是通过食物摄入的。食品中农药残留的主要来源有以下方面。

（1）施用农药对农作物的直接污染　包括表面黏附污染和内吸性污染。其污染程度主要取决于：①农药性质；②剂型及施用方法；③施药浓度和时间及次数；④气象条件。

（2）农作物从污染的环境中吸收农药　由于施用农药和工业三废的污染，大量农药进入空气、水和土壤，成为环境污染物。农作物便可长期从污染的环境中吸收农药，尤其是从土壤和灌溉水中吸收农药。

（3）通过食物链污染食品　如饲料污染农药而导致肉、奶、蛋的污染；含农药的工业废水污染江河湖海进而污染水产品等。

（4）其他来源的污染

① 使用熏蒸剂等对粮食造成的污染。

② 禽畜饲养场所及禽畜身上施用农药对动物性食品的污染。

③ 粮食储存、加工、运输、销售过程中的污染，如混装、混放、容器及车船污染等。

④ 事故性污染，如将拌过农药的种子误当粮食吃，误将农药加入或掺入食品中，施用时用错品种或剂量而致农药高残留等。

3. 食品储藏和加工过程对农药残留量的影响

（1）储藏　谷物在仓储过程中农药残留量缓慢降低，但部分农药可逐渐渗入内部而致谷粒内部残留量增高。

（2）加工　常用的食品加工方法一般可不同程度降低农药残留量，但特殊情况下亦可使农药浓缩、重新分布或生成毒性更大的物质。

4. 控制食品中农药残留量的措施

（1）加强对农药生产和经营的管理。

（2）安全合理使用农药。

（3）制定和严格执行食品中农药残留限量标准。

（4）制定适合我国的农药政策。

（二）有害金属污染及其预防

环境中 80 余种金属元素可以通过食物和饮水摄入、呼吸道吸入和皮肤接触等途径进入人体。其中一些金属元素在较低摄入量的情况下对人体即可产生明显的毒性作用，如铅、镉、汞等，常称之为有毒金属；另外许多金属元素，甚至包括某些必需元素，如铬、锰、锌、铜等，如摄入过量也可对人体产生较大的毒性作用或潜在危害。

1. 有害金属污染食品的途径

食品中的有害金属主要来源于：①某些地区特殊自然环境中的高本底含量；②由于人为的环境污染而造成有毒有害金属元素对食品的污染；③食品加工、储存、运输和销售过程中使用和接触的机械、管道、容器以及添加剂中含有的有毒有害金属元素导致食品的污染。

2. 食品中有害金属污染的毒作用特点

摄入被有害金属污染的食品对人体可产生多方面的危害，其危害通常有以下共同特点：①强蓄积性，进入人体后排出缓慢，生物半衰期多较长；②可通过食物链的生物富集作用在生物体及人体内达到很高的浓度，如鱼虾等水产品中汞和镉等金属毒物的含量可能高达环境浓度的数百倍甚至数千倍；③有毒有害金属污染食品对人体造成的危害常以慢性中毒和远期效应为主。

3. 影响金属毒物毒作用强度的因素

主要有以下几个方面：①金属元素的存在形式；②机体的健康和营养状况以及食物中某些营养素的含量和平衡情况；③金属元素间或金属与非金属元素间的相互作用；④某些金属元素间也可产生协同作用。

4. 预防金属毒物污染食品及其对人体危害的一般措施

（1）消除污染源。

（2）制定各类食品中有毒有害金属的最高允许限量标准，并加强监督检测工作。

（3）妥善保管有毒有害金属及其化合物，防止误食误用以及意外或人为污染食品。

（4）对已污染的食品应根据污染物种类、来源、毒性大小、污染方式、程度和范围、受污染食品的种类和数量等不同情况作不同处理。处理原则是在确保食品安全性的基础上尽可能减少损失。

（三）N-亚硝基化合物污染及其预防

N-亚硝基化合物（N-nitroso compounds，NOCs）是对动物具有较强致癌作用的一类化学物质，已研究的有 300 多种，其中 90% 具有致癌性。

1. N-亚硝基化合物的分类、结构特点及理化性质

根据分子结构不同 N-亚硝基化合物可分为 N-亚硝胺和 N-亚硝酰胺。

（1）N-亚硝胺　N-亚硝胺（N-nitrosamine）是研究最多的一类 N-亚硝基化合物。低分子量的 N-亚硝胺（如二甲基亚硝胺）在常温下为黄色油状液体，高分子量的亚硝胺多为固体；可溶于有机溶剂，特别是三氯甲烷。N-亚硝胺在中性和碱性环境中较稳定，在酸性环境中易被破坏，盐酸有较强的去亚硝基作用。加热到 $70 \sim 110 ℃$，N—N 可发生断裂，发生水解、加成、转亚硝基、氧化还原和光化学反应等，继而形成生物毒性更大的中间代谢产物或降解。

（2）N-亚硝酰胺　N-亚硝酰胺（N-nitrosamide）的化学性质活泼，在酸性和碱性条件中均不稳定。在酸性条件下，分解为相应的酰胺和亚硝酸，在弱酸性条件下主要经重氮甲酸酯重排，放出 N_2 和羟酯酸。在弱碱性条件下 N-亚硝酰胺分解为重氮烷。

2. N-亚硝基化合物的前体物

（1）硝酸盐和亚硝酸盐

① 硝酸盐和亚硝酸盐广泛存在于人类环境中，是自然界中最普遍的含氮化合物。一般蔬菜中的硝酸盐含量较高，而亚硝酸盐含量较低。但腌制不充分的蔬菜、不新鲜的蔬菜、泡菜中含有较多的亚硝酸盐（其中的硝酸盐在细菌作用下，转变成亚硝酸盐）。

② 作为食品添加剂加入量过多。

（2）胺类物质　含氮的有机胺类化合物，是 N-亚硝基化合物的前体物，也广泛存在于环境中，尤其是食物中，因为蛋白质、氨基酸、磷脂等胺类的前体物是各种天然食品的成分。另外，胺类也是药物、化学农药和一些化工产品的原材料（如大量的二级胺用于药物和工业原料）。

3. 天然食品中的 N-亚硝基化合物在体内的合成

在自然界中 N-亚硝基化合物含量比较高的食品有：海产品、肉制品、啤酒及不新鲜的蔬菜等。N-亚硝基化合物可在机体内合成。在 pH<3 的酸性环境中合成亚硝胺的反应较强，因此胃可能是合成亚硝胺的主要场所；口腔和感染的膀胱也可以合成一定的亚硝胺。

4. N-亚硝基化合物的致癌性

（1）N-亚硝基化合物可通过呼吸道吸入、消化道摄入、皮下肌内注射、皮肤接触等引起动物肿瘤，且具有剂量-效应关系。

（2）不管是一次冲击足量还是少量多次地给予动物，均可诱发癌肿。

（3）可使多种动物罹患癌肿，到目前为止，还没有发现有一种动物对 N-亚硝基化合物的致癌作用具有抵抗力。

（4）各种不同的亚硝胺对不同的器官有作用，如二甲基亚硝胺主要是导致消化道肿瘤，可引起胃癌、食管癌、肝癌、肠癌、膀胱癌等。

（5）妊娠期的动物摄入一定量的 N-亚硝基化合物可通过胎盘使子代动物致癌，甚至影响到第三代和第四代。有的实验显示 N-亚硝基化合物还可以通过乳汁使子代发生肿瘤。

5. 与人类肿瘤的关系

目前缺少 N-亚硝基化合物对人类直接致癌的资料。但许多流行病学资料显示其摄入量与人类的某些肿瘤的发生呈正相关。

食物中的挥发性亚硝胺是人类暴露于亚硝胺的一个重要方面。许多食物中都能检测出亚硝胺；此外，人类接触 N-亚硝基化合物的途径还有化妆品、香烟烟雾、农药、化学药物以及餐具清洗液和表面清洁剂等。

人类的许多肿瘤可能都与 N-亚硝基化合物有关，如胃癌、食管癌、结直肠癌、膀胱癌，以及肝癌。引起肝癌的环境因素，除黄曲霉毒素外，亚硝胺也是重要的环境因素。肝癌高发区的副食以腌菜为主，对肝癌高发区腌菜中的亚硝胺测定显示，其检出率为 60%。

亚硝胺和亚硝酰胺的致癌机制并不完全相同。亚硝胺较稳定，对组织和器官的细胞没有直接的致突变作用。但是，与氨氮相连的 α-碳原子上的氢受到肝微粒体 P_{450} 的作用，被氧化形成羟基，此化合物不稳定，可进一步分解和异构化，生成烷基偶氮羟基化合物，此化合物是具有高度活性的致癌剂。因此，一些重要的亚硝胺，如二甲基亚硝胺和吡咯烷亚硝胺等，用于动物注射作致癌实验时，并不在注射部位引起肿瘤，而是经体内代谢活化引起肝脏等器官肿瘤。

N-亚硝基化合物，除致癌性外，还具有致畸作用和致突变作用。其中，亚硝酰胺对动物具有致畸作用，并存在剂量-效应关系；而亚硝胺的致畸作用很弱。亚硝酰胺是一类直接致突变物质。亚硝胺需经哺乳动物的混合功能氧化酶系统代谢活化后才具有致突变性。亚硝胺类活化物的致突变性和致癌性无相关性。

6. 预防措施

（1）减少其前体物的摄入量　如限制食品加工过程中的硝酸盐和亚硝酸盐的添加量；尽量食用新鲜蔬菜等。

（2）减少 N-亚硝基化合物的摄入量　人体接触的 N-亚硝基化合物有 70%~90% 是在体内自己合成的，可以多食用能阻断 N-亚硝基化合物合成的成分和富含这些成分的食品，如维生素 C、维生素 E 及一些多酚类的物质；制定食品中的最高限量标准。

（四）多环芳烃化合物污染及其预防

多环芳烃化合物（polycyclic aromatic hydrocarbons，PAHs）目前已鉴定出数百种，其中苯并（a）芘研究最早，资料最多。

1. 苯并（a）芘

（1）结构及理化性质　苯并（a）芘［benzo（a）pyrene，B（a）P］是由 5 个苯环构成的多环芳烃。分子式为 $C_{20}H_{12}$，分子量为 252。在常温下为针状结晶，浅黄色，性质稳定。沸点 495℃。熔点 178℃。易溶于苯、甲苯、二甲苯及环己烷中，在苯溶液中呈蓝色或紫色荧光。微溶于甲醇和乙醇。在水中溶解度仅为 0.5~6μg/L。阳光和荧光均可使之发生光氧化作用，臭氧也可使之氧化。与 NO 或 NO_2 作用可发生硝基化。

（2）致癌性和致突变性　B（a）P 对动物的致癌性是肯定的。B（a）P 能在大鼠、小鼠、地鼠、豚鼠、蝾螈、兔、鸭及猴等动物体内成功诱发肿瘤，在小鼠中可经胎盘使子代发生肿瘤；也可使大鼠胚胎死亡、仔鼠免疫功能下降。B(a)P 是短期致突变实验的阳性物，在一系列的致突变实验中皆呈阳性反应。有许多的流行病学研究资料显示了人类摄入多环芳烃化合物与胃癌发生率的相关关系。

（3）代谢　通过水和食物进入人体的 B(a)P 很快通过肠道吸收。吸收后很快分布于全身。多数脏器在摄入后几分钟和几小时就可检测出 B(a)P 及其代谢物。其在乳腺和脂肪组织中可蓄积。经口摄入的 B(a)P 可通过胎盘进入胎仔体，呈现毒性和致癌性。无论经何种途径摄入，主要的排泄途径是经肝胆通过粪便排出。绝大部分为其代谢产物，只有 1‰ 为原型。动物实验表明，进入体内的 B(a)P 在微粒体混合功能氧化酶系的芳烃羟化酶作用下，代谢活化为多环芳烃环氧化物，与 DNA、RNA 和蛋白质大分子结合而呈现致癌作用，成为终致癌物。有的可经进一步代谢，形成带有羟基的化合物，最后可与葡萄糖醛酸、硫酸盐或谷胱甘肽结合从尿中排出。

（4）对食品的污染　多环芳烃主要由各有机物如煤、柴油、汽油、原油及香烟燃烧不完全而来。食品中的多环芳烃主要有以下几个来源：①食品在烘烤或熏制时直接受到污染；②食品成分在烹调加工时经高温裂解或热聚形成，是食品中多环芳烃的主要来源；③植物性食物可吸收土壤、水中污染的多环芳烃，并可受大气飘尘直接污染；④食品加工过程中，受机油污染或食品包装材料的污染，以及在柏油马路上晾晒粮食可使粮食受到污染；⑤污染的水体可使水产品受到污染；⑥植物和微生物体内可合成微量的多环芳烃。

（5）防止 B(a)P 危害的预防措施　包括防止污染、去毒和制定食品中最高允许限量标准。

2. 杂环胺类化合物

杂环胺类化合物（heterocyclic amines，HCAs）包括氨基咪唑氮杂芳烃（AIAs）和氨基咔啉两类。AIAs 包括喹啉类（IQ）、喹噁啉类（IQx）和吡啶类。AIAs 咪唑环的 α 氨基在体内可转化为 N-羟基化合物而具有致癌和致突变活性。氨基咔啉类包括 α-咔啉、γ-咔啉和 δ-咔啉，其吡啶环上的氨基易被亚硝酸钠脱去而失去活性。这些物质是在高温下由肌酸、肌酐、某些氨基酸和糖形成的。

（1）杂环胺类化合物的致癌性　IQ 化合物主要可诱发小鼠肝脏肿瘤，也可诱发出肺、前胃和造血系统的肿瘤，大鼠可发生肝、肠道、乳腺等器官的肿瘤；2-氨基-1-甲基-6-苯基-咪唑并［4,5-b］吡啶（PhIP）主要诱发雄性大鼠肠道肿瘤，雌性乳腺肿瘤，小鼠的淋巴腺肿瘤。而其他氨基酸的热解产物主要诱发小鼠的肝脏和血管肿瘤，大鼠、小鼠的肝脏和小肠肿瘤。

（2）防止杂环胺类化合物危害的措施

① 改进烹调方法，尽量不要采用油煎和油炸的烹调方法，避免过高温度，不要烧焦食物。

② 增加蔬菜水果的摄入量。膳食纤维可以吸附杂环胺类化合物。而蔬菜和水果中的一些活性成分又可抑制杂环胺类化合物的致突变作用。

③ 建立完善的杂环胺类化合物的检测方法，开展食物杂环胺类化合物含量检测，研究其生成条件和抑制条件，以及在体内的代谢情况，毒害作用的阈剂量等，尽早制定食品中的允许含量标准。

第三节 食物中毒及其预防

一、食物中毒的概述

食物中毒（food poisoning）是指摄入含有有毒有害物质的食品，或把有毒有害物质当作食品摄入后所出现的非传染性的急性、亚急性疾病。

食物中毒属于食源性疾病，食源性疾病是指通过摄入食物进入人体内的各种致病因子引起的、通常具有感染性质或中毒性质的一类疾病。食源性疾病包括三个基本要素：①携带和传播病原物质的媒介——食物；②导致人体罹患疾病的病原物质——食物中所含有的各种致病因子；③临床特征为急性、亚急性中毒或感染。食源性疾病的病原物可概括为生物性、化学性和物理性病原物三大类。食源性疾病包括最常见的食物中毒、食源性肠道传染病、食源性寄生虫病，食源性变态反应性疾病、暴饮暴食引起的急性胃肠炎、酒精中毒，以及由食物中有毒、有害污染物引起的中毒性疾病。

食物中毒的发病特点包括：①食物中毒的发生与摄取某种食物有关；②发病潜伏期短，来势急剧，呈暴发性；③所有中毒患者的临床表现基本相似；④一般无人与人之间的直接传染。

二、细菌性食物中毒

（一）概述

1. 细菌性食物中毒的分类

（1）感染型 病原菌随食物进入肠道后，在肠道内继续生长繁殖，靠其侵袭力附着于肠黏膜或侵入黏膜及黏膜下层，引起肠黏膜充血、白细胞浸润、水肿、渗出等炎性病理变化。典型的感染型食物中毒有沙门菌食物中毒、变形杆菌食物中毒等。病原菌进入黏膜固有层，被吞噬细胞吞噬或杀灭，菌体裂解，释放出内毒素。内毒素可作为致热原，刺激体温调节中枢，引起体温升高。因而感染型细菌性食物中毒的临床表现多有发热症状。

（2）毒素型 大多数细菌能产生肠毒素或类似的毒素。肠毒素的刺激，激活了肠壁上皮细胞的腺苷酸环化酶或鸟苷酸环化酶，通过胞质内蛋白质的磷酸化过程，进一步激活细胞内相关酶系统，抑制肠壁上皮细胞对 Na^+ 和水的吸收，从而导致腹泻。常见的毒素型细菌性食物中毒有金黄色葡萄球菌食物中毒等。

（3）混合型 病原菌进入肠道后，除侵入黏膜引起肠黏膜的炎症反应外，还产生肠毒素，引起急性胃肠道症状。这类病原菌引起的食物中毒是由致病菌对肠道的侵入与它们产生的肠毒素协同作用引起的。常见的混合型细菌性食物中毒有副溶血性弧菌食物中毒等。

2. 细菌性食物中毒的发病原因及流行病学特点

（1）发病原因

① 致病菌的污染：畜禽生前感染和宰后污染，以及食品在运输、储藏、销售等过程中受到致病菌的污染。

② 储藏方式不当：被致病菌污染的食物在不适当的温度下存放，食品中适宜的水分活

性、pH 及营养条件使其中的致病菌大量生长繁殖或产生毒素。

③ 烹调加工不当：被污染的食物未经烧熟煮透或煮熟后被带菌的食品加工工具、食品从业人员中的带菌者再次污染。

（2）流行病学特点

① 发病率及病死率：细菌性食物中毒在国内外都是最常见的食物中毒，发病率高，但病死率因致病菌的不同而有较大的差异。常见的细菌性食物中毒，如沙门菌、葡萄球菌、变形杆菌等食物中毒，病程短、恢复快、预后好、病死率低。但李斯特菌、小肠结肠炎耶尔森菌、肉毒梭菌等食物中毒的病死率较高，且病程长，病情重，恢复慢。

② 季节性：细菌性食物中毒全年皆可发生，但在夏秋季高发，以 5~10 月较多。这与夏季气温高，细菌易于大量繁殖和产生毒素密切相关。

③ 中毒食品种类：动物性食品是引起细菌性食物中毒的主要食品，其中畜肉类及其制品居首位，其次为禽肉类、鱼类、乳类和蛋类。植物性食物如剩米饭、米糕、米粉易引起金黄色葡萄球菌、蜡样芽孢杆菌食物中毒。

3. 细菌性食物中毒的临床表现及诊断

（1）临床表现　细菌性食物中毒的临床表现以急性胃肠炎为主，主要表现为恶心、呕吐、腹痛、腹泻等。葡萄球菌食物中毒呕吐较明显，呕吐物含胆汁，有时带血和黏液，腹痛以上腹部及脐周多见，且腹泻频繁，多为黄色稀便和水样便。侵袭性细菌（如沙门菌等）引起的食物中毒，可有发热、腹部阵发性绞痛和黏液脓血便。

（2）诊断　细菌性食物中毒的诊断主要根据流行病学调查资料、患者的临床表现和实验室检查分析资料。

① 流行病学调查资料：根据发病急，短时间内同时发病，发病范围局限在食用同一种有毒食物的人群等特点，找到引起中毒的食物。

② 患者的临床表现：潜伏期和中毒表现符合食物中毒特有的临床特征。

③ 实验室检查分析资料：对中毒食物或与中毒食物有关的物品或患者的样品（如可疑食物、患者的呕吐物及粪便等）进行细菌学检验及血清学检查（主要有菌型的分离鉴定、血清学凝集试验）。对怀疑细菌毒素中毒者，可通过动物实验检测细菌毒素的存在。

④ 判定原则：根据上述三种资料，可判定为由某种细菌引起的食物中毒。对于因各种原因无法进行细菌学检验的食物中毒，则由 3 名副主任医师以上的食品卫生专家进行评定，得出结论。

（二）常见细菌性食物中毒

1. 沙门菌食物中毒

（1）病原学　引起沙门菌食物中毒的常见沙门菌为 B 组中的鼠伤寒沙门菌、C 组中的猪霍乱沙门菌、D 组中的肠炎沙门菌。

（2）流行病学特点　①引起中毒的食品主要为动物性食品。②食物中沙门菌来源于家畜、家禽的生前感染和屠宰后的污染。③多发于夏、秋季节，即 5~10 月。

（3）发病机制　活菌感染型中毒或肠毒素型中毒。

（4）临床表现　前驱症状有寒战、头晕、头痛、食欲不振。主要症状为恶心、呕吐、腹痛、腹泻及高热。

（5）诊断和治疗　依据流行病学调查资料、患者临床表现、实验室细菌学检验和血清学鉴定，可对中毒作出诊断。治疗以对症处理为主。

（6）预防措施　①防止食品被沙门菌污染。②低温储存食品，控制沙门菌繁殖。③在食用前彻底加热以杀灭病原菌。

2. 葡萄球菌食物中毒

（1）病原学　主要是金黄色葡萄球菌产生的肠毒素污染食品而引起中毒。

（2）流行病学特点　①多见于夏秋季节。②引起中毒的食品种类很多，以奶及其制品最为常见。

（3）发病机制　肠毒素到达中枢神经系统，刺激呕吐中枢引起呕吐。

（4）临床表现　主要症状为恶心、剧烈而频繁地呕吐，同时伴有上腹部剧烈的疼痛。腹泻为水样便。体温一般正常。

（5）诊断和治疗　依据流行病学特点、临床表现和实验室毒素鉴定可作出诊断。治疗以急救处理为原则，一般不用抗生素。

（6）预防措施　①防止食品被金黄色葡萄球菌污染。②在低温、通风良好条件下贮藏食品，防止细菌繁殖及产生毒素。

3. 副溶血性弧菌食物中毒

（1）病原学　副溶血性弧菌是一种嗜盐性细菌，可产生耐热性溶血毒素。

（2）流行病学特点　引起中毒的食品主要是海产食品和盐渍食品，中毒多发生于7～9月，以沿海地区多见。

（3）发病机制　活菌感染型中毒和细菌毒素型中毒。

（4）临床表现　主要症状为上腹部阵发性绞痛，继而腹泻，可出现洗肉水样血水便。多数患者在腹泻后出现恶心、呕吐。

（5）诊断和治疗　依据流行病学特点、临床表现和细菌学检验可确定诊断。以对症治疗为主。

（6）预防措施　防止细菌污染、控制细菌繁殖、加热杀灭病原体。

4. 变形杆菌食物中毒

（1）病原学　引起变形杆菌食物中毒的变形杆菌主要是普通变形杆菌和奇异变形杆菌。变形杆菌不耐热，可产生具有抗原性的肠毒素。

（2）流行病学特点　引起中毒的食品主要是动物性食品，尤其是熟肉和动物内脏的熟制品，此外，剩饭、凉拌菜、水产品也可引起变形杆菌食物中毒。变形杆菌属于腐败菌，一般不致病，常与其他腐败菌共同污染生食品，使之发生感官上的改变。不过需要注意的是，被变形杆菌污染的熟制品通常无感官性状的变化，极易被忽视而引起中毒。变形杆菌食物中毒最常发生于7～9月。

（3）发病机制　系大量活菌侵入肠道引起的感染型食物中毒。

（4）临床表现　在临床上主要表现为恶心、呕吐、发热、头痛、乏力、脐周阵发性剧烈腹痛、腹泻水样便，常伴有黏液、恶臭。多在24h内恢复，一般预后良好。

（5）诊断和治疗　根据流行病学特点、临床表现和细菌学检验可作出诊断。变形杆菌食物中毒呈自愈性，治疗以对症处理为主。

（6）预防措施　防止细菌污染、控制细菌繁殖、加热杀灭病原体。

5. 肉毒梭菌食物中毒

（1）病原学　肉毒梭菌是带芽孢的厌氧菌，对热抵抗力很强。食物中毒系由其产生的肉毒毒素引起，该毒素是一种强烈的神经毒素，毒性比氰化钾强一万倍。根据毒素抗原性不同，将其分为8型，我国报道的肉毒中毒多为A型引起，其次为B型、E型。肉毒毒素不耐热。

（2）流行病学特点　引起中毒的食品绝大多数为家庭自制的低盐并经厌氧发酵的食品，以及在厌氧条件下保存的肉制品。肉毒梭菌食物中毒一年四季均可发生，但大部分发生在4～5月。

（3）发病机制　随食物进入肠道的肉毒毒素被吸收入血后，作用于神经-肌肉接头处、自主神经末梢及脑神经核，阻止胆碱能神经末梢释放乙酰胆碱，使神经冲动的传导受阻，从而导致肌肉麻痹和瘫痪。

（4）临床表现　临床上以对称性颅脑神经受损的症状为特征，表现为眼功能降低、咽部肌肉和呼吸肌麻痹的症状，并常因呼吸衰竭而死亡。病死率高达30%～70%。国内广泛采用抗肉毒毒素血清治疗本病，病死率已降至10%以下。患者经治疗可于10天内恢复，一般无后遗症。

（5）诊断和治疗　根据流行病学特点、临床表现、肉毒毒素检验以及用小白鼠为对象的肉毒毒素确证试验，可作出诊断。治疗要求尽早肌内注射多价抗肉毒毒素血清，注射前应做过敏试验，试验阳性者需进行脱敏法注射。如毒素型别已确定，可只用单价抗毒素血清注射，同时给予支持疗法和有效的护理。

（6）预防措施　①对加工食品的原料要进行彻底的清洁处理。②对罐头食品要彻底灭菌，不能食用胖听罐头。家庭自制罐头食品时要对原料进行蒸煮，一般加热温度为100℃，10～20min可使各型毒素破坏。③对食用前不再加热的食品，应迅速冷却并在低温下贮存。④对可疑食品要彻底加热以破坏毒素。⑤对婴儿辅助食品如水果、蔬菜、蜂蜜等应严格控制肉毒梭菌的污染。

6. 蜡样芽孢杆菌食物中毒

（1）病原学　蜡样芽孢杆菌的繁殖体不耐热，该菌可产生引起人类中毒的肠毒素，不耐热的腹泻毒素可见于多种食品中，耐热的低分子呕吐毒素常在米饭类食品中形成。

（2）流行病学特点　引起中毒的食品种类繁多，在我国以米饭、米粉最为常见。引起中毒的食品多数感官性状正常，无腐败变质现象。中毒的发生有明显的季节性，多见于6～10月。

（3）发病机制和临床表现

① 呕吐型中毒：呕吐的发生机制与葡萄球菌肠毒素致呕吐的机制相同。中毒者以呕吐、恶心、腹痛为主要症状。

② 腹泻型中毒：腹泻毒素可通过激活肠黏膜细胞膜上的腺苷酸环化酶，使黏膜细胞分泌功能改变而引起腹泻。患者以腹痛、腹泻为主要症状，可有轻度恶心，但极少有呕吐。

（4）诊断和治疗　根据流行病学特点、临床表现和细菌学检验可作出诊断。治疗以对症处理为主，对重症者可给予抗生素治疗。

（5）预防措施　土壤、尘埃、空气是蜡样芽孢杆菌的污染源，昆虫、苍蝇、鼠类、不洁的容器及烹调用具可传播该菌，故应采取相应的措施以防止食品污染。此外，要低温保藏食品，并在使用前加热。

三、真菌及其毒素食物中毒

真菌及其毒素食物中毒是指食用被真菌及其毒素污染的食物而引起的食物中毒。中毒发生主要由被真菌污染的食品引起，用一般烹调方法加热处理不能破坏食品中的真菌毒素，发病率较高，死亡率也较高，发病的季节性及地区性均较明显。

1. 赤霉病麦中毒

麦类、玉米等谷物被镰刀菌污染引起的赤霉病是一种世界性病害，它的流行除了造成严重的减产外，还会引起人畜中毒。从赤霉病麦中分离的主要菌种是禾谷镰刀菌。此外，从病麦中还分离出串珠镰刀菌、燕麦镰刀菌、木贼镰刀菌、黄色镰刀菌、尖孢镰刀菌等。赤霉病麦中的主要毒性物质是这些镰刀菌产生的毒素，包括单端孢霉烯族化合物中的脱氧雪腐镰刀菌烯醇（DON）、雪腐镰刀菌烯（NIV）和玉米赤霉烯酮。DON 主要引起呕吐，故也称呕吐毒素。这些镰刀菌毒素对热稳定，一般的烹调方法不能将它们破坏而去毒。摄入的数量越多，发病率越高，病情也越严重。

（1）流行病学特点　赤霉病多发生于多雨、气候潮湿地区。在全国各地均有发生，以淮河和长江中下游一带最为严重。

（2）中毒症状及处理　潜伏期一般为 10～30min，也可长至 2～4h，主要症状有恶心、呕吐、腹痛、腹泻、头昏、头痛、嗜睡、流涎、乏力，少数患者有发热、畏寒等。症状一般在 1 天左右自行消失，缓慢者持续 1 周左右，预后良好。个别重病例呼吸、脉搏、体温及血压波动，四肢酸软，步态不稳，形似醉酒，故有的地方称之为"醉谷病"。一般患者无需治疗而自愈，对呕吐严重者应补液。

（3）预防措施　关键在于防止麦类、玉米等谷物受到真菌的污染和产毒。①根据粮食中毒素的限量标准，加强粮食的卫生管理。②去除或减少粮食中的病粒或毒素。③加强田间和储藏期间的防霉措施，包括选用抗霉品种、降低田间的水位，使用高效、低毒、低残留的杀菌剂，及时脱粒、晾晒，使谷物的水分含量降至安全水分以下，贮存的粮食要勤加翻晒，并注意通风。

2. 霉变甘蔗中毒

霉变甘蔗中毒是指食用了保存不当而霉变的甘蔗引起的食物中毒。甘蔗霉变主要是由于甘蔗在不良的条件下长期储存，如过冬，导致微生物大量繁殖所致。霉变甘蔗的质地较软，瓤部的色泽比正常甘蔗深，一般呈浅棕色，闻之有霉味，其中含有大量的有毒真菌及其毒素。从霉变甘蔗中分离出的产毒真菌为甘蔗节菱孢霉。甘蔗新鲜时甘蔗节菱孢霉的污染率仅为 0.7％～1.5％，但经过 3 个月的储藏，污染率可达 34％～56％。

（1）流行病学特点　霉变甘蔗中毒常发生于我国北方地区的初春季节，2～3 月为发病高峰期。多见于儿童和青少年。病情常较严重，甚至危及生命。

（2）中毒症状及处理　甘蔗节菱孢霉产生的 3-硝基丙酸是一种强烈的嗜神经毒素，主要损害中枢神经系统。霉变甘蔗中毒的潜伏期短，最短仅十几分钟，轻度中毒者的潜伏期较长，重度中毒者多在 2h 内发病。中毒症状最初表现为一时性消化道功能紊乱，表现为恶心、呕吐、腹痛、腹泻、黑便，随后出现头昏、头痛和复视等神经系统症状。重者可发生阵发性抽搐。抽搐时四肢强直，屈曲内旋，手呈鸡爪状，眼球向上，偏侧凝视，瞳孔散大，继而进入昏迷状态。患者可死于呼吸衰竭，幸存者则留下严重的神经系统后遗症，导致终身残疾。发生中毒后应尽快洗胃、灌肠，以清除毒物，并对症治疗。

（3）预防措施　由于目前尚无特殊的治疗方法，故应加强宣传教育，教育群众不买、不吃霉变的甘蔗。为了防止甘蔗霉变，储存的时间不能太长，同时应注意防捂、防冻，并定期进行感官检查。严禁出售霉变的甘蔗。

四、动植物性食物中毒

1. 河豚毒素中毒

（1）有毒成分　河豚的有毒成分叫河豚毒素（tetrodotoxin，TTX），存在于鱼体的多个部位，卵巢含量最高，肝脏次之，新鲜洗净的鱼肉一般不含毒素。但有个别品种的河豚肉也具毒性。每年春季2～5月是河豚的生殖产卵期，此时含毒素最多，所以在春季易发生中毒。

（2）中毒机制　河豚毒素主要作用于神经系统，阻断神经肌肉间的冲动传导，使神经末梢和中枢神经发生麻痹，同时引起外周血管扩张，使血压急剧下降，最后出现呼吸中枢和血管运动中枢麻痹，以致死亡。

（3）临床表现与急救治疗　中毒特点为发病急速而剧烈，一般食后10min至5h即发病。表现为：全身不适；胃肠道症状；口唇、舌尖、手指末端刺痛发麻，感觉消失、麻痹；四肢肌肉麻痹，运动障碍，身体失去平衡，全身呈瘫痪状态。另外可有语言不清、瞳孔散大、血压和体温下降。通常在4～6h内死于呼吸麻痹和循环衰竭。病死率达40%～60%。治疗以催吐、洗胃和泻下为主，配合对症治疗，目前无特效解毒药。

（4）预防措施　河豚毒素耐热，一般家庭烹调方法难以将毒素去除。应教育群众学会识别河豚，上缴集中处理，不要出售，更不要食用。

2. 毒蕈中毒

蕈类通常称蘑菇，属于真菌植物。在目前我国已鉴定的蕈类中，可食用蕈类近300种，有毒蕈类80多种，其毒素成分复杂，其中可以致人死亡的至少10种。

（1）有毒成分　不同类型的毒蕈含有不同的毒素。一般来说，根据毒素的种类和中毒表现，大致将毒蕈毒素分为五类。

① 胃肠毒素：主要存在于黑伞蕈属和乳菇属的某些蕈种中，其毒性成分可能为类树脂物质、苯酚、类甲酚、胍啶或蘑菇酸等。

② 神经、精神毒素：主要存在于毒蝇伞、豹斑毒伞、角鳞灰伞及牛肝菌等毒蕈中，其毒性成分为毒蝇碱、鹅膏蕈氨酸、光盖伞素、致幻剂等。

③ 溶血毒素：主要存在于鹿花蕈中，其毒性成分主要为马鞍蕈酸。

④ 肝肾毒素：主要存在于毒伞属蕈、褐鳞小伞蕈及秋生盔孢伞蕈中，其毒性成分为毒肽类、毒伞肽类、鳞柄白毒肽类等。此类毒素危险性大，致死率高。

⑤ 类光过敏毒素：主要存在于胶陀螺中，其毒性成分为光过敏毒素。

（2）流行病学特点　毒蕈中毒在云南、广西、四川三省区发病较多，多发于春季和夏季，雨后气温上升，毒蕈迅速生长，常由于不认识毒蕈而采摘误食，引起中毒。

（3）临床表现　根据毒素类型，毒蕈中毒的临床表现也不相同，主要分为五类。

① 胃肠型：主要刺激胃肠道，引起胃肠道炎症反应，患者多出现剧烈恶心、呕吐、阵发性疼痛。

② 神经精神型：有轻度的胃肠道反应及明显的副交感神经兴奋症状，如流涎、流泪、大量出汗、脉缓等，少数病情严重者会有神经兴奋或抑制、精神错乱、幻觉等表现。

③ 溶血型：主要表现为恶心、呕吐、腹泻、腹痛，发病3～4天后出现溶血性黄疸、血

红蛋白尿等。

④ 肝肾损害型：主要损伤患者的肝、肾、心脏、神经系统，对肝脏损害最大，可导致中毒性肝炎。

⑤ 类光过敏型：在身体的暴露部位出现明显的肿胀、疼痛，特别是嘴唇肿胀外翻，另外还有指甲根部出血等。

（4）急救治疗原则　及时采用催吐、洗胃、导泻、灌肠等措施。凡食蕈后10h内均应用1∶4000高锰酸钾溶液大量、反复地洗胃。一般常用二巯基丙磺酸钠进行治疗，因患者肝脏受损，不宜采用二巯基丙醇。

（5）预防措施　预防毒蕈中毒最根本的方法为切勿采摘自己不认识的蘑菇食用。民间有一定的经验用以鉴别毒蕈，如生长处阴暗肮脏的、颜色鲜艳的、有怪异性气味的多为毒蕈，但此类经验不够完善，不够可靠。

五、化学性食物中毒

1. 亚硝酸盐食物中毒

（1）流行病学特点　全年均有发生。多数原因是误将亚硝酸盐当作食盐食用；其次为食用含有大量硝酸盐和亚硝酸盐的不新鲜蔬菜。

（2）中毒机制和临床表现　亚硝酸盐为强氧化剂，经肠道入血后，短期内可使血中血红蛋白氧化成高铁血红蛋白，从而失去输送氧的功能，致使组织缺氧而中毒。亚硝酸盐中毒发病急速，除有一般症状外，可见口唇、耳郭、指（趾），甚至结膜、面部及全身皮肤发绀，心跳加快，嗜睡或烦躁不安，呼吸困难。可因呼吸衰竭而死亡。

（3）急救治疗　对重症患者应迅速予以洗胃、灌肠。特效治疗可采用1%亚甲蓝小剂量口服或以25%～50%葡萄糖液20mL稀释后缓慢静脉注射，用量为1～2g/kg。可同时大量给予维生素C。

（4）预防措施　不要将亚硝酸盐和食盐、食糖、碱面混放，避免误食。不要食用存放过久的蔬菜。不要大量食用腌制不久的咸菜。

2. 砷中毒

（1）流行病学特点　多发生在农村，夏秋季多见。引起中毒的原因主要是误食，即把砒霜当成碱面、食盐或淀粉使用，或误食拌有含砷农药的种粮。水果、蔬菜中含砷农药残留量过高，食品原料及食品添加剂中含砷较高等也可引起中毒。

（2）砷的毒性及中毒机制　砒霜中的三价砷为细胞原浆毒。其毒性主要在于亚砷酸根离子与细胞中含巯基的呼吸酶（如丙酮酸氧化酶）相结合，使其失去活性，从而导致细胞氧化代谢障碍。砷还可麻痹血管运动中枢并直接作用于毛细血管，造成全身性出血、组织缺血、血压下降。砷也可对消化道呈现直接的腐蚀作用。

（3）中毒表现及治疗　初始表现为口干、流涎、口中金属味、咽喉部及上腹部烧灼感。随后出现恶心、呕吐，腹泻米泔样便，虚脱，意识丧失。肝肾损伤者可出现黄疸、尿少、蛋白尿。重症患者出现头痛、狂躁、抽搐、昏迷等。抢救不及时可因呼吸中枢麻痹于发病1～2天内死亡。特效解毒剂有二巯基丙磺酸钠和二巯基丙醇。

（4）预防措施　严格管理农药和拌过农药的粮种，防止误食。按照有关规定使用农药，以防水果、蔬菜中含砷农药残留量过高。使用含砷量符合国家标准的酸、碱、食品添加剂。

小结

本章主要介绍了食品安全的基本概念及主要研究内容，食品质量安全标志，食品污染来源、危害及其预防，防止食品腐败变质的措施，食物中毒的定义，常见食物中毒的流行病学特点、临床表现、急救治疗和预防措施等内容。

思考题

1. 食物中毒与食源性疾病有哪些区别与联系？
2. 什么是食物中毒？分为哪几种类型？
3. 如何判断食品的腐败变质？

◀ 附 录 ▶

附录 A 中国居民膳食指南（2022）平衡膳食准则八条

　　我国的饮食文化源远流长，千百年来凝集了宝贵的膳食营养观念。自 1989 年首次发布《中国居民膳食指南》以来，我国已先后于 1997 年、2007 年、2016 年进行了三次修订并发布，在不同时期对指导居民通过平衡膳食改变营养健康状况、预防慢性病、增强健康素质发挥了重要作用。

　　在国家卫生健康委员会等有关部门的领导和关心下，中国营养学会组织近百位专家对膳食指南再次进行了修订，经过近三年的努力，在对近年来我国居民膳食结构和营养健康状况变化做充分调查的基础上，依据营养科学原理和最新科学证据，形成《中国居民膳食指南科学研究报告》，并在此基础上顺利完成《中国居民膳食指南（2022）》。

　　《中国居民膳食指南（2022）》的核心是平衡膳食与合理营养以达到促进健康的目的，主要包括以下八条。

准则一　食物多样，合理搭配

核心推荐：

① 坚持谷类为主的平衡膳食模式。

② 每天的膳食应包括谷薯类、蔬菜水果、畜禽鱼蛋奶和豆类食物。

③ 平均每天摄入 12 种以上食物，每周 25 种以上，合理搭配。

④ 每天摄入谷类食物 200～300g，其中包含全谷物和杂豆类 50～150g；薯类 50～100g。

准则二　吃动平衡，健康体重

核心推荐：

① 各年龄段人群都应天天进行身体活动，保持健康体重。

② 食不过量，保持能量平衡。

③ 坚持日常身体活动，每周至少进行 5 天中等强度身体活动，累计 150min 以上；主动身体活动最好每天 6000 步。

④ 鼓励适当进行高强度有氧运动，加强抗阻运动，每周 2～3 天。

⑤ 减少久坐时间，每小时起来动一动。

准则三　多吃蔬果、奶类、全谷、大豆

核心推荐：

① 蔬菜水果、全谷物和奶制品是平衡膳食的重要组成部分。

② 餐餐有蔬菜，保证每天摄入不少于 300g 的新鲜蔬菜，深色蔬菜应占 1/2。

③ 天天吃水果，保证每天摄入 200～350g 的新鲜水果，果汁不能代替鲜果。

④ 吃各种各样的奶制品，摄入量相当于每天 300mL 以上液态奶。

⑤ 经常吃全谷物、大豆制品，适量吃坚果。

准则四　适量吃鱼、禽、蛋、瘦肉

核心推荐：

① 鱼、禽、蛋类和瘦肉摄入要适量，平均每天 120～200g。

② 每周最好吃鱼 2 次或 300～500g，蛋类 300～350g，畜禽肉 300～500g。

③ 少吃深加工肉制品。

④ 鸡蛋营养丰富，吃鸡蛋不弃蛋黄。

⑤ 优先选择鱼，少吃肥肉、烟熏和腌制肉制品。

准则五　少盐少油，控糖限酒

核心推荐：

① 培养清淡饮食习惯，少吃高盐和油炸食品。成年人每天摄入食盐不超过 5g，烹调油 25～30g。

② 控制添加糖的摄入量，每天不超过 50g，最好控制在 25g 以下。

③ 反式脂肪酸每天摄入量不超过 2g。

④ 不喝或少喝含糖饮料。

⑤ 儿童青少年、孕妇、乳母以及慢性病患者不应饮酒。成年人如饮酒，一天饮用的酒精量不超过 15g。

准则六　规律进餐，足量饮水

核心推荐：

① 合理安排一日三餐，定时定量，不漏餐，每天吃早餐。

② 规律进餐、饮食适度，不暴饮暴食、不偏食挑食、不过度节食。

③ 足量饮水，少量多次。在温和气候条件下，低身体活动水平成年男性每天喝水 1700mL，成年女性每天喝水 1500mL。

④ 推荐喝白水或茶水，少喝或不喝含糖饮料，不用饮料代替白水。

准则七　会烹会选，会看标签

核心推荐：

① 在生命的各个阶段都应做好健康膳食规划。

② 认识食物，选择新鲜的、营养素密度高的食物。

③ 学会阅读食品标签，合理选择预包装食品。

④ 学习烹饪、传承传统饮食，享受食物天然美味。

⑤ 在外就餐，不忘适量与平衡。

准则八　公筷分餐，杜绝浪费

核心推荐：

① 选择新鲜卫生的食物，不食用野生动物。

② 食物制备生熟分开，熟食二次加热要热透。

③ 讲究卫生，从分餐公筷做起。

④ 珍惜食物，按需备餐，提倡分餐不浪费。

⑤ 做可持续食物系统发展的践行者。

推荐阅读文献

[1]　杨月欣. 中国食物成分表标准版（第 6 版）. 北京：北京大学出版社，2019.

[2]　孙长颢. 分子营养学. 北京：人民卫生出版社，2006.

[3]　席焕久，陈昭. 人体测量方法. 北京：科学出版社，2010.

[4]　中国营养学会. 中国居民膳食营养素参考摄入量（2023 版）. 北京：人民卫生出版社，2013.

[5]　中国营养学会. 食物与健康——科学证据共识. 北京：人民卫生出版社，2016.

[6]　中国营养学会. 中国居民膳食指南科学研究报告（2021）. 北京：人民卫生出版社，2022.

[7]　中国营养学会. 中国居民膳食指南（2022）. 北京：人民卫生出版社，2022.

[8]　孙长颢. 营养与食品卫生学. 7 版. 北京：人民卫生出版社，2013.

[9]　孙长颢. 营养与食品卫生学. 8 版. 北京：人民卫生出版社，2017.

[10]　中国营养学会. 中国妇女妊娠期体重监测与评价：T/CNSS 009—2021［S/OL］. 中国营养学会，2021.

[11]　张爱珍. 临床营养学. 3 版. 北京：人民卫生出版社，2012.

[12]　顾景范，杜寿玢，郭长江. 现代临床营养学. 2 版. 北京：科学出版社，2009.

[13]　Walter Willett. 营养流行病学. 2 版. 郝玲，李竹，译. 北京：人民卫生出版社，2006.

[14]　吕全军. 营养流行病学. 北京：科学出版社，2017.

[15]　中国营养学会. 中国居民膳食营养素参考摄入量（2013 版）. 北京：科学出版社，2014.

[16]　苏宜香. 儿童营养与相关疾病. 北京：人民卫生出版社，2016.

[17]　黎海芪. 实用儿童保健学. 北京：人民卫生出版社，2016.

[18]　杨月欣，葛可佑. 中国营养科学全书. 2 版. 北京：人民卫生出版社，2019.

[19]　克雷曼. 儿童营养学. 7 版. 申昆玲，译. 北京：人民军医出版社，2015.

[20]　Tam E，Keats EC，Rind F，et al. Micronutrient supplementation and fortification interventions on health and development outcomes among children under-five in low- and middle-income countries：a systematic review and meta-analysis. Nutrients，2020，12（2）：289.

[21]　Ma Y，Li R，Liu Y，et al. Protective effect of aplysin supplementation on intestinal permeability and microbiota in rats treated with ethanol and iron. Nutrients，2018，10（6）：681-695.

[22]　McRae MP. The benefits of dietary fiber intake on reducing the risk of cancer：an umbrella review of meta-analyses. J Chiropr Med，2018，17（2）：90-96.

[23]　Ozturk O，Saygin M，Ozmen O，et al. The effects of chronic smoking on lung tissue and the role of alpha lipoic acid. Biotechnic & Histochemistry，2018，93（7）：526-535.

[24]　Williams BA，Grant LJ，Gidley MJ，et al. Gut fermentation of dietary fibres：physico-chemistry of plant cell walls and implications for health. Int J Mol Sci，2017，18（10）：2203-2228.

[25]　Yu HH，Zhang L，Yu F，et al. Epigallocatechin-3-gallate and epigallocatechin-3-O-（3-O-methyl）-gallate enhance the bonding stability of an etch-and-rinse adhesive to dentin. Materials（Basel），2017，10（2）：183-202.

[26]　Mariño E，Richards JL，McLeod KH，et al. Gut microbial metabolites limit the frequency of autoimmune T cells and protect against type 1 diabetes. Nat Immunol，2017，18（5）：552-562.

[27]　Langenberg C，Lotta LA. Genomic insights into the causes of type 2 diabetes. Lancet，2018，391（10138）：2463-2474.

[28]　Al-Mssallem IS，Hu SN，Zhang XW，et al. Genome sequence of the date palm Phoenix dactylifera L. Nature Communications，2013，4：2274.

[29]　Zhang YF，Zhang JJ，Gong HF，et al. Genetic correlation of fatty acid composition with growth，carcass，fat deposition and meat quality traits based on GWAS data in six pig populations. Meat Science，2019，150：47-55.

[30]　Li J，Wu H，Liu Y，et al. High fat diet induced obesity model using four strainsof mice：Kunming，C57BL/6，BALB/c and ICR. Experimental Animals，2020，69（3）：326-335.

[31]　Mindikoglu AL，Abdulsada MM，Jain A，et al. Intermittent fasting from dawn to sunset for 30 consecutive days is associated with anticancer proteomic signature and upregulates key regulatory proteins of glucose and lipid metabolism，circadian clock，DNA repair，cytoskeleton remodeling，immune syste and cognitive function in healthy sub-

jects. Journal of Proteomics, 2020, 217: 103645.

[32] Kim H, Lichtenstein AH, Wong KE, et al. Urine metabolites associated with the dietary approaches to stop hypertension (DASH) diet: results from the DASH-sodium trial. Molecular Nutrition & Food Research, 2021, 65 (3): e2000695.

[33] Winkvist LHA, Bärebring L, Gjertsson I, et al. A randomized controlled cross-over trial investigating the effect of anti-inflammatory diet on disease activity and quality of life in rheumatoid arthritis: the Anti-inflammatory Diet In Rheumatoid Arthritis (ADIRA) study protocol. Nutrtion Journal, 2018, 17: 44.

[34] Albillos A, Gottardi A. de, Rescigno M. The gut-liver axis in liver disease: pathophysiological basis for therapy. Journal of Hepatology, 2020, 72 (3): 558-577.

[35] Kurilshikov A, Wijmenga C, Fu J, et al. Host genetics and gut microbiome: challenges and perspectives. Trends in Immunology, 2017, 38 (9): 633-647.

[36] Wang S, Zhang L, Wang D, et al. Gut microbiota composition is associated with responses to peanut intervention in multiple parameters among adults with metabolic syndrome risk. Molecular Nutrition & Food Research, 2021, 65 (18): e2001051.

[37] Abhishek A, Tata LJ, Mamas M, et al. Has the gout epidemic peaked in the UK? A nationwide cohort study using data from the Clinical Practice Research Datalink, from 1997 to across the COVID-19 pandemic in 2021. Ann Rheum Dis, 2022, 81 (6): 898-899.

[38] Sautner J, Eichbauer-Sturm G, Gruber J, et al. 2022 update of the Austrian Society of Rheumatology and Rehabilitation nutrition and lifestyle recommendations for patients with gout and hyperuricemia. Wien Klin Wochenschr, 2022, 134 (13-14): 546-554.

[39] Abdollahi E, Momtazi AA, Johnston TP, et al. Therapeutic effects of curcumin in inflammatory and immune-mediated diseases: A naturemade jack-of-all-trades? Journal of Cellular Physiology, 2017, 233 (2): 830-848.

[40] Chaudhary P, Sharma A, Singh B, et al. Bioactivities of phytochemicals present in tomato. J Food Sci Technol, 2018, 55 (8): 2833-2849.

[41] Choi RY, Chortkoff SC, Gorusupudi A, et al. Crystalline maculopathy associated with high-dose lutein supplementation. JAMA Ophthalmol, 2016, 134 (12): 1445-1448.

[42] Hu J, Webster D, Cao J, et al. The safety of green tea and green tea extract consumption in adults-results of a systematic review. Regul Toxicol Pharmacol, 2018, 95: 412-433.

[43] Mennella JA, Daniels LM, Reiter AR. Learning to like vegetables during breastfeeding: a randomized clinical trial of lactating mothers and infants. American Journal of Clinical Nutrition, 2017, 106 (1): 67-76.

[44] Zhong C, Guo J, Tan T, et al. Increased food diversity in the first year of life is inversely associated with allergic outcomes in the second year. Pediatric Allergy and Immunology, 2022, 33 (1): e13707.

[45] Salam RA, Padhani ZA, Das JK, et al. Effects of lifestyle modification interventions to prevent and manage child and adolescent obesity: a systematic review and meta-analysis. Nutrients, 2020, 12 (8): 2208.

[46] Santos S, Voerman E, Amiano P, et al. Impact of maternal body mass index and gestational weight gain on pregnancy complications: an individual participant data meta-analysis of European, North American and Australian cohorts. Bjog, 2019, 126 (8): 984-995.

[47] Zhong C, Li X, Chen R, et al. Greater early and mid-pregnancy gestational weight gain are associated with increased risk of gestational diabetes mellitus: a prospective cohort study. Clin Nutr ESPEN, 2017, 22: 48-53.

[48] Imdad A, Mayo-Wilson E, Herzer K, et al. Vitamin A supplementation for preventing morbidity and mortality in children from six months to five years of age. Cochrane Database Syst Rev, 2017, 3 (3): CD008524.

[49] Li Q, Zhang Y, Huang L, et al. High-dose folic acid supplement use from prepregnancy through midpregnancy is associated with increased risk of gestational diabetes mellitus: a prospective cohort study. Diabetes Care, 2019, 42 (7): e113-e115.

[50] Liu C, Zhong C, Chen R, et al. Higher dietary vitamin C intake is associated with a lower risk of gestational diabetes mellitus: a longitudinal cohort study. Clin Nutr, 2020, 39 (1): 198-203.

[51] Bravi F, Wiens F, Decarli A, et al. Impact of maternal nutrition on breast-milk composition: a systematic re-

view. American Journal of Clinical Nutrition，2016，104（3）：646-662.

［52］ Santana GS，Giugliani E，Vieira TO，et al. Factors associated with breastfeeding maintenance for 12 months or more：a systematic review. Jomal de Pediatria，2018，94（2）：104-122.

［53］ Hak AE，Curhan GC，Grodstein F，et al. Menopause，postmenopausal hormone use and risk of incident gout. Ann Rheum Dis，2010，69（7）：1305-1309.

［54］ Farvid MS，Spence ND，Holmes MD，et al. Fiber consumption and breast cancer incidence：A systematic review and meta-analysis of prospective studies. Cancer，2020，126（13）：3061-3075.

［55］ 杨月欣，刘静，郭军，等 . 膳食纤维能量效应的人体试验研究 . 营养学报，2007，29（4）：336-339.